H. Holtmann (Hrsg.)

DENTICS Zahnärztliche Radiologie

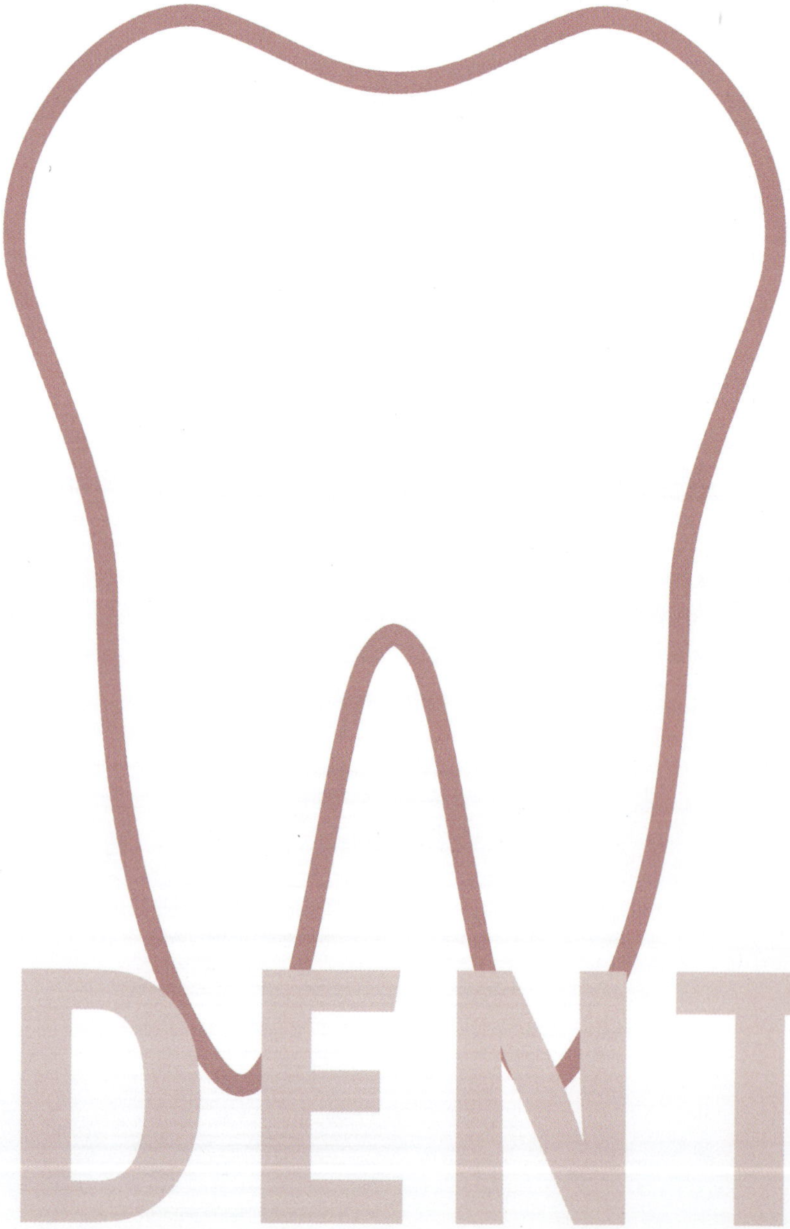

DENTICS

Henrik Holtmann (Hrsg.)

DENTICS
Zahnärztliche Radiologie

Mit Beiträgen von:
Katrin Baumeister, Köln
Dr. med. Daniel Cantré, Rostock
Dr. med. Dr. med. dent. Francesco De Donno, Mönchengladbach
Univ.-Prof. Dr. med. Dr. med. dent. Bernhard Frerich, Rostock
Dr. med. Dr. med. dent. Henrik Holtmann, Düsseldorf
Dr. med. Julia Holtmann, Düsseldorf
Dr. med. Dr. med. dent. Juliane Kröplin, MBA, Rostock
Dr. med. Dr. med. dent. Julian Lommen, Düsseldorf
Dr. med. Dr. med. dent. Benjamin Prokein, Rostock
Prof. Dr. med. Dr. med. dent. Daniel Rothamel, Mönchengladbach
Dr. med. Dr. med. dent. Lara Schorn, Düsseldorf
Dr. med. dent. Dr. med. Christoph Sproll, Düsseldorf
Priv.-Doz. Dr. med. Dr. med. dent. Alexander Zeller, Aachen/Hannover

ELSEVIER

Elsevier GmbH, Bernhard-Wicki-Str. 5, 80636 München, Deutschland
Wir freuen uns über Ihr Feedback und Ihre Anregungen an kundendienst@elsevier.com

ISBN 978-3-437-43134-0
eISBN 978-3-437-18367-6

1. Auflage 2024

Wichtiger Hinweis
Die medizinischen Wissenschaften unterliegen einem sehr schnellen Wissenszuwachs. Der stetige Wandel von Methoden, Wirkstoffen und Erkenntnissen ist allen an diesem Werk Beteiligten bewusst. Sowohl der Verlag als auch die Autorinnen und Autoren und alle, die an der Entstehung dieses Werkes beteiligt waren, haben große Sorgfalt darauf verwandt, dass die Angaben zu Methoden, Anweisungen, Produkten, Anwendungen oder Konzepten dem aktuellen Wissensstand zum Zeitpunkt der Fertigstellung des Werkes entsprechen.
Der Verlag kann jedoch keine Gewähr für Angaben zu Dosierung und Applikationsformen übernehmen. Es sollte stets eine unabhängige und sorgfältige Überprüfung von Diagnosen und Arzneimitteldosierungen sowie möglicher Kontraindikationen erfolgen. Jede Dosierung oder Applikation liegt in der Verantwortung der Anwenderin oder des Anwenders. Die Elsevier GmbH, die Autorinnen und Autoren und alle, die an der Entstehung des Werkes mitgewirkt haben, können keinerlei Haftung in Bezug auf jegliche Verletzung und/oder Schäden an Personen oder Eigentum, im Rahmen von Produkthaftung, Fahrlässigkeit oder anderweitig übernehmen.
Obwohl alle Werbemittel mit ethischen (medizinischen) Standards übereinstimmen, stellt die Erwähnung in dieser Publikation keine Garantie oder Anerkennung der Qualität oder des Wertes dieses Produkts oder der Aussagen der Herstellerfirmen dar.

Für die Vollständigkeit und Auswahl der aufgeführten Medikamente übernimmt der Verlag keine Gewähr.
Geschützte Warennamen (Warenzeichen) werden in der Regel besonders kenntlich gemacht (®). Aus dem Fehlen eines solchen Hinweises kann jedoch nicht automatisch geschlossen werden, dass es sich um einen freien Warennamen handelt.

Bibliografische Information der Deutschen Nationalbibliothek
Die Deutsche Nationalbibliothek verzeichnet diese Publikation in der Deutschen Nationalbibliografie; detaillierte bibliografische Daten sind im Internet über https://www.dnb.de abrufbar.

24 25 26 27 28 5 4 3 2 1

In ihren Veröffentlichungen verfolgt die Elsevier GmbH das Ziel, genderneutrale Formulierungen für Personengruppen zu verwenden. Um jedoch den Textfluss nicht zu stören sowie die gestalterische Freiheit nicht einzuschränken, wurden bisweilen Kompromisse eingegangen. Selbstverständlich sind **immer alle Geschlechter** gemeint.

Planung: Dr. Katja Weimann
Gestaltungskonzept: Waltraud Hofbauer, Andrea Mogwitz, Rainald Schwarz
Projektmanagement: Stephanie Kaiser-Dauer, Heidelberg; Elisabeth Märtz, München
Redaktion: Stephanie Kaiser-Dauer, Heidelberg
Rechteklärung: Lisa Neulinger, München
Herstellung: Hildegard Graf, Germering
Satz: STRAIVE, Puducherry/Indien
Druck und Bindung: EGEDSA, Sabadell (Barcelona)/Spanien
Umschlaggestaltung: SpieszDesign, Neu-Ulm
Titelfotografie: Zahn © robert6666/stock.adobe.com; Instrumente © colourbox.de; Spritze © Matsabe/stock.adobe.com

Aktuelle Informationen finden Sie im Internet unter www.elsevier.de

Vorwort

Liebe Leserinnen, liebe Leser,
die zahnärztliche Radiologie ist im Curriculum des Zahnmedizinstudiums häufig eine „Randerscheinung“ und wird dennoch am Ende im Examen umfangreich geprüft. Knappe, prägnante und aktuelle Literatur fehlt dabei jedoch.
Dieses DENTICS möchte deshalb die relevanten Inhalte der zahnärztlichen Radiologie prägnant vermitteln. Umfangreich bebildert, gibt es Beispiele für wichtige bildgebende Verfahren, radiologische Phänomene und relevante Krankheitsbilder der Zahn-, Mund- und Kieferheilkunde. Interdisziplinär werden dabei nicht nur die später in der zahnärztlichen Praxis selbst durchgeführten radiologischen Diagnostika (OPT, Zahnfilm, DVT) vorgestellt, sondern es werden auch die konkurrierenden und/oder weiterführenden bildgebenden Verfahren aus der Humanmedizin (CT, MRT, Sonografie, Szintigrafie, PET-CT), die Indikationen und Kontraindikationen sowie die Vor- und Nachteile der verschiedenen Verfahren dargestellt, um in der späteren Praxis einschätzen und bewerten und die richtige Wahl im diagnostischen Prozess treffen zu können.
Für die Initiierung der DENTICS-Reihe und insbesondere dieses Buches sind wir Frau Dr. Katja Weimann vom Elsevier-Verlag zu Dank verpflichtet. Ebenso gilt unser Dank Frau Stephanie Kaiser-Dauer, die uns durch den umfangreichen redaktionellen Prozess dieser Erstausgabe führte.
Viel Erfolg beim Lernen mit diesem Buch. Sollten beim Lesen Fehler auffallen oder Unklarheiten bestehen, bitte ich Sie um Rückmeldung an uns Autoren, damit wir die nächste Auflage nochmals besser machen können!

Düsseldorf, im Juni 2024
Henrik Holtmann für die Autorinnen und Autoren

Autorinnen und Autoren

Katrin Baumeister
Kinderradiologie
Kliniken der Stadt Köln, Kinderkrankenhaus Amsterdamer Straße
Amsterdamer Str. 59
50735 Köln

Dr. med. Daniel Cantré
Institut für Diagnostische und Interventionelle Radiologie, Kinder- und Neuroradiologie
Universitätsmedizin Rostock
Ernst-Heydemann-Str. 6
18057 Rostock

Dr. med. Dr. med. dent. Francesco De Donno
Klinik für Mund-, Kiefer- und Plastische Gesichtschirurgie
Johanniter Evangelisches Krankenhaus Bethesda
Ludwig-Weber-Str. 15
41061 Mönchengladbach

Prof. Dr. med. Dr. med. dent. Bernhard Frerich
Klinik und Poliklinik für Mund-, Kiefer- und Plastische Gesichtschirurgie
Universitätsmedizin Rostock
Schillingallee 35
18057 Rostock

Dr. med. Dr. med. dent. Henrik Holtmann
Kieferchirurgie Königsallee
Königsallee 68
40212 Düsseldorf

Dr. med. Julia Holtmann
HNO Centrum Düsseldorf
Luegallee 33
40545 Düsseldorf

Dr. med. Dr. med. dent. Juliane Kröplin, MBA
Klinik und Poliklinik für Mund-, Kiefer- und Plastische Gesichtschirurgie
Universitätsmedizin Rostock
Schillingallee 35
18057 Rostock

Dr. med. Dr. med. dent. Julian Lommen
Klinik für Mund-, Kiefer- und Plastische Gesichtschirurgie
Universitätsklinikum Düsseldorf
Moorenstr. 5
40225 Düsseldorf

Dr. med. Dr. med. dent. Benjamin Prokein
Klinik und Poliklinik für Mund-, Kiefer- und Plastische Gesichtschirurgie
Universitätsmedizin Rostock
Schillingallee 35
18057 Rostock

Prof. Dr. med. Dr. med. dent. Daniel Rothamel
Klinik für Mund-, Kiefer- und Plastische Gesichtschirurgie
Johanniter Evangelisches Krankenhaus Bethesda
Ludwig-Weber-Str. 15
41061 Mönchengladbach

Dr. med. Dr. med. dent. Lara Schorn
Klinik für Mund-, Kiefer- und Plastische Gesichtschirurgie
Universitätsklinikum Düsseldorf
Moorenstr. 5
40225 Düsseldorf

Dr. med. dent. Dr. med. Christoph Sproll
Klinik für Mund-, Kiefer- und Plastische Gesichtschirurgie
Universitätsklinikum Düsseldorf
Moorenstr. 5
40225 Düsseldorf

Priv.-Doz. Dr. med. Dr. med. dent. Alexander Zeller
Gemeinschaftspraxis für Mund-, Kiefer-, Gesichtschirurgie, Plastische-Ästhetische Operationen und Implantologie
Theaterstraße 61
52062 Aachen

Abkürzungen

ADDWR	Anterior Disc Displacement Without Reduction
AR-ONJ	Antiresorptiva-assoziierte Kiefernekrose
CAD	Computer Assisted Design
CAL	klinischer Attachmentverlust
CAM	Computer Assisted Manufacturing
CT	Computertomografie
CVM	Cervical Vertebral Maturation
CVS	Cervical Vertebral Stage
DD	Differenzialdiagnose
DICOM	Digital Imaging and Communications in Medicine
DVT	digitale Volumentomografie
DWI	diffusionsgewichtete MRT
FR-PA	Fernröntgen p. a.
FR-S	Fernröntgenseitaufnahme
HWS	Halswirbelsäule
IMRT	intensitätsmodulierte Strahlentherapie
JPOF	juveniles psammomatoides ossifizierendes Fibrom
JTOF	juveniles trabekuläres ossifizierendes Fibrom
KCOT	keratozystischer odontogener Tumor
keV	Kiloelektronenvolt
KM	Kontrastmittel
kV	Kilovolt
LK	Lymphknoten
LNT	Linear No-Threshold
MeV	Megaelektronenvolt
MHz	Megahertz
MKG	Mund-Kiefer-Gesicht
MRT	Magnetresonanztomografie
mSv	Millisievert
mW	Milliwatt
NNH	Nasennebenhöhlen
NUG	nekrotisierende ulzerierende Gingivitis
NUP	nekrotisierende ulzerierende Parodontitis
ODAM	Odontogenic Ameloblast-Associated Protein
OPT/OPG/OPTG	Orthopantogramm/-grafie
p. a.	posterior-anterior
PET	Positronenemissionstomografie
PIC	primär intraossäres Karzinom
PSA	Panoramaschichtaufnahme
PSI	parodontaler Screening-Index
PVA	Panoramavergrößerungsaufnahme
RANK	Receptor Activator of Nuclear Factor Kappa B Ligand
SHT	Schädel-Hirn-Trauma
SLN	Sentinel-/Wächterlymphknoten
SLNB	Sentinel Node Biopsy, Sentinelbiopsie
SLND	Sentinel-Lymphknotendiagnostik
SPECT	Single Photon Emission Computed Tomography; Einzelphotonen-Emissionscomputertomografie
Sv	Sievert
VMAT	Volumetric Intensity Modulated Arc Therapy
WHO	World Health Organization
ZMK	Zahn-Mund-Kiefer

Fehler gefunden?

An unsere Inhalte haben wir sehr hohe Ansprüche. Trotz aller Sorgfalt kann es jedoch passieren, dass sich ein Fehler einschleicht oder fachlich-inhaltliche Aktualisierungen notwendig geworden sind.

Sobald ein relevanter Fehler entdeckt wird, stellen wir eine Korrektur zur Verfügung. mit dem nebenstehenden QR-Code gelingt der schnelle Zugriff.

https://else4.de/978-3-437-43134-0

Wir sind dankbar für jeden Hinweis, der uns hilft, dieses Werk zu verbessern. Bitte richten Sie Ihre Anregungen, Lob und Kritik an folgende E-Mail-Adresse: kundendienst@elsevier.com

Abbildungsnachweis

Der Verweis auf die jeweilige Abbildungsquelle befindet sich bei allen Abbildungen im Werk am Ende des Legendentextes in eckigen Klammern.

E450 Lindon G: Encyclopedia of Spectroscopy and Spectrometry. Elsevier, 2000
E514 Kowalczyk N, Mace JD: Radiographic Pathology for Technologists, 5th ed. Elsevier, 2009
E1081 Meyer-Lückel H et al.: Karies. Thieme, 2012
E1286 Perschbacher S et al.: Diagnostic Imaging: Oral and Maxillofacial, 3rd ed. Elsevier Inc., 2024
E1331 Dean JA: McDonald and Avery's Dentistry for the Child and Adolescent, 11. A. Elsevier, 2022
E1332 Mallya S, Lam E: White and Pharoah's Oral Radiology, 8. A. Elsevier, 2018
E1343 English JD, Akyalcin S, Peltomäki T, Litschel K: Mosby's Orthodontic Review, 2nd ed. Elsevier, 2015
E1344 Stabulas-Savage JJ: Frommer's Radiology for the Dental Professional, 10th ed. Elsevier, 2019
E1345 Meoded A, Huisman T, Kralik S, Desai N: Fetal, Neonatal and Pediatric Neuroradiology, Elsevier, 2024
E1346 Cameron A, Widmer R: Handbook of Pediatric Dentistry, 5th ed. Elsevier, 2022
E1347 Ehrlich RA, Coakes DM: Patient Care in Radiography – With an Introduction to Medical Imaging, 9th ed. Elsevier, 2020
F1184-001 Corvino A, Caruso M, Varelli C et al.: Diagnostic imaging of parotid gland oncocytoma: a pictorial review with emphasis on ultrasound assessment. J Ultrasound 24, 241–247 (2021). https://doi.org/10.1007/s40477-020-00511-5
G752-002 Levine D, Rumack CM: Diagnostic Ultrasound, 6th ed. Elsevier, 2024
G999 Odell E: Cawson's Essentials of Oral Pathology and Oral Medicine, 9. A. Elsevier, 2017
G1169 Hlawitschka M et al.: Klinische, radiologische und axiographische Untersuchung nach konservativ funktioneller Behandlung diakapitulärer Kiefergelenkfrakturen. Mund Kiefer Gesichtschirurgie. Springer, 2013
G1277 Johnston J: Essentials of Radiographic Physics and Imaging, 3. A. Elsevier, 2019
G1278 Khafaji M, Bavi O: Electromagnetic Waves-Based Cancer Diagnosis and Therapy: Principles and Applications of Nanomaterials. Elsevier, 2023
G1279 Gilmore D, Waterstram-Rich KM: Nuclear Medicine and Molecular Imaging: Technology and Techniques, 9. A. Elsevier, 2023
G1298 Chidambaranathan N: Comprehensive Textbook of Clinical Radiology: Volume I: Principles of Clinical Radiology, Multisystem Diseases & Head and Neck. Elsevier, 2023
G1299 Tiwana PS, Deepak Kademani: Atlas of Oral and Maxillofacial Surgery, 2nd ed. Elsevier, 2024
G1300 Yousem DM, Nadgir R: Neuroradiology: The Core Requisites, 5th ed. Elsevier, 2025
H042-002 King AD, Vlantis AC, Yuen TW, et al.: Detection of Nasopharyngeal Carcinoma by MR Imaging: Diagnostic Accuracy of MRI Compared with Endoscopy and Endoscopic Biopsy Based on Long-Term Follow-Up. AJNR Am J Neuroradiol. 2015;36(12):2380–2385. doi:10.3174/ajnr.A4456
H422-001 Franchi L, Baccetti T, McNamara JA Jr: Mandibular growth as related to cervical vertebral maturation and body height, Am J Orthodont Dentofac Orthoped 118(3):335–340, 2000
H423-001 van Ginkel MS, Glaudemans AWJM, van der Vegt B et al.: Imaging in Primary Sjögren's Syndrome. J Clin Med. 2020;9(8):2492. Published 2020 Aug 3. doi:10.3390/jcm9082492
H424-001 Frerich B: Standardtherapie von Plattenepithelkarzinomen der Mundhöhle gemäß Leitlinien. MKG-Chirurg 11 (Suppl 1), 5–14 (2018). https://doi.org/10.1007/s12285-018-0152-7
H447 Langland OE, Langlais RP. Early pioneers of oral and maxillofacial radiology. Oral Surg Oral Med Oral Pathol Oral Radiol Endod. 1995;80(5):496-511. doi:10.1016/s1079-2104(05)80149-0
J748 Adobe Stock
J810–047 Maidun Collection/Alamy Stock Photo
L143 Heike Hübner, Berlin
L231 Stefan Dangl, München
L253 Dr. Wolfgang Zettlmeier, Barbing
M562 Dr. Dr. Henrik Holtmann, Düsseldorf
M564 Prof. Dr. med. Dr. med. dent. Norbert Kübler, Düsseldorf
M776 PD Dr. med. Assen Koitschev, Stuttgart
M1135 Dr. Matthias Widbiller, Regensburg
M1380 Dr. Herbert Schorn
M1381 Praxis Dr. Herzog/Dr. Sandmann, Rostock
M1382 Priv.-Doz. Dr. med. Dr. med. dent. Alexander Zeller, Düsseldorf
O708 Cornelia Jungwirth, Wien
P132 Dr. Dr. Sven Bastian Wilhelm, Düsseldorf
P1244 Univ.-Prof. Dr. Dr. Siegmar Reinert, Tübingen
P1247 Prof. Dr. med. Daniel Baumhoer, Basel
P1248 Univ.-Prof. Dr. Dr. Bernhard Frerich, Rostock
P1252 Univ.-Prof. Dr. Dr. Siegmar Reinert, Tübingen
R467 Horch H et al.: Praxis der Zahnheilkunde, Bd. 10 Mund-Kiefer-Gesichtschirurgie, 4.A., Elsevier, 2007
R498 Hölzle F, Jackowski J, Peters H: Praxisleitfaden Zahnärztliche Chirurgie, 1.A. Elsevier, 2007
R499 Shaaban AM: Diagnostische Bildgebung Onkologie, 1. A. Elsevier, 2022
S008–2 Kauffmann G, Moser E, Sauer R: Radiologie, 2. A. Urban & Fischer, 2001
[S700] Sobotta-Archiv aus Paulsen/Waschke. Sobotta Atlas der Anatomie. 25. A. 2022 © Elsevier GmbH
T407 Institut für medizinische und pharmazeutische Prüfungsfragen (IMPP)
T1077 Universitätsklinikum Düsseldorf
T1272 Universitätsmedizin Rostock
T1406 Dr. Vivek Thumbigere Math, Minneapolis
T1387 Klinik für MKG-Chirurgie, Mönchengladbach
T1408 Dr. Katie Traylor
T1407 Dr. Aditya Tadinada, University of Connecticut
T1409 Klinik für MKG-Chirurgie Mönchengladbach
T1410 Radiologie, DRK-Krankenhaus Teterow GmbH
V492 abavo GmbH, Buchloe

Inhaltsverzeichnis

Allgemeiner Teil

EINFÜHRUNG

STRAHLENTHEORETISCHE GRUNDLAGEN

GRUNDLAGEN DER BILDGEBUNGSVERFAHREN

Spezieller Teil

PATHOLOGIEN DER ZÄHNE

PATHOLOGIEN DES KIEFERS

WEITERE BILDGEBENDE DIAGNOSTIK

Fallbeispiele

Anhang

Allgemeiner Teil

DENTICS

Einführung

Strahlentheoretische Grundlagen

Grundlagen der Bildgebungsverfahren

1 Einführung und Geschichte

Die dentale Radiologie ist ein unverzichtbarer Baustein in der diagnostischen Kette der Zahnmedizin und ggf. sogar ein Weg zu individualisierten Operationsmöglichkeiten (navigiertes Operieren, CAD/CAM-Fertigung von z. B. Implantaten). Im Gegensatz zu den meisten anderen medizinischen Disziplinen indiziert der Zahnarzt nicht nur die Bildgebung, sondern führt sie auch selbst aus und befundet/diagnostiziert anhand dieser Bilder. Nur in wenigen Fällen wird ein Radiologe/Nuklearmediziner/HNO-Arzt/MKG-Chirurg zu Hilfe gezogen (z. B. für CT, MRT, Szintigrafie, Sonografie).

Der Zahnarzt bewegt sich dabei in einem ihm grundsätzlich fremden Fachgebiet und muss die dabei entstehenden Fragestellungen ebenso gut wie ein Radiologe beantworten können. Dazu muss er die im zur Verfügung stehenden Aufnahmearten, ihre jeweiligen Indikationen, Vor- und Nachteile und die damit zusammenhängende Strahlenexposition kennen. Er muss Strahlengänge und Patientenpositionierungen beherrschen und die wichtigsten Einstellungsfehler vermeiden. Die angeordneten Untersuchungen müssen einer logisch aufgebauten Vorgehensweise (**von einfach nach komplex**) entsprechen. Für die jeweilige Fragestellung ist die Untersuchungsmethode zu wählen, die einerseits die größtmögliche Aussagekraft, andererseits die geringste Strahlenbelastung für den Patienten mit sich führt: das **ALARA-Prinzip** (**„as low as reasonably achievable“**). Unter dieser Prämisse ist immer darauf zu achten, dass unnötige Zweitaufnahmen durch das Erstellen technisch minderwertiger Bilder zu verhindern sind. Regelmäßiges Prüfen und Hinterfragen der jeweiligen Indikation, regelmäßige Qualitätskontrollen des akquirierten Bildmaterials und Schulungen des gesamten Personals zur technischen Ausführung sind daher ein integraler Baustein einer **rational eingesetzten zahnärztlichen Radiologie** und notwendigen **Begrenzung der Strahlenbelastung.**

Geschichte der dentalen Radiografie

Erste Entwicklungen

Die bildgebende Diagnostik in der Zahnmedizin nahm ihren Ursprung mit **Otto Walkhoff,** der als Erstanwender von Röntgenaufnahmen der Zähne gilt. Walkhoff hatte Zahnmedizin in Berlin studiert und kehrte 1885 in seine Geburtsstadt Braunschweig zurück, wo er eine Zahnarztpraxis übernahm. Wissenschaftlich stark interessiert richtete er sich in dieser Praxis ein Labor ein und forschte und publizierte zu diversen Gebieten der Zahnheilkunde (konservierende Zahnheilkunde inklusive Endodontologie, Histologie der Zähne und insbesondere des Zahnschmelzes). Inspiriert durch die Entdeckung und die erstmaligen lokalen wie weltweiten Veröffentlichungen zur **Röntgenstrahlung durch Wilhelm Conrad Röntgen** (→ Abb. 1.1) zwischen dem 28.12.1895 und dem 6.1.1996, von Röntgen als X-Strahlen bezeichnet, führte Walkhoff nach eigenen Aussagen bereits 14 Tage später eine eigene zahnärztliche Röntgenaufnahme durch: Unter Mithilfe seines Freundes **Friedrich Oskar Giesel,** eines Chemikers, wickelte Walkhoff eine **fotografische/radiografische Glasplatte** lichtdicht ein, platzierte sie im Mund und ließ sie von Giesel 25 Minuten von einer improvisierten Röntgenanlage belichten. So war die erste mit heutigen Bissflügelaufnahmen vergleichbare Aufnahme entstanden (→ Abb. 1.2).

Nicht mit letzter Sicherheit geklärt ist, ob Walkhoff zeitlich der erste war – oder aber **Carl Georg Walter König,** seinerzeit ordentlicher Professor für Physik an der Universität Frankfurt am Main, der am 2.2.1896 14 Zahnröntgenbilder seines eigenen Gebisses anfertigte (→ Abb. 1.3). Durch die Verwendung einer Fokusröhre, in der die Kathodenstrahlung von einer Platinplatte im 45-Grad-Winkel reflektiert wurde (statt mit Glas der Röntgenröhre zu kollidieren), gelangen König im Gegensatz zu Walkhoff Einzelaufnahmen in nur 9 Minuten Belichtungszeit (am ehesten mit heutigen Zahnfilmaufnahmen vergleichbar).

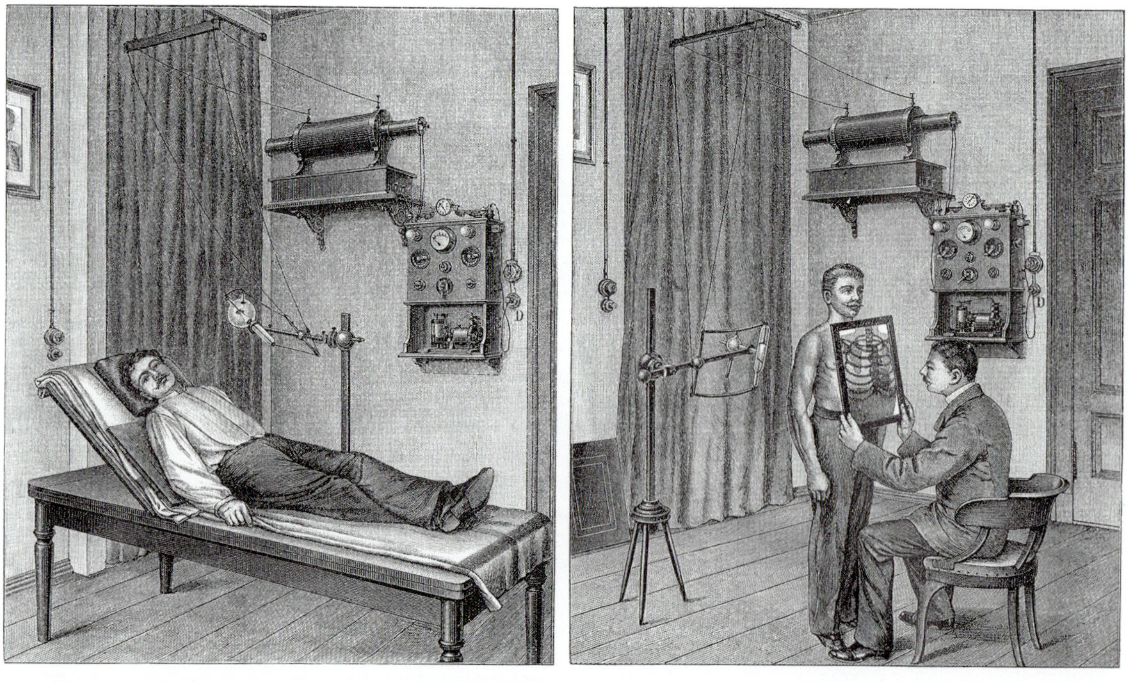

Abb. 1.1 Die Anfänge medizinischen Röntgens [J748]

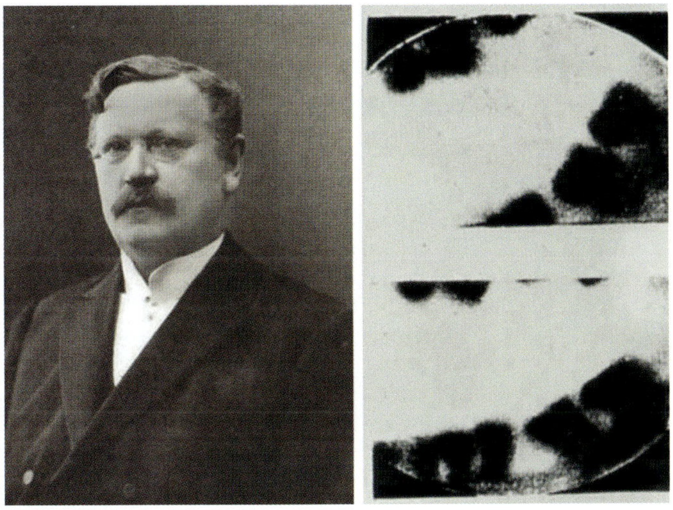

Abb. 1.2 Otto Walkhoff und die Aufnahmen seines eigenen Gebisses [H447]

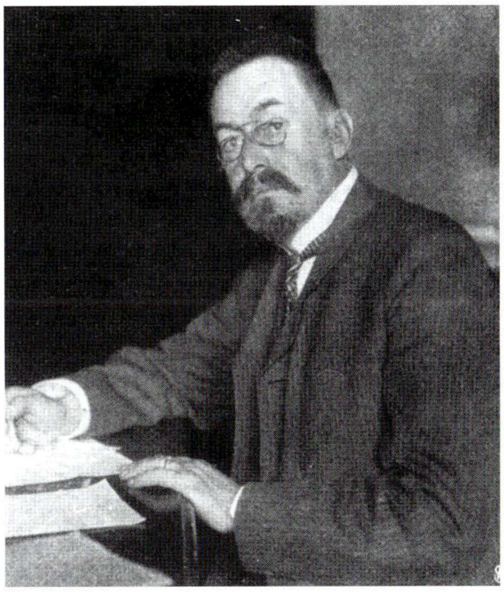

Abb. 1.3 Carl Georg Walter König [J810–047]

So oder so: Walkhoff entwickelte in den Folgejahren zahnärztliche und schädelbezügliche Röntgenaufnahmen sukzessive qualitativ weiter und verdingte sich in der diagnostischen Interpretation dieser Aufnahmen, sodass es zu einer immer weiteren Integration von Röntgenaufnahmen in die zahnärztliche Diagnostik kam.
Während radiografische Glasplatten (wie auch bei Walkhoffs ersten Aufnahmen) zunächst von Hand im Mund gehalten wurden, entwickelte ein weiterer Pionier der zahnärztlichen Radiografie, **Charles Edmund Kells Jr.,** unter anderem den ersten **Filmhalter** aus Aluminium, den er in Asheville, North Carolina im Juli 1896 präsentierte.
Erste **doppelseitige Röntgenfilme** auf Basis von **Zelluloid** kamen ab 1896 auf den Markt (durch die Firmen **Kodak/USA, Ilford/England, Schleusner/Deutschland**). Der Begriff „Film“ wurde verwendet, da das Röntgen zu dieser Zeit gern zur Fotografie zweckentfremdet wurde (z. B. als Jahrmarktattraktion). Ihre routinemäßige Anwendung in der Medizin/Zahnmedizin begann in Deutschland jedoch erst in den 1920er-Jahren.
Ebenfalls im Jahr 1896 wurde die **Verstärkerfolientechnik** entdeckt: zunächst durch **Mihajlo Idvorski Pupin,** der ein fluoreszierend beschichtetes Blatt Papier neben einer radiografischen Platte platzierte und so die Belichtungszeit der Platte deutlich senken konnte. **Thomas Alva Edison** identifizierte schließlich 1897 blau leuchtendes **Calciumwolframat,** das bis in die 1970er-Jahre Standard für Verstärkerfolien wurde und blieb. Es wurde erst dann durch noch besser verstärkende und feiner zeichnende Folien ersetzt, die mit seltenen Erden beschichtet wurden (z. B. **Gadoliniumoxysulfid**).
Während bei den ersten Versuchen von Walkhoff und König Einstellungsprobleme bzw. die größenrichtige Darstellung der Strukturen zunächst noch keine Rolle spielten, bekamen diese Kriterien mit zunehmendem Stellenwert der dentalen Radiografie schnell zunehmende Bedeutung. So wurde beispielsweise 1904 durch **Weston A. Price** in den USA und 1907 durch **Antoni Cieszynski** in Europa unabhängig voneinander die **Halbwinkeltechnik** beschrieben. 1911 wurden diese und weitere technische Empfehlungen zur Anfertigung von zahnärztlichen Aufnahmen von **Wilhelm Dieck** in einem seiner Lehrbücher erstmals umfassend zusammengestellt. Die (zuvor unabsichtlich bereits von Walkhoff erstmal durchgeführte) **Bissflügelaufnahme** wurde ab 1925 von **Howard R. Raper** etabliert und stellte als weitere neue Technik neben der bisherigen Entwicklung der Zahnfilmaufnahme einen Meilenstein in der **erweiterten Kariesdiagnostik** da.
Bereits 1904–1905 kamen erste zahnärztliche Röntgengeräte auf den Markt. Der flächendeckende Einsatz von zahnärztlichen Röntgengeräten kam jedoch erst mit der Entwicklung der deutlich beweglicheren und damit besser einstellbaren Winkelröhre von **J. L. Garretson,** die ab 1925 routinemäßig in dentalen Röntgengeräten verbaut wurde, sowie durch die Entwicklung von Geräten, in denen Generator und Strahler in einem Gehäuse verbaut waren (z. B. in der **Siemens-Röntgenkugel** ab 1934).

Den nächsten Meilenstein in der Entwicklung des dentalen Röntgens leitete **Hisaji Numata** 1933 ein, der mittels einer Schlitzblende eine erste Panoramaaufnahme mit extraoraler Strahlenquelle als Summationsbild anfertigte (**Pantografie**). Die heutige **Panoramatomografie (Panoramaschichtaufnahme, PSA bzw. Orthopantomografie, OPTG, OPT, OPG)** in Form einer Schichtaufnahme ist allerdings auf die von Numata unabhängige Forschung von **Yrjö Veli Paatero** in den Jahren von 1949–1952 zurückzuführen, die in einem ersten serienmäßigen Gerät 1961 mündeten (**OP3** der Firmen Palomex und Siemens).

Panoramavergrößerungsaufnahme (PVA)
Die PVA war zwischenzeitlich ein weiteres panoramabilderzeugendes Verfahren, das zunächst von Walter Ott 1951 entwickelt und durch Sydney Blackman modifiziert wurde. 1961 wurde es auf den Markt gebracht. Es arbeitete mit einer intraoralen Strahlenquelle. Seine Vorteile (im Gegensatz zur PSA) lagen in einer guten Darstellung des Frontzahnbereiches sowie des Seitenzahnbereiches des Oberkiefers im Vergleich zur Kieferhöhle. Außerdem war es kostengünstig. Die hohe Strahlenbelastung der PVA und die wechselnden Vergrößerungseffekte pro Bild führten neben weiteren deutlichen gerätetechnischen Verbesserungen der PSA schließlich zum Verschwinden der PVA im Jahr 2004.

Aktuelle Entwicklungen

Die Jahre 1986/1987 waren der Wendepunkt vom analogen zum digitalen Bild in der zahnärztlichen Radiografie durch die Entwicklung der **Radiovisiografie** (Verwendung eines digitalen Sensors statt eines Films) durch **Francis Mouyen** in Zusammenarbeit mit der Firma Kodak (damals Trophy). 1998 wird schließlich die **digitale Volumentomografie** (DVT) nach Vorarbeiten von **Pierluigi Mozzo** und **Carlo Procacci** als spezielles, zunächst für die zahnärztliche knöchern-dreidimensionale weiterführende Bildgebung entwickelt. Inzwischen ist sie nicht mehr nur ein Tool für weiterführende Bildgebung in der Zahnheilkunde und Mund-Kiefer-Gesichtschirurgie, sondern auch ein wichtiges Planungsmittel für navigiertes Operieren, dreidimensionale Implantplanungen und das Herstellen patientenspezifischer Implantate im Kopf-Hals-Bereich. Neueste Entwicklungen sind Kombinationsgeräte (PSA und DVT) steigender Ortsauflösung (→ Abb. 1.4).

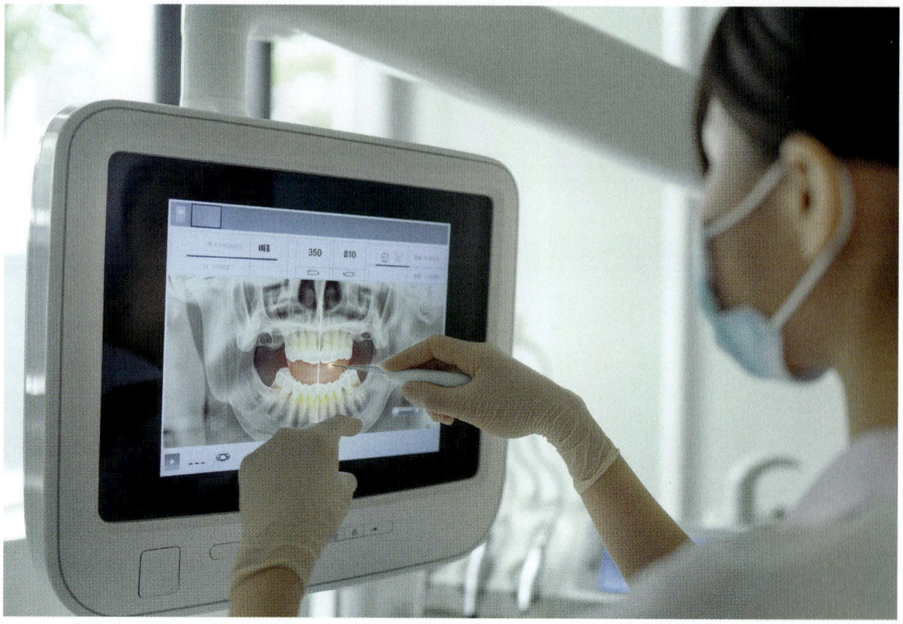

Abb. 1.4 Die Gegenwart zahnmedizinischen Röntgens [J748]

> **Neue Einsatzgebiete der DVT**
> Zunehmend Einsatz findet die DVT neuerlich auch in der **HNO-Heilkunde** zur Diagnostik von Nebenhöhlen- und Felsenbeinpathologien und in der **Orthopädie** zur OP-Planung und Verlaufskontrolle bei geringer Strahlendosis und hoher Ortsauflösung.

Gleichzeitig profitieren Zahnheilkunde und Mund-Kiefer-Gesichtschirurgie von den Entwicklungen zur bildgebenden Diagnostik aus der Humanmedizin:

- Einführung der **Computertomografie** (CT) 1972 in die radiologische Diagnostik durch den Elektrotechniker **Sir Godfrey N. Hounsfield** und den Physiker **Allan McLeod Cormack** und die Weiterentwicklung zum Spiral-CT durch **Willi A. Kalender** 1989
- **Magnetresonanztomografie** (MRT) als bildgebende Methode durch **Paul C. Lauterbur** 1971
- Die **Szintigrafie** hat sich in den 1950er-Jahren in Deutschland als bildgebendes Verfahren zur Stoffwechseluntersuchung entwickelt. In der Zahnmedizin hat sie aktuell nur noch einen begrenzten Stellenwert zur Darstellung des Knochenstoffwechsels im Gesichtsschädelbereich (als **Skelettszintigrafie**). Die **PET-CT** kombiniert die Vorteile zur sensitiven Darstellung stoffwechselaktiver Vorgänge durch die Positronenemissionstomografie mit der hohen Ortsaufsauflösung der CT zur räumlichen Detektion dieser Vorgänge und ist seit 2001 fest in die Routinediagnostik eingezogen. Die **PET-MRT** beschreitet einen ähnlichen Weg und verspricht in der Kombination mit PET eine noch höhere Detektionsrate im Weichgewebe. Ein routinemäßiger Einsatz, insbesondere im Kopf-Hals-Bereich, ist allerdings bislang nicht gegeben.
- **Ultraschall im Kopf-Hals-Bereich** zu diagnostischen Zwecken wurde erstmal 1947 durch **Wolf Dieter Keidel** zur Nasennebenhöhlendiagnostik eingesetzt. Neben einem Diagnostikum von Halsweichteilen und Speicheldrüsen hat sich die Sonografie in den vergangenen 75 Jahren auch zu einem Tool zur Unterstützung von Operationen (Lokalisation schlecht palpabler Läsionen) und minimalinvasiver Techniken (ultraschallunterstütze Punktionen) entwickelt.

Häufigkeiten

In Deutschland werden jährlich etwa 130 Millionen Röntgenuntersuchungen durchgeführt (gemäß Bundesamt für Strahlenschutz, Zahlen aus 2018). **40 %** dieser Aufnahmen entstehen in der Zahnmedizin. Insgesamt stieg der Anteil der zahnmedizinischen Aufnahmen an allen Aufnahmen zwischen 2007 und 2018 durch **deutliche Zunahme von Röntgenaufnahmen in der Kieferorthopädie,** die aktuell 20 % an allen zahnärztlichen Aufnahmen ausmachen. Trotz der Masse an zahnärztlichen Aufnahmen machen diese an allen Röntgenuntersuchungen nur etwa **0,3 % der kollektiven effektiven Dosis** aus. Hier dominieren Computertomografie (68 %) und Angiografie/vaskuläre Interventionen (17 %).

Zusammenfassung

- Im Gegensatz zu den meisten anderen medizinischen Disziplinen indiziert der Zahnarzt nicht nur die Bildgebung, sondern führt sie auch selbst aus und befundet/diagnostiziert anhand dieser Bilder.
- Die Entscheidungsfindung zur zahnärztlichen Bildgebung sollte dem ALARA-Prinzip folgen.
- Die radiologische Bildgebung nahm ihre Anfänge bereits kurz nach Entdeckung der Röntgenstrahlen 1895 durch die Arbeiten von Walkhoff und König 1896.
- Während zahnärztliche Röntgenaufnahmen etwa 40 % aller Röntgenuntersuchungen eines Jahres in Deutschland ausmachen, machen sie gleichzeitig nur etwa 0,3 % der kollektiven effektiven Dosis aus.

Was sind elektromagnetische Wellen?

Röntgenstrahlen zählen zu den elektromagnetischen Wellen. Hinter dem Begriff „elektromagnetische Wellen" verbergen sich verschiedene Arten von Wellen (Radiowellen, Mikrowellen, Wärme, Licht, Röntgenstrahlen und Gammastrahlen). Sie unterscheiden sich voneinander in Wellenlänge und Frequenz. → Tab. 2.1 zeigt einen Vergleich zwischen sichtbarem Licht und Röntgenstrahlung.
Elektromagnetische Wellen können Energie in Form von Photonen übertragen. Photonen besitzen keine Masse.
Die Energie einer bestimmten elektromagnetischen Strahlung (Synonym für elektromagnetische Wellen) berechnet man mithilfe der folgenden Formel:

$$E_p = h \cdot f = h \cdot \frac{c}{\lambda}$$

E_p: Energie des Photons; *h*: Planck'sches Wirkungsquantum (oder Planck-Konstante); *f*: Frequenz; *c*: Lichtgeschwindigkeit im Vakuum; λ: Wellenlänge der elektromagnetischen Welle (m)

> Aus dieser Formel wird deutlich: Strahlung mit einer hohen Frequenz und einer kurzen Wellenlänge ist energiereich, Strahlung mit einer niedrigen Frequenz und einer langen Wellenlänge hingegen ist energiearm.

Röntgenstrahlung und Röntgenröhre

> Röntgenstrahlung ist elektromagnetische Strahlung mit einer hohen Frequenz und einer kurzen Wellenlänge (energiereich!). Sie wird künstlich erzeugt durch den Aufprall von beschleunigten Elektronen auf einem Anodenmaterial. Bei diesem Aufprall entsteht Wärmeenergie (99 %), Bremsstrahlung (1 %) und charakteristische Strahlung (Röntgenstrahlung = Bremsstrahlung + charakteristische Strahlung).

→ Abb. 2.1 zeigt den Aufbau einer Röntgenröhre. In einem Vakuumgehäuse befinden sich eine Kathode (Minus-Pol) und eine Anode (Plus-Pol), über die eine Spannung von mehreren Kilovolt angelegt wird. An der Kathode befindet sich zusätzlich eine Glühwendel, durch die Strom fließt; aus dieser lösen sich elektrisch geladene Teilchen (Elektronen). Durch die angelegte Spannung zwischen Kathode und Anode erreichen die Elektronen eine starke Beschleunigung und treffen am Ende auf die Anode. Hierbei entstehen Wärmeenergie (99 %) und Röntgenstrahlung (1 %).
Im Folgenden werden das Bohr'sche Atommodel, welches sich für das Verständnis von Röntgenstrahlung am besten eignet, und die zwei unterschiedlichen Entstehungen von Röntgenstrahlung (Bremsstrahlung und charakteristische Strahlung) besprochen.

Das Atommodell nach Niels Bohr

Ein Atom besteht aus Neutronen, Protonen und Elektronen. Im Zentrum des Atoms

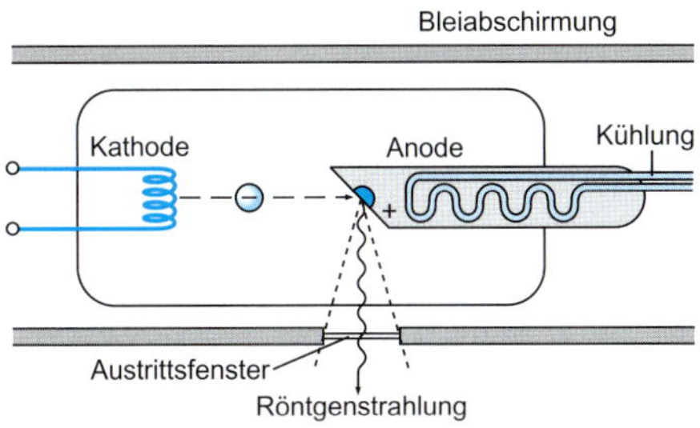

Abb. 2.1 Aufbau einer Röntgenröhre [L253]

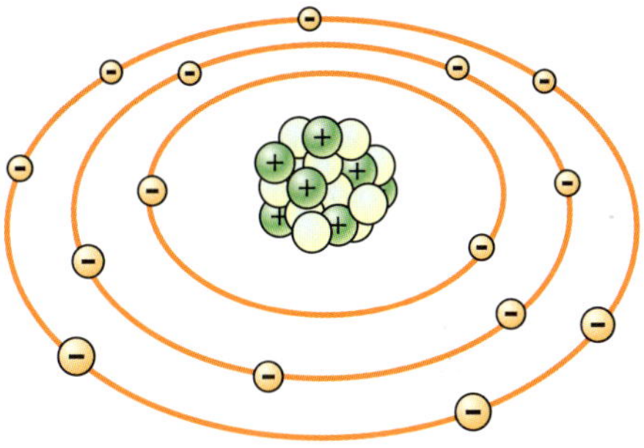

Abb. 2.2 Bohr'sches Atommodell [G1277]

liegt der Atomkern, hier befinden sich Protonen und Neutronen (die zusammen Nukleonen genannt werden). Die Protonen sind positiv geladen, die Neutronen besitzen keine Ladung. Der Kern eines Atoms ist somit positiv geladen. Die Kernladungszahl beschreibt die Anzahl der Protonen und die Massenzahl die Anzahl von Nukleonen.
1913 stellte Niels Bohr sein Schalenmodell vor (→ Abb. 2.2). Die Elektronen umkreisen den Atomkern auf festgelegten Bahnen. Die Bahnen K von innen beginnend und Q als äußerste Schale beschreiben unterschiedliche Energieniveaus. Elektronen, die den geringsten Abstand zum Kern besitzen, sind am stärksten an diesen gebunden, während die äußeren Elektronen die schwächste Verbindung zum Kern aufweisen.
Das Bohr'sche Atommodell ist essenziell für das Verständnis der Entstehung von Röntgenstrahlung. Es wird in abgewandelter Form im Folgenden immer wiederkehren.

Tab. 2.1 Sichtbares Licht und Röntgenstrahlung im Vergleich

Parameter	Sichtbares Licht	Röntgenstrahlung
Wellenlänge	> 780–380 Nanometer	> 1 Nanometer – 10 Picometer
Frequenz	> 385–789 Terahertz	> 300 Petahertz – 30 Exahertz

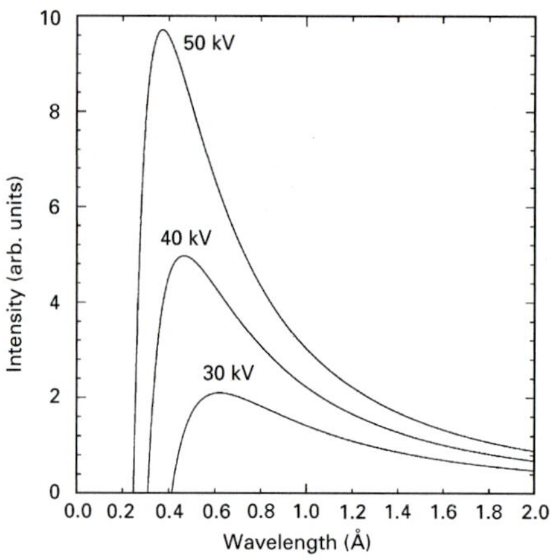

Abb. 2.3 Das Spektrum der Röntgenröhre [E450]

Bremsstrahlung

Das in der Röntgenröhre beschleunigte negativ geladene Elektron trifft auf die Anode, es nähert sich dem positiv geladenen Atomkern und wird abgelenkt. Je näher das Elektron dem Atomkern kommt, desto stärker wird es abgelenkt bzw. gebremst (→ Abb. 2.4).
Die Energie, die bei der Abbremsung entsteht, wird in Form eines Photons abgegeben. Das Photon besitzt eine kurze Wellenlänge und eine hohe Frequenz.
Elektronen mit einer sanfteren Abbremsung weiter weg vom Atomkern geben eine niedrigere Energie ab, das entsprechende Photon besitzt eine lange Wellenlänge und eine niedrigere Frequenz. Das heißt, wir erhalten ein Spektrum von energiereicheren und energieärmeren Photonen (polychromatische Strahlung).
→ Abb. 2.3 zeigt die Verteilung der Strahlenintensität: Anhand der Verteilungskurve ist zu erkennen, dass im Bereich der kurzen Wellenlängen (x-Achse) die Intensität (y-Achse) am höchsten ist.

Einflussfaktoren auf die Röntgenstrahlung

Es gibt 4 Faktoren, die die Strahlenintensität beeinflussen: die angelegte Spannung, die Kernladungszahl des Anodenmaterials, der Röhrenstrom und die Strahlenfilter.

- Je höher die **angelegte Spannung** (Kilovolt, kV) in der Röntgenröhre, desto schneller schießen die Elektronen auf das Anodenmaterial zu und desto höher ist die Bremsenergie.
- Je höher die **Kernladungszahl** eines Anodenmaterials, desto mehr Protonen befinden sich im Kern und desto stärker ist die magnetische Wechselwirkung mit den „vorbeischießenden" Elektronen.
- Je mehr Elektronen (**Röhrenstrom**) sich von der Katode zur Anode bewegen, desto häufiger kommt es zu einer Abbremsung und zur Bildung von Photonen (Bremsstrahlung). Die Einheit der elektrischen Stromstärke ist Ampere: Je mehr Ampere, desto mehr Elektronen. Ändert man die Stromstärke, so steigt die Intensität der Strahlung, jedoch nicht die Energie, die ja durch die angelegte Spannung begrenzt wird (Grenzenergie).
- Die Schwächung, Aufhärtung und die Verbesserung der Strahlenqualität werden durch die Verwendung von **Filtern** beeinflusst.

Charakteristische Strahlung

Bei Betrachtung des Spektrums der Röntgenstrahlung erkennt man Intensitätspeaks (→ Abb. 2.5). Die Peaks sind abhängig vom verwendeten Anodenmaterial (z. B. Wolfram), daher der Begriff „charakteristische" Strahlung.
→ Abb. 2.4 zeigt den Unterschied in der Entstehung der Bremsstrahlung und der charakteristischen Strahlung. Bei der Bremsstrahlung (a) wird das beschleunigte Elektron abgebremst und es entsteht Strahlung. Im Falle der charakteristischen Strahlung (b) wird ein Elektron aus der Atomhülle herauskatapultiert und es entsteht Strahlung.

Entstehung der charakteristischen Strahlung

Wenn ein innerhalb der Röntgenröhre beschleunigtes Elektron auf die Anode trifft, aber nicht abgebremst wird, sondern „mit voller Wucht" auf ein Elektron trifft, welches fest in einer Schale der Atomhülle sitzt, wird dieses Elektron aus seiner Atomhülle herausgelöst.
Für einen leeren Platz auf einer Schale mit hohen Energieniveau (z. B. K-Schale) rückt ein Elektron aus einer niederenergetischen Schale nach. Bei einem „kleinen" Sprung aus einer benachbarten Schale entsteht energiearme Strahlung. Ein „größerer" Sprung über 2 Schalen hinweg erzeugt energiereiche Strahlung.
Die von einer Röntgenröhre produzierte Strahlung besteht immer aus beiden Strahlungsarten, der charakteristischen Strahlung und der Bremsstrahlung (→ Abb. 2.5). Beides zusammen ist die Röntgenstrahlung.

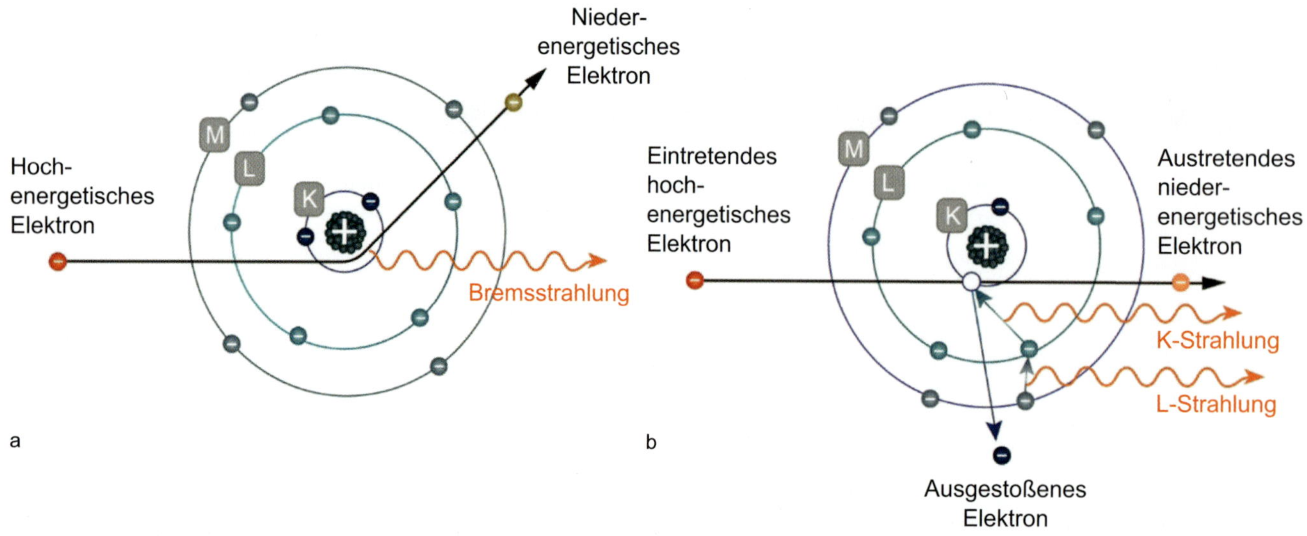

Abb. 2.4 Röntgenstrahlen [G1278]
a) Bremsstrahlung
b) Charakteristische Strahlung

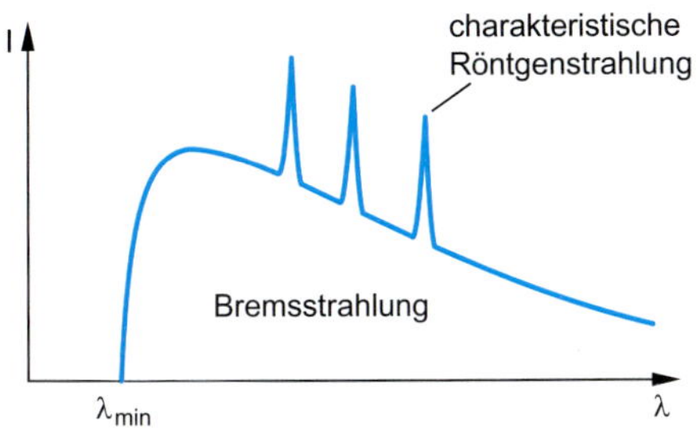

Abb. 2.5 Emissionsspektrum einer Röntgenröhre. Gezeigt ist die Intensität I abhängig von der Wellenlänge λ. [L253]

Strahlenfilter

> Strahlenfilter haben 3 Aufgaben: die Aufhärtung der Strahlung, die Verbesserung der Strahlenqualität und die Schwächung der Strahlung.

- Röntgenfilter sind Platten aus Metall (Aluminium oder Kupfer), welche sich an der Röntgenröhre befinden, also zwischen Strahlenquelle und Patient. Sie absorbieren niederenergetische Strahlung (lange Wellenlänge und damit wenig durchdringungsfähig), da diese für die Diagnostik keine Rolle spielt. Zur Diagnostik beitragen kann nur energiereiche Strahlung, da diese den Patienten durchdringt, auf den Film/Detektor der Röntgenvorrichtung trifft und zur Bilderzeugung beiträgt.
- Da vorzugsweise hochenergetische Strahlung zur Bildgebung beiträgt, filtert man die niederenergetischen Strahlen heraus. Dieser Vorgang wird als **Aufhärtung** bezeichnet.
- Bei der Filterung niederenergetischer Strahlung wird das Verhältnis von hochenergetischer und niederenergetischer Strahlung geringer, was die **Strahlenqualität** verbessert.
- Die niederenergetische Strahlung ist die für den Patienten schädliche Strahlung, da diese im Körper verbleibt und potenzielle Strahlenschäden verursachen kann. Nach einer Filterung bleibt die hochenergetische Strahlung übrig. Man spricht von einer **Schwächung** der Strahlung, meint jedoch die Abnahme der schädigenden Strahlung.

> Strahlenfilter werden zum Strahlenschutz von Patienten verwendet, verringern aber auch den Bildkontrast.

Zusammenfassung

- Röntgenstrahlung ist elektromagnetische Strahlung mit kurzer Wellenlänge und hoher Frequenz und damit energiereich.
- Röntgenstrahlung setzt sich aus Bremsstrahlung und charakteristischer Strahlung zusammen.
- Einflussfaktoren auf die Strahlenenergie sind die angelegte Spannung (Volt) in der Röntgenröhre, der Röhrenstrom (Ampere), die Kernladungszahl des Anodenmaterials und die verwendeten Filter.

Wechselwirkung mit Materie

Röntgenstrahlung wird geschwächt, sobald sie eine Materie durchdringt. Diese Schwächung ist exponentiell zur Dicke der Materie.

> **Schwächung von Röntgenstrahlen**
> $I = I_0 \cdot exp^{-\mu \cdot x}$
> *I*: geschwächte Strahlung beim Ausstritt aus der Materie; I_0: ungeschwächte Strahlung beim Eintritt in die Materie; μ: linearer Schwächungskoeffizient; *x*: Dicke der Materie

Die Schwächung ist darüber hinaus von 5 physikalischen Effekten abhängig (→ Tab. 3.1).
Da der Energiebereich in der medizinischen Röntgendiagnostik ca. zwischen 25 und 150 keV liegt, werden nur die Effekte der Photoabsorption und der Compton-Streuung sowie der Massenschwächungskoeffizient betrachtet.

Tab. 3.1 Physikalische Effekte mit zugehörigem Energiebereich

Physikalischer Effekt	Wirksamer Energiebereich
Klassische Streuung	< 10 keV
Photoabsorption	< 150 keV
Compton-Streuung	> 35 keV
Paarbildung	> 1 MeV
Kernphotoprozesse	> 15 MeV
keV: Kiloelektronenvolt; Mev: Megaelektronenvolt	

Photoabsorption

Das Prinzip der Photoabsorption ähnelt dem Prinzip der Entstehung von charakteristischer Strahlung und ist abhängig von der **Strahlenenergie** und der **Kernladungszahl** sowie der **Dicke** und **Dichte** des durchstrahlten Materials.

Strahlenenergie

Je höher die Strahlenenergie, desto geringer ist die Schwächung der Strahlung. Wird an der Röntgenröhre eine hohe Spannung angelegt (100–150 Kilovolt [kV]), so entsteht eine hochenergetische Strahlung. Diese durchdringt das Material oder Gewebe komplett, wird also weniger geschwächt. Die Strahlung, die am Ende auf dem Detektor oder Film auftrifft, trägt zur Bildgebung bei. Der Vorteil einer höheren Energie ist die gute Darstellung des Weichgewebes, der Nachteil ist der geringe Bildkontrast. Wird eine hochenergetische Strahlung verwendet (100–150 kV), spricht man von Hartstrahltechnik. Wird eine niederenergetische Strahlung (< 100 kV) erzeugt, stellen sich Knochenstrukturen klarer heraus als andere Gewebe. Das ist die sog. Weichstrahltechnik. Der Vorteil der Weichstrahltechnik ist der bessere Bildkontrast, der Nachteil ist die höhere Strahlenbelastung für den Patienten.
Die Ausnahme bildet die Mammografie: Hierbei gibt es keine störenden knöchernen Strukturen und so kann trotz Weichstrahltechnik (30–35 kV Röhrenspannung) ein hoher Weichteilkontrast erreicht werden.
→ Abb. 3.1 zeigt die verschiedenen Einflussgrößen auf die Schwächung von Röntgenstrahlung. Dabei wird Folgendes deutlich:

- Energiereiche Strahlung mit hoher Frequenz und kurzer Wellenlänge wird weniger stark vom Gewebe absorbiert.
- Material mit einer hohen Kernladungszahl (Syn. Ordnungszahl) absorbiert mehr Strahlung.
- Auch dichtes Gewebe ist in der Lage, Strahlung zu schwächen.
- Neben der Dichte spielt auch die Dicke des durchstrahlten Stoffes eine Rolle bei der Schwächung.

Kernladungszahl

Die einfallende Strahlung in Form eines Photons (Röntgenstrahlung) trifft auf ein Atom des durchstrahlten Materials. Wenn ein Elektron aus der inneren (K-)Schale herausgelöst wird, wird der freie Platz durch ein Elektron aus einer der äußeren Schale aufgefüllt. Hierbei wird wiederum Energie in Form eines Photons freigesetzt. Wie stark die elektrostatische Anziehungskraft des Atomkerns ist, hängt von der **Kernladungszahl** ab. Die Kernladungszahl (synonym kann der Begriff Ordnungszahl verwendet werden Ordnungszahl) von Blei beträgt z. B. 82. Wird hier ein Elektron aus der inneren Schale herausgelöst, ist die Anziehung des Kerns so groß, dass ein Elektron aus einer der äußeren Schalen aufrückt. Das Photon, welches entsteht, ist hochenergetisch.

Beim Durchdringen von Material mit geringerer Kernladungszahl passiert etwas Ähnliches. Ein Elektron aus der inneren Schale wird herausgelöst; da jedoch die elektrostatische Anziehungskraft des Kerns geringer ist, rückt ein Elektron aus einer benachbarten Schale nach. Das dabei freigesetzte Photon ist niederenergetisch.

> Hochenergetische Röntgenstrahlung durchdringt den Körper komplett und richtet weniger Schaden an als niederenergetische Strahlung, die im Körper verbleibt. Daher ist es für Anwendende von Röntgenstrahlung wichtig zu wissen, dass bei Aufnahmen z. B. während einer Durchleuchtung die diagnostische Strahlung weniger gefährlich ist als die Streustrahlung, die vom Patienten ausgeht. Darüber hinaus bieten reine Bleiwesten aufgrund der hohen Kernladungszahl einen besseren Schutz als die komfortableren, weil leichteren Mischmaterialien.

Da manche Materialien aus unterschiedlichen Atomen bestehen und damit unterschiedlichen Kernladungszahlen haben, wird die Kernladungszahl gemittelt. Die gemittelte effektive Ordnungszahl von biologischem Gewebe z. B. ist 7.

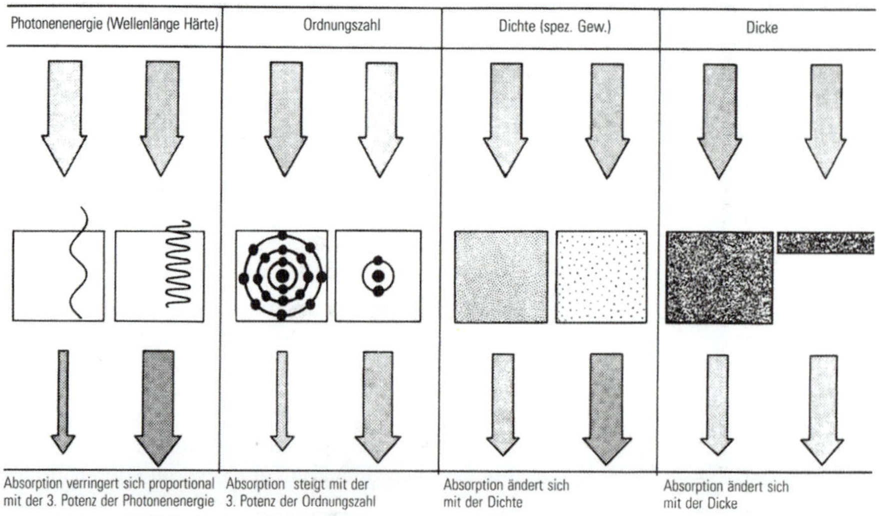

Abb. 3.1 Weich- und Hartstrahltechnik bei der Thoraxaufnahme [V492]

Dichte und Dicke

Zwei weitere Faktoren sind die **Dichte** und die **Dicke** des durchstrahlten Materials.
Die **Dichte** ρ ist definiert als der Quotient aus der Masse m eines Körpers und seinem Volumen v.

$$\rho = \frac{m}{v}$$

Die Masse ist abhängig von der Kernladungszahl der Atome und ihrem Abstand zueinander. Je enger Atome mit einer hohen Kernladungszahl beieinander liegen, desto stärker ist die Abschwächung (→ Tab. 3.2).
Die Schwächung der Röntgenstrahlung aufgrund der Photoabsorption folgt bestimmten Regeln:

- Die Schwächung ist umgekehrt proportional zur 3. Potenz der **Kernladungszahl.**
- Die Schwächung ist proportional zur 3. Potenz der **Röntgenstrahlenenergie.**
- Die Schwächung ist direkt proportional zur **Dichte und Dicke** des Gewebes.

Tab. 3.2 Photoabsorption und Dichte

Material	Effektive Kernladungszahl	Dichte
Luft	7,64	0,0012
Wasser	7	1
Weichgewebe	7,42	1
Fettgewebe	6,3	0,95
Knochen	9–12	1,92
Jod	53	4,93
Blei	92	11,35

Compton-Streuung

Trifft das Photon (Röntgenstrahlung) auf ein Elektron der äußeren Schale und löst dieses heraus, ändert das Photon seine Wellenlänge und wird energieärmer, da ein Teil der Energie für das Herauslösen des Elektrons der äußeren Schale verwendet wird. Das aus der äußeren Schale gelöste Elektron wird nicht wieder aufgefüllt. Nun gibt es zwei Möglichkeiten: Das Photon setzt seinen Weg ohne relevante Richtungsänderung fort oder

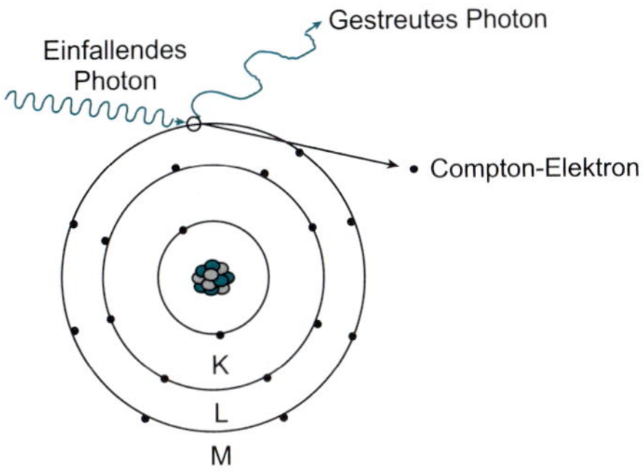

Abb. 3.2 Compton-Streuung [G1279/L231]

es bewegt sich zurück in Richtung Strahlenquelle. Dieser Effekt heißt **Compton-Streuung** (→ Abb. 3.2). Der Compton-Effekt oder die Compton-Streuung wurde nach Arthur Holly Compton benannt, der für diese Entdeckung 1927 den Nobelpreis für Physik erhielt.

> Es gibt 4 Faktoren, die die Strahlenintensität beeinflussen: die angelegte Die Compton-Streuung ist anders als die Photoabsorption unabhängig von der Kernladungszahl der Atome der durchstrahlten Materie.

In welchem Winkel die Compton-Streuung erfolgt, hängt von der einfallenden Energie ab. Ist die Röntgenstrahlung sehr energiereich, wird das getroffene Elektron aus der Schale gelöst und die Röntgenstrahlung setzt ihren Weg ohne große Ablenkung geradeaus weiter fort (0–90°). Ist die Röntgenstrahlung eher niederenergetisch, wird sie abgeschwächt und rückwärts zur Strahlenquelle abgegeben (< 90–180°).

Massenschwächungskoeffizient

Der Massenschwächungskoeffizient (μ/β = cm²/g) ist die Summe aus Photoabsorption und Compton-Streuung. Er ist gewebespezifisch und abhängig von der einfallenden Energie. Der Massenschwächungskoeffizient ist der Quotient aus dem Absorptionskoeffizienten (μ) und der Dichte (β) des jeweils durchstrahlten Materials. Er beschreibt (im Fall der Röntgendiagnostik) die Schwächung der Röntgenstrahlen in Abhängigkeit von ihrer Strahlenenergie und der Masse, die diese Strahlung durchdringt. Die Dimension ist Fläche/Masse und die verwendeten Einheiten sind cm^2 und g.
Hier ein praktisches Beispiel, warum es sinnvoll ist, die Prinzipien der Photoabsorption, der Compton-Streuung und den Massenschwächungskoeffizient zu kennen:
Ein Kind hat eine Münze verschluckt. Warum ist es sinnvoll, mit einem Röntgenbild danach zu suchen, und welche Röntgeneinstellungen sollten verwendet werden? Die Münze besteht aus Metall. Dieses Metall hat eine hohe Kernladungsgzahl, eine hohe Dichte und eine ausreichende Masse, alles Einflussfaktoren der Photoabsorption. Da die Strahlenenergie bei der Photoabsorption nur bedingt eine Rolle spielt, könnte man das Kind jetzt mit einer hoch- oder niederenergetischen Strahlung röntgen. Der Compten-Effekt besagt jedoch: Wenn man hochenergetische Strahlung verwendet und sie auf die Münze trifft, werden Elektronen aus der äußeren Schale gelöst, und das Photon setzt seinen Weg weiter fort, sie wird also nicht zurückgestreut. Das bedeutet weniger schädigende Strahlung für den Körper des Kindes.
Falls das Kind anstatt einer Münze einen Hühnerknochen verschluckt hat, ist auch dann eine Röntgenaufnahme sinnvoll? Nicht unbedingt. Die Kernladungszahl ist gering, die Dichte ist gering, und aufgrund der Leichtbauweise von Knochen ist auch die Masse gering, es wird also kaum Strahlung absorbiert. Die Photoabsorption spielt in diesem Fall also keine Rolle. Man könnte nun argumentieren: Wenn die Spannung erhöht wird, entsteht mehr Weichteilkontrast, und vielleicht wäre der Hühnerknochen damit sichtbar. Jetzt kommt ein zweites Phänomen hinzu: Bei höherer Spannung (> 100 kV) ist zwar die Wellenlänge kürzer, jedoch nimmt die Photoabsorption ab und die Compton Streuung ist in Knochen und Weichteilen nur wenig verschieden. Der Unterschied zwischen Weichteilen und Knochen wird damit geringer, die Knochen werden im Vergleich zu den Lungenstrukturen durchsichtiger.

Biologische Strahlenwirkung

Der menschliche Körper besteht zu einem sehr großen Teil aus Wasser. Will man die biologische Strahlenwirkung auf menschliches Gewebe verstehen, ist es folglich sinnvoll, die Strahlenwirkung auf Wasser zu betrachten.

Radiolyse von Wasser

Trifft Röntgenstrahlung auf Wassermoleküle, kommt es zur Radiolyse von Wasser (→ Abb. 3.3) und es werden freie Radikale gebildet. Dies geschieht durch die Ionisation eines Wassermoleküls, bei dem ein Elektron entfernt wird. Es entsteht ein sehr reaktives H_2O^{+O}.

$$H_2O \rightarrow H_2O^+ + aq^-$$

Es kann auch passieren, dass ein H-Atom abgespalten wird. Zurück bleibt ein OH^--Radikal.

$$H_2O \rightarrow H^0 + OH^-$$

Durch die Prozesse Ionisation und Spaltung des Wassers kommt es zur Bildung von OH^--Radikalen, welche chemisch sehr reaktiv sind und in gegenseitiger Rekombination zu Wasserstoffperoxid (H_2O_2) und molekularem Wasserstoff (H_2) reagieren. Diese Stoffe können mit Proteinen oder DNA zu Schädigungen der Zellen oder zum Zelltod führen.

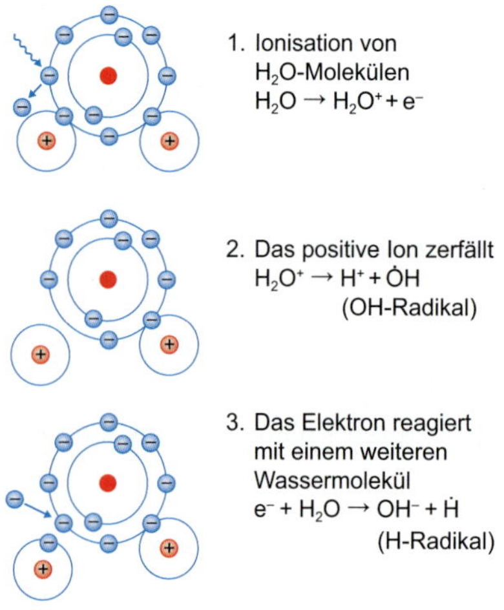

Abb. 3.3 Radiolyse von Wasser [V492/L231]

Wirkung auf biologisches Gewebe

Die Wirkung ionisierender Strahlung auf biologisches Gewebe ist u. a. abhängig von der Art der Strahlung (Röntgenstrahlung oder Gammastrahlung etc.), dem Gewebetyp, der Dosis, der Teilungsfähigkeit und den DNA-Reparaturmechanismen der Zelle. Insbesondere der Zellkern, der einen hohen DNA-Gehalt besitzt und in dem das Erbgut kopiert und repariert wird, weist eine hohe Strahlensensibilität auf.

DNA

Das Erbgut (DNA) besteht aus einem Doppelstrang von Basenpaaren, die sich gegenüberliegen und eine schraubenförmige Doppelhelix bilden. Wird die DNA durch freie Radikale geschädigt, kann der Erbgutstrang brechen. Es kann zu Einzel- oder Doppelstrangbrüchen kommen (→ Abb. 3.4). Es kann auch passieren, dass es innerhalb der Helix zu einer Veränderung der Basen (Bausteine der DNA) kommt. Einzelstrangbrüche können durch das Reparationssystem der Zelle oft behoben werden. Doppelstrangbrüche können häufig nur teilweise oder fehlerhaft repariert werden. Fehler der DNA führen zu Veränderungen der kodierten Proteine (Mutation).
Eine fehlende Reparaturmöglichkeit der DNA und der Verlust der Teilungsfähigkeit der Zelle in einem Gewebe mit hoher Zellproliferationsrate führen zwangsläufig zu einem Gewebsuntergang.

Strahlenempfindlichkeit von biologischem Gewebe

Organe oder Gewebesysteme mit einer großen Stammzellfraktion und Zellen mit hoher Proliferationsrate bei einer geringen Lebensdauer sind sehr strahlenempfindlich.

Wirkung auf unterschiedliches Gewebe und Stammzellen

Die Strahlungsschädigung führt nicht zum sofortigen Zelltod, sondern nimmt Einfluss auf die Teilungsfähigkeit und Reparationsmechanismen der Zellen. Bei Gewebe mit einer hohen Proliferationsrate befinden sich zeitgleich viele Zellen im Teilungsstadium (Zellzyklus). Innerhalb dieses Zellzyklus gibt es Phasen, in denen die DNA sehr sensitiv auf Strahlung reagiert.
Organe oder Gewebesysteme mit einer großen Stammzellfraktion sind z. B. das Knochenmark und die Ovarien. Zellen mit einer geringen Lebensdauer sind Organsysteme, die rasch ihre Zellen erneuern, wie z. B. das Darmepithel. Zellen mit einer hohen Teilungsrate sind die Zellen des wachsenden Embryos oder Tumorzellen.

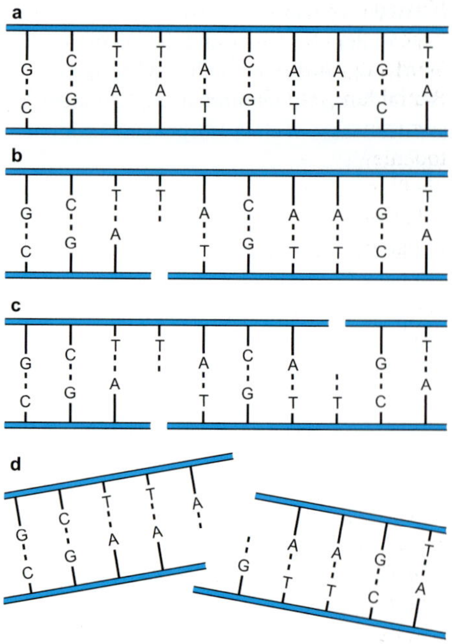

Abb. 3.4 Einzel- und Doppelstrangbrüche der DNA [V492]
a) Zweidimensionale Darstellung der DNA. Komplementäre Anordnung der Basenpaare Adenin-Thymin (A-T) bzw. Guanin-Cytosin (G-C) als Träger des genetischen Codes
b) Ein Einzelstrangbruch ist von geringer Bedeutung, weil er anhand der Schablone des gegenüberliegenden Stranges rasch repariert wird (enzymatische Verknüpfung).
c) Brüche in beiden Strängen äußern sich als unabhängige Einzelstrangbrüche, wenn sie „weit" voneinander entfernt sind.
d) Doppelstrangbruch durch benachbarte Einzelstrangbrüche

Für den **Embryo** gilt dies insbesondere, da er in den ersten Tagen besonders strahlenempfindlich zu sein scheint. Die Zellteilungsrate ist in der Blastogenese besonders hoch; hinzu kommt, dass die Zellen selbst noch nicht differenziert sind. Hier besteht bei einer Schädigung der DNA durch Röntgenstrahlen eine Abtötungswahrscheinlichkeit der Zellen.

Eine Frau, die eine frühe Schwangerschaft nicht ausschließen kann, sollte die Untersuchung verschieben, oder es sollte geprüft werden, ob es eine andere, strahlenfreie Möglichkeit der Untersuchung gibt. Ein Schwangerschaftstest bietet in den ersten Tagen (vor Implantation der Eizelle) keine 100 %-ige Sicherheit. Aufgrund einer fehlende Datenlage wird auch von einer MRT-Untersuchung in diesem Zeitraum abgeraten.

Aufgrund der hohen Zellabschilferung sind die Zellen innerhalb des **Magen-Darm-Trakts** sehr kurzlebig und weisen eine hohe Zellproliferation auf. Im Falle einer Schädigung der Darmschleimhaut kann es in der Folge zu starken Durchfällen und/oder Schleimhautblutungen kommen. Bei starkem

Flüssigkeitsverlust über den Darm kann ein hypovolämischer Schock die Folge sein.
Wird aufgrund einer Strahlenschädigung die Blutbildung im **Knochenmark** gestört, kann es zu einer Agranulozytose und Thrombozytopenie kommen. Die Infektanfälligkeit und die Blutungsneigung steigen.
(Manche) **Tumorzellen** besitzen schlechte Reparaturmechanismen für DNA-Schäden und eine gesteigerte Teilungsrate, was sie besonders strahlenempfindlich macht. Diesen Umstand macht sich man sich bei der Strahlentherapie von Tumoren zunutze.

Strahlenkrankheit

Die Strahlenkrankheit ist eine mögliche Folge nach einer Ganzkörperbestrahlung mit einer hohen Dosis an ionisierender Strahlung (Röntgen- oder Gammastrahlung). Die Überlebenswahrscheinlichkeit hängt von den Dosiswerten ab.

Die Einheit Sievert

Das Sievert ist die SI-Einheit der auf den Körper bezogenen Röntgendosis (Äquivalenzdosis). Sie dient im Strahlenschutz der Abschätzung und Quantifizierung möglicher Strahlenschäden nach einer Exposition mit ionisierender Strahlung (Röntgen- und Gammastrahlung).

> Die Maßeinheit Sv (Sievert) ist definiert als Joule/kg.

Symptome und Phasen der Strahlenkrankheit

Dosiswerte von 1–2 Sv führen zu einer leichten Strahlenkrankheit. Es kommt zu Übelkeit, Erbrechen, Appetitlosigkeit und rascher Ermüdung. Zudem erhöht sich das Infektionsrisiko.
Dosiswerte von 2–3 Sv führen zu den o. g. frühen Symptomen. Nach einer Erholungsphase von 1–2 Wochen kann es zu Haarausfall, Agranulozytose und gesteigerter Infektanfälligkeit kommen (hämatopoetische Phase).
Bei Dosiswerten von > 3 Sv kommt es nach den frühen Symptomen und einer Erholungsphase zusätzlich zu starken Durchfällen und starken Schleimhautblutungen (intestinale Phase). Eine Ganzkörperbestrahlung von 3 Sv hat bereits eine 50 %-ige Letalität zur Folge.
Bei einer Ganzkörperbestrahlung von > 4 Sv spricht man von einer schwersten Strahlenkrankheit, welche ohne medizinische Behandlung zu 100 % zum Tod führt.
Hohe Dosen von > 10 Sv Ganzkörperbestrahlung sind mit dem Leben nicht vereinbar. Der Tod trifft wenige Tage bis wenige Wochen später ein.

Zusammenfassung

- Die wichtigsten physikalischen Effekte der Strahlenschwächung in der medizinischen Röntgendiagnostik sind die Photoabsorption und die Compton-Streuung. Beides zusammen wird mit dem Massenschwächungskoeffizient ausgedrückt.
- Bei höherer Spannung (> 100 kV) nimmt die Photoabsorption ab und die Compton-Streuung zu. Die Compton-Streuung ist in Knochen und Weichteilen nur wenig verschieden. Der Unterschied zwischen Weichteilen und Knochen wird damit geringer und das Röntgenbild verliert an Kontrast. Daher der Spruch „kV macht grau".
- Strahlenschäden von biologischem Gewebe entstehen durch freie Radikale, die aus der Radiolyse von Wasser hervorgehen.
- Organe oder Gewebesysteme mit einer großen Stammzellfraktion und Zellen mit hoher Proliferationsrate bei einer geringen Lebensdauer sind strahlenempfindlicher.
- Von der Strahlenkrankheit spricht man ab einer Ganzköperbestrahlung von 1 Sv. Die Letalität steigt mit der Dosis.

4 Strahlenschäden

Strahlung ist unsichtbar, geräusch- und geschmacklos. Sie dringt in den Körper ein, ohne dass dies spürbar ist. Sie wirkt auf atomarer Ebene, weshalb ihre Gefährlichkeit häufig unterschätzt wird.

Strahlenbelastung

Die Strahlenbelastung wird in Sievert angegeben. Sievert bezeichnet die Einheit der Strahlendosis.
Sv (Sievert) = Joule (Energie)/kg (Masse)

Die natürliche durchschnittliche Strahlenbelastung in Deutschland beträgt im Schnitt 2,1 Millisievert (mSv) pro Jahr. Ein Transatlantikflug entspricht der Strahlenbelastung einer Röntgenthoraxaufnahme (0,1 mSv). 20 gerauchte Zigaretten pro Tag bedeuten eine zusätzliche Strahlendosis von 8,8 mSv pro Jahr, was ungefähr einer CT-Untersuchung (8–10 mSv) gleicht.
Nach den Atombombenangriffen in Hiroshima und Nagasaki beschäftigten sich zahlreiche Studien mit den Auswirkungen von ionisierender Strahlung. Man fand heraus, dass es eine lineare Abhängigkeit zwischen dem Krebsrisiko und der Strahlendosis der Überlebenden gab. Diese Studien betrachteten allerdings den Hochdosisbereich (radioaktive Strahlenbelastung). Die medizinische Diagnostik bewegt sich jedoch im Niedrigdosisbereich, und daher lassen sich hier nur Wahrscheinlichkeiten von möglichen Strahlenschäden angeben. Eine gesetzmäßige Risikoabschätzung kann nicht getroffen werden. Das bringt Mediziner in das Dilemma, den Patienten im Niedrigdosisbereich keine validen Auskünfte geben zu können. Doch dass Strahlung auch niedrig dosiert ein potenzielles Risiko birgt, ist unbestritten.
Im Strahlenschutz, wie er heute praktiziert wird, wird zum Schutz des Patienten von einer linearen Beziehung zwischen Strahlenexposition und Krebsrisiko ausgegangen, und zwar ohne Angabe einer Schwellendosis („linear no-threshold“, LNT). Ein wahrscheinlich überschätztes Risiko ist mit einkalkuliert, da der Körper über zahlreiche Reparaturmaßnahmen der Zellen verfügt, welche höchstwahrscheinlich im Niedrigdosisbereich zum Tragen kommen.

Arten von Strahlenschäden

Es werden 3 unterschiedliche Arten von Strahlenschädigungen unterschieden:
1. Deterministische Strahlenschäden, die im Hochdosisbereich (radioaktive Strahlenschäden) eine Rolle spielt und aus welcher eine Strahlenerkrankung resultiert.
2. Stochastische Strahlenschäden können Auftreten, müssen es jedoch nicht, sie spielen im Niedrigdosisbereich eine Rolle, zu dem die diagnostische Anwendung von Röntgenstrahlung gehört.
3. Teratogene Strahlenschäden kommen nur beim ungeborenen Leben vor.

Deterministische Strahlenschäden

Deterministische Strahlenschäden sind Schäden, die regelmäßig beobachtet werden können, wenn ein Körper oder ein bestimmtes Gewebe einer Strahlung ausgesetzt wurde, die den Schwellenwert von 500 mSv überschreitet. Zu den deterministischen Strahlenschäden werden u. a. die akute Strahlenkrankheit, lokale Ödeme, Erytheme, Haarausfall, Fibrosen und Nekrosen, eine Leukopenie, Teleangiektasien, Sterilität und Schädigung der Darmschleimhaut gezählt. Die Latenzzeit beträgt lediglich Stunden bis Wochen (→ Tab. 4.1).

Tab. 4.1 Arten von Strahlenschäden

Eigenschaft	Deterministische Schäden	Stochastische Schäden
Schwellendosis	500 mSv	Keine
Dosiswirkungskurve	Sigmoide Dosiswirkungskurve (s. → Abb. 4.1)	Linear No-Threshold-Kurve (LNT)
Symptome	Akute Strahlenkrankheit, Ödeme, Erytheme, Haarverlust, Teleangiektasien, Fibrose, Nekrose, Leukopenie, Schädigung der Darmschleimhaut, Katarakt, Sterilität	Leukämien, Karzinom
Latenzzeit	Stunden bis Wochen	Jahre bis Jahrzehnte

Stochastische Strahlenschäden

Stochastische Strahlenschäden unterliegen einer Wahrscheinlichkeitsrechnung, d. h., sie können auftreten, müssen es jedoch nicht. Hierfür gibt es keinen Schwellenwert. Je intensiver die Strahlung, desto höher das Risiko, so lautet die LNT-Hypothese. Falls stochastische Strahlenschäden auftreten, tun sie es mit einer langen Latenz von mehreren Jahren oder Jahrzehnten. Zu den stochastischen Strahlenschäden zählen Karzinome und Leukämien.

Eine Zusammenfassung und Gegenüberstellung der deterministischen und stochastischen Strahlenschäden geben → Tab. 4.1 und → Abb. 4.1.

Teratogene Strahlenschäden

Teratogene Strahlenschäden beschreiben Schädigungen, die aufgrund einer Strahlenexposition des ungeborenen Lebens in der Organbildungsphase (10 Tage bis 10 Wochen) entstehen. Hierfür wird eine Schwellendosis von 100 mSv angenommen.

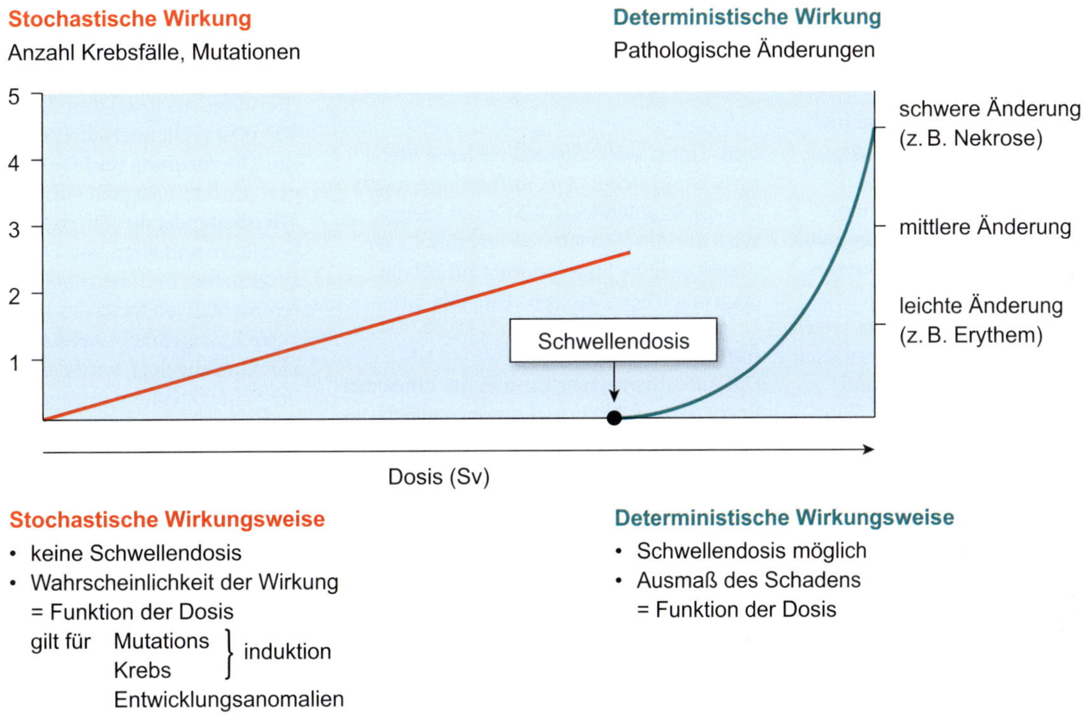

Abb. 4.1 Stochastische und deterministische Strahlenschäden im Vergleich [V492/L231]

Zusammenfassung

- Strahlung ist unsichtbar, geräusch- und geschmacklos und dringt in den Körper ein, ohne dass dies spürbar ist.
- Deterministischen Strahlenschäden werden regelmäßig bei einer Schwellendosis von > 500 mSV beobachtet.
- Stochastische Strahlenschäden können auftreten, müssen es jedoch nicht. Ein Dosisgrenzwert ist nicht definiert.
- Teratogene Strahlenschäden treten bei Ungeborenen in der Organbildungsphase auf (10 Tage bis 10 Wochen). Die Schwellendosis liegt bei 100 mSV.

„Ein Gramm Hirn ersetzt mehr als eine Tonne Blei". (Felix Wachsmann, deutscher Röntgenphysiker, 1904–1995)

Strahlenschutz für Patienten

Vor jeder Untersuchung mit Röntgenstrahlen sollte der diagnostische oder therapeutische Nutzen gegen die möglicherweise auftretende Schädigung der Patienten abgewogen werden. Ferner muss geklärt werden, ob alternative, strahlenfreie Verfahren mit vergleichbarer diagnostischer Aussagekraft verfügbar sind.
Sollte die Indikation für die Röntgenaufnahme gestellt sein, gilt das **ALARA-Prinzip:** „as low as reasonably achievable". Bei Röntgenaufnahmen geht es nicht darum, das klarste und schönste Bild zu bekommen, sondern bloß gerade die Qualität zu erreichen, die zur Diagnosefindung dienlich ist. Die rechtfertigende Indikation ist von Ärzten zu stellen, die im Strahlenschutz unterwiesen wurden und die erforderliche Fachkunde besitzen.

Die **3 A's im Strahlenschutz** – Abstand, Aufenthaltsdauer und Abschirmung – gelten auch für den Patienten.

Abstand

Röntgenstrahler dürfen nicht zu nah an die Patienten gebracht werden, da es im Nachbereich der Haut zu einer Zunahme der Strahlenbelastung kommen kann.

Die Strahlendosis nimmt mit Zunahme des Abstands zur Strahlenquelle pro Meter zum Quadrat ab. Im klinischen Alltag betrachtet, bedeutet dies, dass Untersuchende, welche sich in 1 m Abstand von der Strahlenquelle befinden – beispielsweise während einer Durchleuchtung –, einer gewissen Menge Strahlung und Streustrahlung ausgesetzt

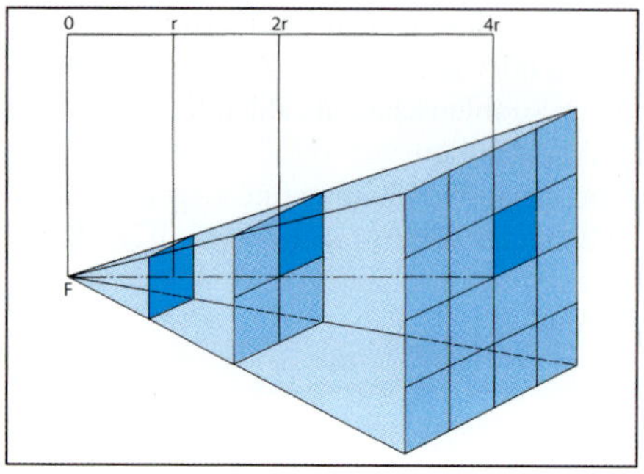

Abb. 5.1 Abstandquadratgesetz [S008–2]

sind. Treten sie jetzt einen weiteren Meter zurück und stehen 2 m entfernt, verringert sich die Strahlendosis auf 1/4 der Menge. Wird der Abstand auf 3 m vergrößert, verringert sich die Strahlendosis auf 1/9 der ursprünglichen Dosis etc. (→ Abb. 5.1).

Aufenthaltsdauer

Die Aufenthaltsdauer kann in der klinischen Praxis mit der Untersuchungszeit gleichgesetzt werden. Die Untersuchungszeit sollte immer so kurz wie möglich gehalten werden. Das heißt, unnötige Röntgenaufnahmen sollten vermieden werden. Für Durchleuchtungsuntersuchungen gilt: Ein Navigieren unter Durchleuchtung ist obsolet.

Abschirmung

Patienten sollten strahlenempfindliche Organe wie Schilddrüse und Gonaden während der Untersuchung mit spezieller Schutzkleidung bedecken. Die gilt genauso für Röntgenpersonal, das sich während der Untersuchung im Raum befindet: Es sollte ebenfalls Bleischutzkleidung tragen.

Strahlenschutz für das Personal

Zum Schutz der Personen, die in Berufen mit Strahlenexposition arbeiten, wurden Dosisgrenzwerte bestimmt.

Das Maß für die Strahlenexposition ist die **effektive Dosis.** Sie berücksichtigt die Wirksamkeit unterschiedlicher Strahlung (z. B. Röntgen- oder Gammastrahlung) und die unterschiedliche Empfindlichkeit einzelner Organe gegenüber der Strahlung. Die Einheit der effektiven Dosis ist Sievert (Sv).
Für beruflich strahlenexponierte Personen darf die effektive Dosis den **Grenzwert** von 20 mSv im Kalenderjahr nicht überschreiten (StrlschG §78 (1)). Die Summe der in allen Kalenderjahren ermittelten effektiven Dosis beruflich strahlenexponierter Personen (Berufslebensdosis) darf den Grenzwert von 400 mSv nicht überschreiten (StrlSchG §77).
Zur Überprüfung und Einhaltung der gesetzlich festgelegten Grenzwerte werden Mitarbeitende, die sich in Strahlenschutzbereichen aufhalten, mit Dosimetern ausgestattet. Dosimeter sollten an einer repräsentativen Stelle des Körpers (Brustbereich) angebracht werden. Wird Schutzkleidung angelegt, wird das Dosimeter unter der Schutzkleidung getragen.
Da im Rahmen der interventionellen Radiologie oder Kardiologie die Hände besonderer Strahlenbelastung ausgesetzt werden, gibt es hierfür gesonderte Dosimeter in Ringform, die am Finger getragen werden und die Organäquivalenzdosis der Haut ermitteln (→ Abb. 5.2). Der Grenzwert der Organäquivalenzdosis für die Haut beträgt 500 mSv im Kalenderjahr (StrlSchG §78 (2)).

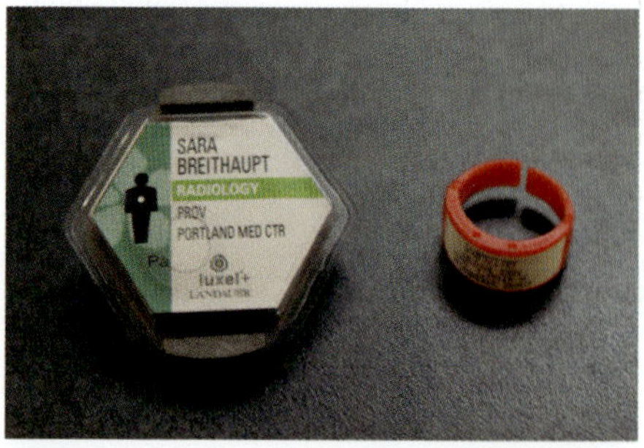

Abb. 5.2 Personendosimeter und Ringdosimeter [E1347]

Baulicher Strahlenschutz

Baulicher Strahlenschutz dient dazu, die Bereiche mit potenzieller Strahlenenergie zu kennzeichnen, Personal und „Besuchende“ wie Begleit- oder Aufsichtspersonen vor Strahlung zu schützen. Dafür werden die Räumlichkeiten der Radiologie- und Strahlentherapie in verschiedene Bereiche eingeteilt (→ Abb. 5.3).

Sperrbereiche sind in der Medizin nur die Behandlungsräume der Strahlentherapie, da hier mit hohen Strahlendosen gearbeitet wird. In der Radiologie oder Zahnheilkunde gibt es nur Überwachungs- und Kontrollbereiche.

Der **Kontrollbereich** ist der Bereich, in dem Röntgengeräte betrieben werden. Ist dies gerade der Fall, muss das von außen erkennbar sein, dies geschieht i. d. R. durch ein Lichtsignal oder Hinweisschild. Der Kontrollbereich muss zusätzlich mit dem Strahlenzeichen und dem Hinweis „Kontrollbereich“ markiert werden.

Überwachungsbereich beschreibt den baulichen Teil, der daran angrenzt. Hier finden keine radiologischen Untersuchungen statt, dennoch kann es zu einer minimalen Strahlenexposition bzw. messbaren Strahlung kommen.

Der Zutritt in die Sperr-, Kontroll- und Überwachungsbereiche ist eingeschränkt.

Apparativer Strahlenschutz

Um die Röntgenröhre befindet sich ein Gehäuse, das einen Großteil der Strahlung abschirmt (→ Abb. 2.1), dennoch gibt es einen Rest an austretender Strahlenenergie (Durchlassstrahlung). Dieser sollte bei zugelassener Bauart des Röntgengeräts und fachgerechter Behandlung und Bedienung in einem Abstand von 1 m deutlich unter 1 mSv/h liegen. Für Mitarbeitende (MTRs eines Röntgeninstituts), die täglich eine hohe Anzahl von Röntgenbildern erstellen, ist die Durchlassstrahlung auf die Berufslebenszeit eine nicht zu vernachlässigende Größe und sollte daher durch Einhaltung möglichst großer Abstände vermieden werden. Da es manchmal nicht möglich ist, den Kontrollbereich zu verlassen (Röntgen auf der Intensivstation, Katheteruntersuchungen etc.), sollte der Abstand zur Röntgenröhre so groß sein, wie die Praktikabilität oder die Bauweise es zulassen.

Am Austrittsfenster der Röntgenröhre befinden sich zusätzlich Blei- und Kupferfilter. Sie dienen dazu, die Röntgenstrahlung aufzuhärten, d. h., die niederenergetische Strahlung, die für den Patienten gefährlich ist, wird zu einem Teil herausgefiltert. Hindurch tritt nur die energiereiche Strahlung, die das zu untersuchende Gewebe durchdringt und zur Bildgebung beiträgt.

Moderne Detektorsysteme sind sehr empfindlich und benötigen für eine gute Bildgebung nur eine geringe Strahlendosis. Zur Dosisbemessung besitzen heute alle modernen CT und Durchleuchtungsanlagen eine automatische Dosisregulation, die sich dem zu durchstrahlenden Volumen anpasst.

Fest installierte Dauerschutzeinrichtungen wie Bleiacrylfenster, Unterkörperschutz am Rand der Durchleuchtungstische sowie Übertischblenden sind weitere Möglichkeiten, die untersuchende Person vor Streustrahlung zu schützen.

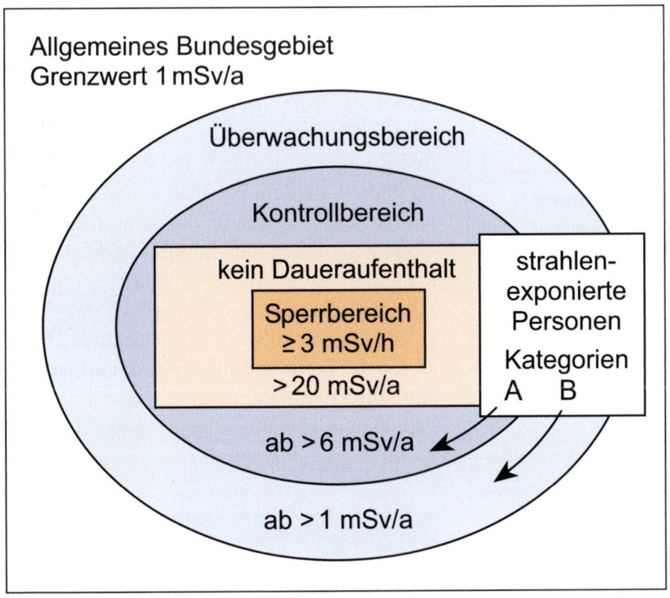

Abb. 5.3 Strahlenschutzbereiche mit den Dosishöchstwerten [L143]

Zusammenfassung

- **ALARA-Prinzip:** „as low as reasonably achievable“
- **3 A's im Strahlenschutz** – Abstand, Aufenthaltsdauer und Abschirmung
- Personal, Begleitpersonen (Kinderradiologie) und Patienten sollten Schutzkleidung anlegen.
- Die effektive Dosis ist das Maß für die Strahlenexposition und wird bei strahlenexponiertem Personal anhand von Dosimetern ermittelt.

Neben der wohl bekanntesten extraoralen zahnärztlichen Röntgenaufnahme, dem Orthopantomogramm (OPT) (→ Kap. 8), sind intraorale Einzel- oder Reihenzahnaufnahmen essenzieller Bestandteil der täglichen zahnärztlichen radiologischen Diagnostik. Zu den intraoralen zahnärztlichen Röntgenaufnahmen zählen **Bite-Wing-Aufnahmen, Zahnfilmaufnahmen** sowie **Aufbissaufnahmen** (Syn. Okklusalaufnahmen). In ihrer Häufigkeit stellen Bite-Wing-Aufnahmen sicherlich den weitaus größten Anteil dar, gefolgt von Zahnfilmen. Bite-Wing-Aufnahmen und Zahnfilmaufnahmen bilden radiologisch die gleiche zweidimensionale Ebene ab und können durch Aufbissaufnahmen zur Darstellung der dritten Ebene ergänzt werden. Die Aufbissaufnahme rückt jedoch mit zunehmender Anwendung der digitalen Volumentomografie (DVT) immer mehr in den Hintergrund, vor allem im Rahmen der Diagnostik von Zahnverlagerungen, Speichelsteinen oder Fremdkörpern. Trotzdem ist das Wissen über Indikation und praktische Durchführung dieser Aufnahmetechnik nach wie vor obligat.

Bite-Wing-Aufnahme

Hauptindikation der Bite-Wing-Aufnahme (Bissflügelaufnahme) ist die Kariesdiagnostik. Trotz stetig sinkender Prävalenz von Karies stellt diese Aufnahmetechnik ein wertvolles Diagnostikum vor allem in klinisch schlecht einsehbaren Zahnarealen dar. Vor allem zur Früherkennung von **Approximalkaries** und zur Beurteilung von Kronen- oder Füllungsrändern sind Bite-Wing-Aufnahmen gut geeignet. Zur suffizienten radiologischen Beurteilung einer Okklusalkaries bedarf es jedoch eines weit fortgeschrittenen Stadiums der Erkrankung. Die Darstellung bukkaler, lingualer sowie palatinaler kariöser Läsionen ist hingegen mittels radiologischer Diagnostik kaum möglich. Dies liegt daran, dass Defekte innerhalb von Zahnhartsubstanzen – welche durch dicke Schichten gesunder Zahnhartsubstanz überlagert werden – nicht **radioluzent** erscheinen. Auch Defekte der Zahnhartsubstanz, die nicht tangential vom Zentralstrahl der Röntgenröhre erfasst werden, erscheinen nicht radioluzent. Dies ist z. B. bei Defekten im Zahnhalsbereich relevant (sog. Klasse-V-Defekte).
Die Positionierung der Bite-Wing-Aufnahme sollte so erfolgen, dass Zahnhartsubstanzen vom distalen Ende des Eckzahns bis einschließlich des 2. Molaren (ggf. inklusive 3. Molar) vollständig und überlagerungsfrei abgebildet werden (→ Abb. 6.1). Der Hauptunterschied zur Zahnfilmaufnahme liegt im weiter koronal gelegenen Bildausschnitt sowie in der Darstellung von Ober- und Unterkieferzahnkronen in einer Aufnahme. Durch einen Winkel des Zentralstrahls von ca. 5–7 Grad (°) zur Horizontalebene liegt er senkrecht zur Filmebene. Der Aufbiss der Bite-Wing-Halterung sollte nicht dicker als 0,1 mm sein, um die Okklusion nicht manifest zu beeinflussen. Für Erwachsene und Kinder gibt es Filme in unterschiedlichen Größen. Die Standardfilmgröße für Erwachsene liegt bei etwa 2,5 × 5,5 cm und die für Kinder bei etwa 2 × 3 cm. Um die gesamte Prämolaren- und Molarenregion eines Patienten abzubilden, sind gewöhnlich 4 Bite-Wing-Aufnahmen notwendig.

Indikation der Bite-Wing-Aufnahme
- Diagnostik von Approximalkaries
- Diagnostik insuffizienter Kronen- oder Füllungsränder
- Diagnostik approximaler Konkremente (z. B. Zahnstein)
- Diagnostik von Frühkontakten oder eines gestörten Verhältnisses von Antagonisten
- Diagnostik des knöchernen horizontalen Knochenverlusts

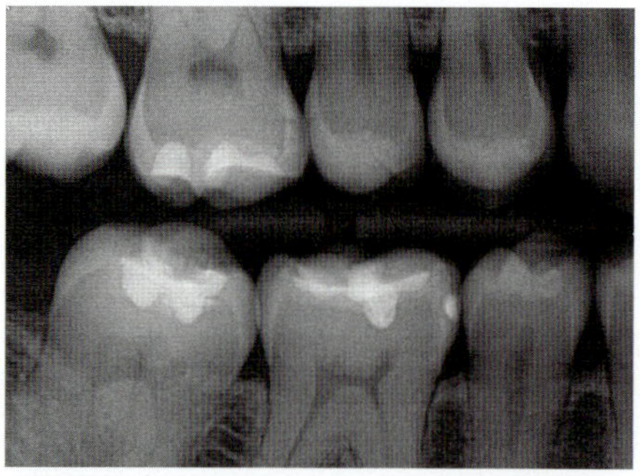

Abb. 6.1 Bite-Wing-Aufnahme des rechten Ober- und Unterkiefers der Zähne 13–17 sowie 44–47. Erkennbar sind Kompositfüllungen an den Zähnen 16, 46 und 47 [T1077]

Zahnfilmaufnahme

Zur **Darstellung apikaler und periodontaler Strukturen** kommen Zahnfilme zur Anwendung (→ Abb. 6.2). Die beste Auflösung (ca. 20 Linienpaare/mm) wird dort erzielt, wo der Zentralstrahl auf Gewebe trifft. Zur Beurteilung der apikalen Region sollte der Zentralstrahl daher auf die Wurzelspitze ausgerichtet werden, wohingegen periodontale Strukturen am besten beurteilt werden können, wenn der Zentralstrahl den Alveolarkamm trifft. Klinisch ist diese detaillierte Ausrichtung des Zentralstrahls sicherlich nicht immer möglich. Vereinfacht sollte daher der Zahnfilm den kompletten Einzelzahn in voller Größe darstellen.
Zur Optimierung der Aufnahmequalität und der regelrechten Darstellung dentaler Strukturen kann eine Filmhalterung in **Rechtwinkeltechnik** erfolgen. Durch diese Halterung treffen Zentralstrahl und Film rechtwinklig aufeinander, wobei der Film parallel zur Zahnebene verläuft. Durch diese Standardisierung der Aufnahmetechnik kann eine „willkürliche“ Positionierung von Film und Röntgenröhre durch den Untersucher vermieden werden. Ebenfalls soll es zu einer vollständigen Abbildung des darzustellenden Gewebes auf dem Film kommen. Die manuelle Filmhalterung durch den Patienten mittels Finger ist ebenfalls möglich, jedoch ungenauer und fehleranfällig. Es kann leicht zur Dislokation des Films kommen, was mit erneuten Aufnahmen und kumulativer Exposition des Patienten mit Strahlendosis einhergeht.

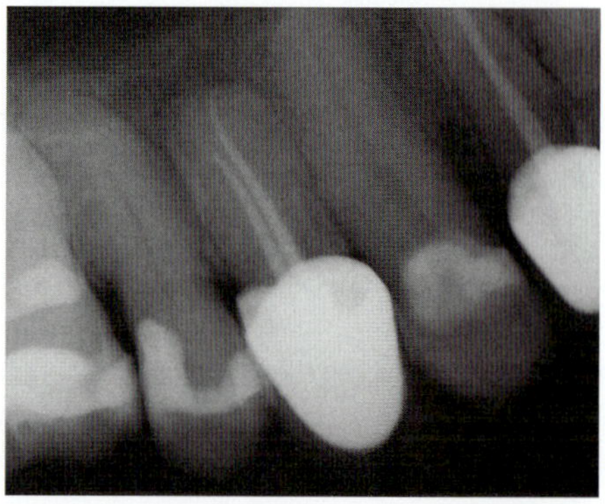

Abb. 6.2 Zahnfilmaufnahme von Zahn 14. Deutlich zu erkennen sind die beiden Wurzelfüllungen beider Kanäle des Zahns 14. Im apikalen Bereich erkennt man eine annähernd kreisrunde Radioluzenz als Zeichen einer chronischen apikalen Parodontitis. [T1077]

Gerade bei Zahnfilmen ist die **korrekte horizontale und vertikale Positionierung** der Röntgenröhre elementar. Im Seitenzahnbereich sollte die horizontale Angulation der Röntgenröhre orthoradial eingestellt werden, um mesial und distal exzentrische Aufnahmen zu vermeiden. Durch eine fehlerhafte vertikale Positionierung kann es ebenfalls zu starken Überlagerungen periodontaler Strukturen kommen, insbesondere durch Zahnwurzeln und Restaurationen. Im Oberkiefer wird so vor allem das Jochbein ungewollt über die Wurzelspitzen projiziert. Die Beurteilung der Apikalregion kann so erschwert oder sogar unmöglich sein. Das Andrücken des Films gegen die Zahnreihe ist unbedingt zu vermeiden. Im Oberkiefer sollte der Film daher in der Mitte des Gaumens und im Unterkiefer im Bereich des Mundbodens zum Liegen kommen.

Indikation der Zahnfilmaufnahme

- Diagnostik apikaler Pathologien (z. B. chronisch apikaler Parodontitis)
- Diagnostik periodontaler Pathologien (z. B. Odontom, Zementom)
- Diagnostik parodontaler Erkrankungen (z. B. generalisierte Parodontitis)
- Diagnostik endodontischer Erkrankungen (z. B. Dens invaginatus)
- Kontrolle endodontischer Therapien (z. B. Messaufnahmen, Perforation)
- Diagnostik traumatischer Zahnverletzungen (z. B. Wurzelfraktur)

Aufbissaufnahme

Aufbissaufnahmen kommen überwiegend intraoral zur Anwendung, können in Ausnahmefällen jedoch auch extraoral angefertigt werden (→ Abb. 6.3). Sie erlauben die Erweiterung der zweidimensionalen Bite-Wing- und Zahnfilmaufnahmen sowie des OPT um eine weitere diagnostische Ebene. Hierdurch können der Unterkiefer in der Axialebene und der Oberkiefer in der modifizierten Axialebene dargestellt werden. Die Darstellung der Axialebene wird vor allem zur Lokalisation impaktierter Zähne des Ober- und Unterkiefers angewandt (z. B. impaktierte und verlagerte Eckzähne und Prämolaren). Auch die Darstellung von Frakturen, Speichelsteinen oder Tumoren (z. B. odontogene Tumoren) kann möglich sein. Für alle genannten Indikationen rückt jedoch zunehmend die DVT in den Fokus klinischen Interesses.

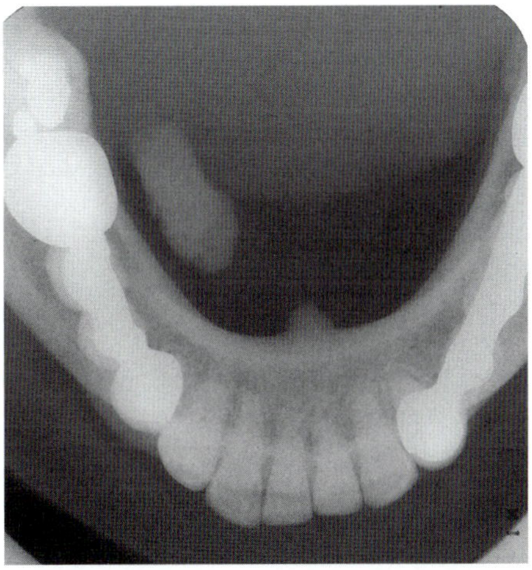

Abb. 6.3 Unterkieferaufbissaufnahme mit Projektion eines radiopaken Konkrements im rechten Mundboden im Verlauf des Ductus Wharton, passend zu einem Speichelstein der Gl. submandibularis [P1252]

Für die korrekte Durchführung dieser Aufnahmetechnik ist eine strikt axiale Projektion obligat. Andernfalls kommt es zu Überlagerungen mit den langen Zahnwurzeln. Die angewendeten – auf die Okklusalflächen von Ober- und Unterkiefer aufgelegten – Filme haben gewöhnlich Maße von 4 × 5 oder 5 × 7 cm.

Indikation der Aufbissaufnahme

- Diagnostik verlagerter Zähne
- Diagnostik von Fremdkörpern
- Diagnostik von Speichelsteinen
- Diagnostik von Frakturen

Zusammenfassung

- Intraorale Röntgenaufnahmen sind integraler Bestandteil der zahnärztlichen Behandlung. Die wichtigsten Aufnahmen sind hierbei Bite-Wing-Aufnahmen, Zahnfilme sowie Aufbissaufnahmen.
- Entscheidend für die korrekte Befundung intraoraler Aufnahmen ist die Anpassung der Aufnahmemodalität an die klinische Verdachtsdiagnose (z. B. Bite-Wing zur Kariesdiagnostik, Zahnfilm zur apikalen Diagnostik und Aufbissaufnahme zur Diagnostik verlagerter Zähne).
- Die höchste Bildqualität wird in dem Gewebe erreicht, wo der Zentralstrahl auftrifft.
- Die horizontale und vertikale Position der Röntgenröhre ist endscheidend, um auswertbare Röntgenaufnahmen zu erzeugen.

Bei den im Folgenden dargestellten Schädelaufnahmen handelt es sich gemäß Fachkunderichtlinie der Bundesrepublik Deutschland vom 1.3.2006 um diagnostisch weiterführende Aufnahmen, deren Fachkunde (im Gegensatz zu OPT, Zahnfilm, Aufbissaufnahme) nicht mit zahnmedizinischem Studienabschluss erworben wird. Sie haben jedoch ihren diagnostischen Mehrwert in Kieferorthopädie, Oral- und MKG-Chirurgie und können durch entsprechende Fachkundekurse und zusätzlich nachgewiesene Sachkunde als weiterführendes Diagnostikum erworben werden.
Alle hier vorgestellten Schädelaufnahmen stellen Summationsaufnahmen dar, die sich an den **Hauptprojektionsebenen** orientieren:

- **Transversal/axial**
- **Frontal/koronar**
- **Sagittal**

Von diesen Hauptprojektionsebenen leiten sich hierzu schräge/**exzentrische Aufnahmen** ab.
Bei den Kopf-Hals-Bereich gebräuchlichen konventionellen Röntgenaufnahmen handelt es sich (mit Ausnahme der Kiefergelenksaufnahme nach Parma, siehe unten) um **Fernröntgenaufnahmen,** d. h. um Aufnahmen mit einem Fokus-Objekt-Abstand von 1,5–2 m bei anliegendem Objekt (Kopf) an Film/Sensor. Dies ermöglicht eine nahezu maßstabsgetreue Reproduktion des Gesichtsschädels ohne Vergrößerungen und Verzerrungen.

Posterior-anteriorer (p. a.) Strahlengang

Durch Anlage des Gesichtsschädels an Sensor/Film kommt der Gesichtsschädel im p. a.-Strahlengang scharf zur Darstellung.

Schädelübersicht p. a.

Die auch als **Fernröntgen p. a. (FR-PA)** bezeichnete Aufnahme dient als Übersichts- und Suchaufnahme bei z. B. fraglichen Gesichtsschädelfrakturen (gern in Krankenhäusern ohne MKG- oder HNO-Abteilung erstellt; → Abb. 7.1) oder in der Kieferorthopädie als Zweitebenenaufnahme im rechten Winkel zur FR-S (siehe unten). Gern wird sie eingesetzt als postoperatives Bild nach osteosynthetischer Versorgung einer Mittelgesichtsfraktur. Für rein zahnmedizinische Fragestellungen ist ihr Stellenwert begrenzt.

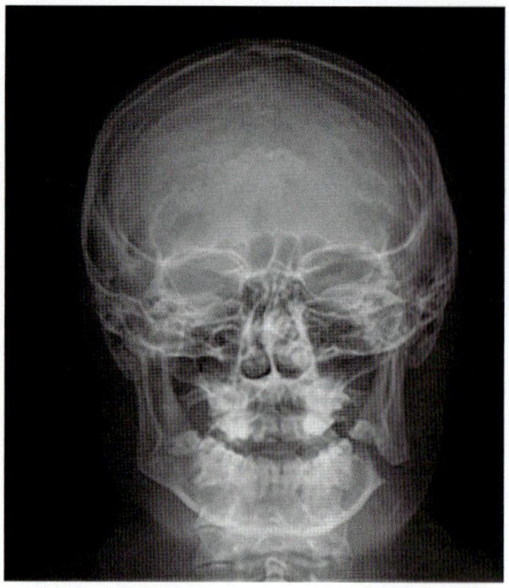

Abb. 7.1 Fernröntgen p. a. mit sichtbarer stark dislozierter Kieferwinkelfraktur links [M562]

Schädelübersicht kranial exzentrisch mit maximaler Mundöffnung

Es handelt sich um eine halbaxiale Aufnahme mit Neigung des Schädels um ca. 15° nach kranial, Kinn bis Nase anliegend. Sie wird aufgrund der Neigung auch als **SPA-15** bezeichnet und eignet sich aufgrund der Projektion auf die Kieferhöhlen besonders zu deren Darstellung (→ Abb. 7.2). In der HNO-Heilkunde wird speziell diese Aufnahme auch als **Nasennebenhöhlenaufnahme (NNH-Aufnahme,** → Kap. 18) bezeichnet und selten noch als Suchaufnahme z. B. bei V. a. Sinusitis maxillaris verwendet, da sie bezüglich Diagnosefindung und -ausschluss häufig mehrdeutige/unklare Befunde liefert und daher eine ungünstige Kosten-Nutzen-Relation bezüglich Strahlenexposition und diagnostischem Mehrwert besteht.
In der MKG-Chirurgie wird sie gern noch als postoperative Aufnahme nach osteosynthetischer Versorgung von Mittelgesichtsfrakturen und monognathen Umstellungsosteotomien des Oberkiefers verwendet (→ Abb. 7.2).

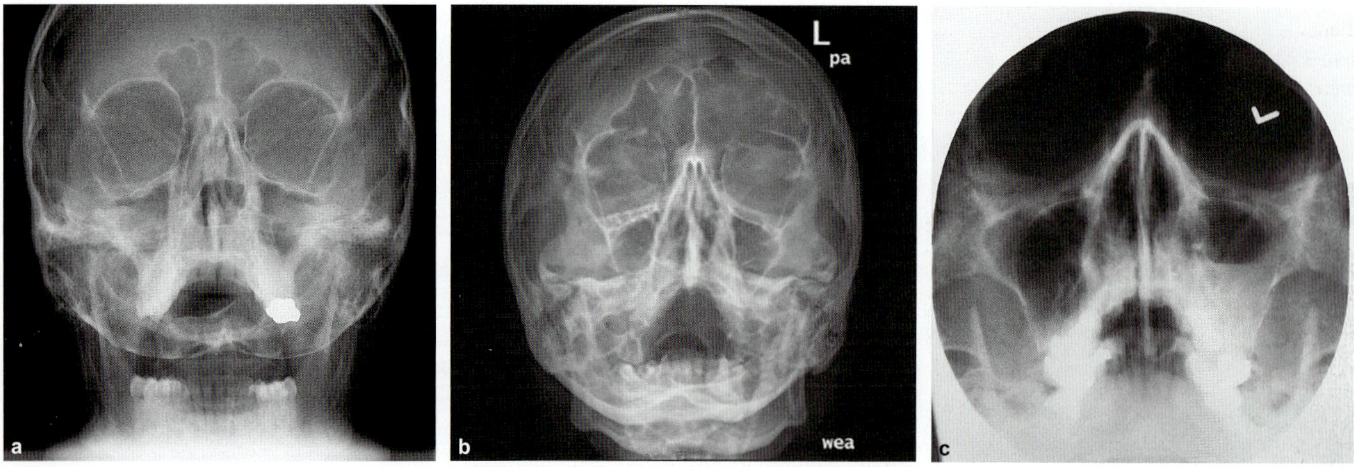

Abb. 7.2 Schädelübersicht kranial exzentrisch p. a. (Mund geöffnet)
a) Normalbefund [M562]
b) Mit einliegendem Osteosynthesematerial nach operativer Versorgung einer Jochbein- und Orbitabodenfraktur mit Projektion des Osteosynthesematerials auf den rechten Orbitaunterrand [M562]
c) Mit Spiegelbildung als Hinweis für eine akute Sinusitis maxillaris links bei klinisch bestehender Mund-Antrum-Verbindung nach Zahnextraktion im linken Oberkiefer [E514]

Schädelübersicht kaudal exzentrisch mit maximaler Mundöffnung

Der Aufnahmewinkel ist ca. 15° geneigt, Stirn und Nase anliegend (Syn. **Unterkieferaufnahme nach Clementschitsch** bzw. **Unterkieferübersichtsaufnahme**). Sie wird vor allem eingesetzt bei V. a. Frakturen im aufsteigenden Unterkieferast (und v. a. im Collumbereich). Unterstützt durch die Mundöffnung werden die aufsteigenden Unterkieferäste und insbesondere die Kieferköpfchen von der sie ansonsten überlagernden Schädelbasis frei projiziert (→ Abb. 7.3). Bei Patienten mit dem Verdacht auf eine derartige Fraktur ist jedoch leider häufig die Mundöffnung schmerzbedingt stark eingeschränkt, sodass genau diese Freiprojektion nur eingeschränkt möglich ist. Mit zunehmender qualitativer Verbesserung und Strahlenreduktion der CT und DVT wird die Unterkieferübersichtsaufnahme weitestgehend durch diese Aufnahmen ersetzt.

Laterolateraler Strahlengang

Fernröntgenseitaufnahme

Prominentester Vertreter des lateralen Strahlengangs ist die **Fernröntgenseitaufnahme (FR-S).** Die FR-S ist in der Lage, die Position der Kiefer zueinander und ihre Stellung zur Schädelbasis zu bestimmen. Der Schädel wird anhand der Mediansagittalebene, der Frankfurter Horizontalen und der Orbitalebene ausgerichtet und ein **Kephalostat** – ein Messinstrument mit kaudalem Pin, das in das Nasion greift – wird herabgeklappt. Es dient als Positionierungshilfe und aufgrund seines Maßstabs als Umrechnungsinstrument.

In Deutschland wird die FR-S mit nach links geneigter Nase dargestellt. Sie ist ein zentrales diagnostisches Element innerhalb der kieferorthopädischen und kombiniert kieferorthopädisch-kieferchirurgischen Therapieplanung, Therapieüberwachung (Therapieerfolg?) und Prognoseabschätzung. Anhand des FR-S lassen sich exakte **kephalometrische Messungen** durchführen. Definierbare Knochen-, Zahn- und Weichteilpunkte werden markiert, mit deren Hilfe Strecken und Winkel bestimmt werden können. Diese wiederum werden mit geschlechts- und altersstratifizierten Normtabellen verglichen, sodass sich einzelne Normabweichungen aus den Messungen ableiten lassen. Auf Grundlage dessen gelingt die **Differenzierung zwischen skelettalen und dentoalveolären Anomalien** (→ Abb. 7.4).

Röntgenaufnahmen zur Skelettalterbestimmung Ein weiteres zentrales röntgenologisches Diagnostikum der Kieferorthopädie neben der FR-S sind Röntgenaufnahmen zur Skelettalterbestimmung. Sie sind häufig notwendig, um den **optimalen Zeitpunkt des Therapiebeginns** festzulegen, da das Lebensalter häufig nicht mit dem Skelettalter/biologischen Wachstumsalter korreliert. Zur Verfügung stehen:

- **Handröntgenaufnahme** (Syn. Handaufnahme, Handwurzelaufnahme, offiziell: Handaufnahme zur Skelettwachstumsbestimmung): Sie ist ein altes Verfahren (etabliert seit den 1930er-Jahren) und hat sich als zuverlässig erwiesen, den Zeitpunkt des puberalen Wachstumsschubes abzuschätzen. Auch wird sie neben der Kieferorthopädie in forensischen Fragestellungen eingesetzt. Gleichzeitig bedeutet sie eine zusätzliche Strahlenbelastung. Sie kann mit einem Fernröntgenarm am Panoramaschichtgerät erstellt werden. Bei einem Fokus-Detektor-Abstand von 70–80 cm wird die Handinnenfläche auf dem Detektor platziert. Alle Finger werden leicht, der Daumen sogar um 30° abgespreizt.
Die Auswertung der Handröntgenaufnahme ist anspruchsvoll, und ihr Stellenwert sinkt in letzter Zeit unter anderem zugunsten der
- **Cervical-Vertebral-Maturation-Methode (CVM):** Sie wurde zwischen 1995 und 2002 als weiteres zuverlässiges Verfahren entwickelt, basierend auf der Beobachtung, dass die Halswirbelform bzw. Halswirbelentwicklung mit dem Skelettalter korreliert. Im Gegensatz zur Handröntgenaufnahme ist sie aus einem FR-S auswertbar, ohne dass eine zusätzliche Röntgenaufnahme erfolgen muss. Analysiert werden der 2., 3. und 4. Halswirbel. Anhand deren Morphologie werden 6 Reifungsstadien unterschieden (Cervical Vertebral Maturation Stages [CVS] 1–6; → Abb. 7.5).

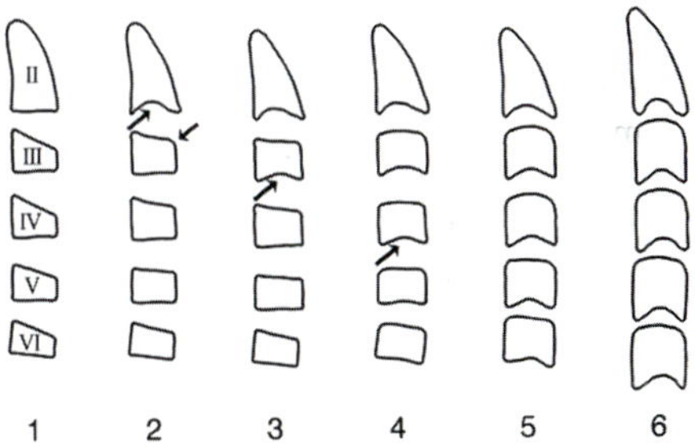

Abb. 7.5 Cervical Vertebral Maturation: Skizziert sind vertikal die aufgereihten Halswirbelkörper II-VI, horizontal die Reifungsstadien 1–6: Im Vergleich zum Vorgrad sind mit Pfeilen die wesentlichen Änderungen markiert. [H422-001]

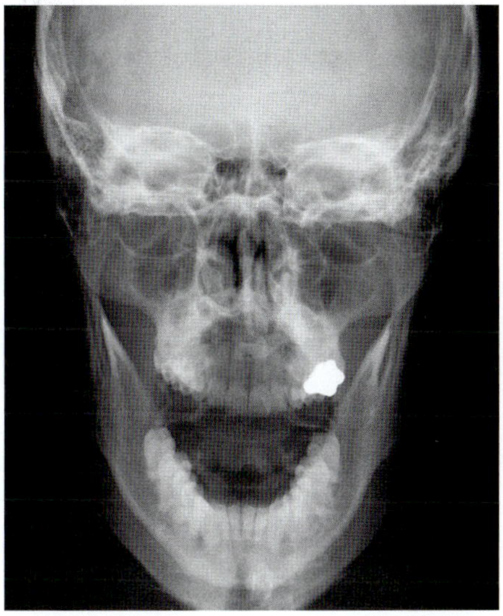

Abb. 7.3 Unterkieferaufnahme nach Clementschitsch (Normalbefund) [M562]

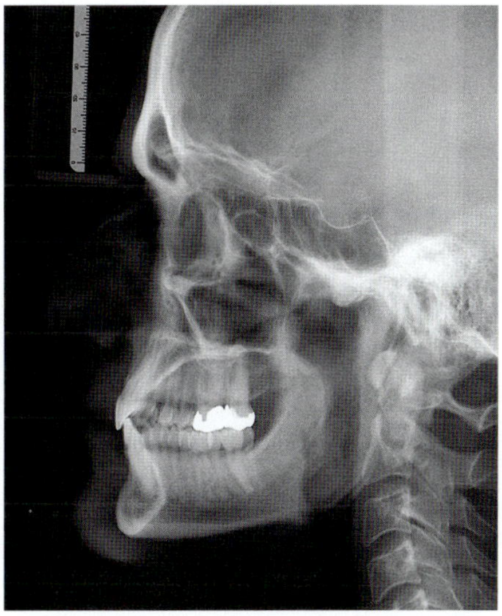

Abb. 7.4 FR-S (linksausgerichteter Kopf; mit horizontalen Kieferbasen und skelettaler Klasse II.2) [M562]

Weitere Schädelaufnahmen im latero-lateralen Strahlengang

Sämtliche im Folgenden genannte Aufnahmen gehören nicht mehr zum röntgenologischen Standard ihres jeweiligen ursprünglichen Indikationsbereiches, finden jedoch (in Unkenntnis dessen oder in Ermangelung adäquater Techniken) in seltenen Fällen immer noch Anwendung.

Kiefergelenkaufnahme nach Schüller Transkranielle Projektionsaufnahme, modifiziert aus der ursprünglich als Felsenbeinaufnahme nach Schüller konzipierten Aufnahme. Anlegen der Untersuchungsseite an den Detektor, Ausrichten des Zentralstrahls kraniokaudal mit einem Winkel von 25–30° und 10° von dorsal auf den Schädel. Der Mund soll bei dieser Untersuchung geschlossen sein.

Kiefergelenkaufnahme nach Parma Transkranielle Projektionsaufnahme zur Darstellung des Kiefergelenkskopfes. Auch hier liegt die zu untersuchende Seite dem Sensor an. Der Zentralstrahl ist streng laterolateral durch beide Tragi ausgerichtet, der Mund offen bei der Untersuchung. Es handelt sich um die einzige Projektionsaufnahme mit kurzem Fokus-Objekt-Abstand: Dies sorgt für eine Vergrößerung detektorferner Strukturen, um eine Überlagerung mit detektornahen, interessierenden Strukturen zu verringern.

Unterkiefer-Schrägaufnahme Syn. Unterkiefer seitlich getrennt, getrennter Unterkiefer. Der Kopf wird nach hinten geneigt und mit der seitlichen Schläfen- und Jochbeinregion dem Sensor angelegt. Der Zentralstrahl ist ca. 12° kaudokranial auf den sensornahen Kieferwinkel geneigt. Selten indiziert, wenn kein Orthopantomogramm zur Verfügung steht oder wenn eine intraorale Röntgenaufnahme (z. B. wegen starken Würgereizes) nicht möglich ist.

Röntgen-Nasenbein seitlich Bei einem Verdacht auf Nasenbeinfraktur wird selten noch eine **seitliche Schädelübersichtsaufnahme** angefertigt, die außerhalb des Nasenbeins alle übrigen Strukturen ausblendet. Sie wird als **Röntgen-Nasenbein seitlich** bezeichnet (→ Abb. 7.6). Da diese Röntgenaufnahme zum einen keine Aussage zum Dislokationsgrad in den anderen zwei Raumebenen treffen kann und zum anderen sogar häufig Zweifel zur dargestellten Fraktur in der untersuchten Ebene besteht (DD Knochenkanal/Sutur), sollten bei isoliertem V. a. Nasenbeinfraktur lediglich klinische Diagnostik und Bilddokumentation stattfinden. Nur in Fällen umfangreicherer Gesichtsschädel- und Kopftraumata soll eine radiologische Bildgebung stattfinden, dann jedoch in Form einer DVT (isoliertes Gesichtsschädeltrauma) oder CT (bei Mitbeteiligung des Hirnschädels). Aufgrund überlagerter, mehrdeutiger und damit häufig unklarer Befunde, schwieriger Einstellungstechnik und fehlenden Weichteilkontrastes (der vor allem beim Kiefergelenk wichtig ist), werden anstatt dieser Aufnahmen heutzutage 3D-Aufnahmen angefertigt (CT, DVT, MRT).

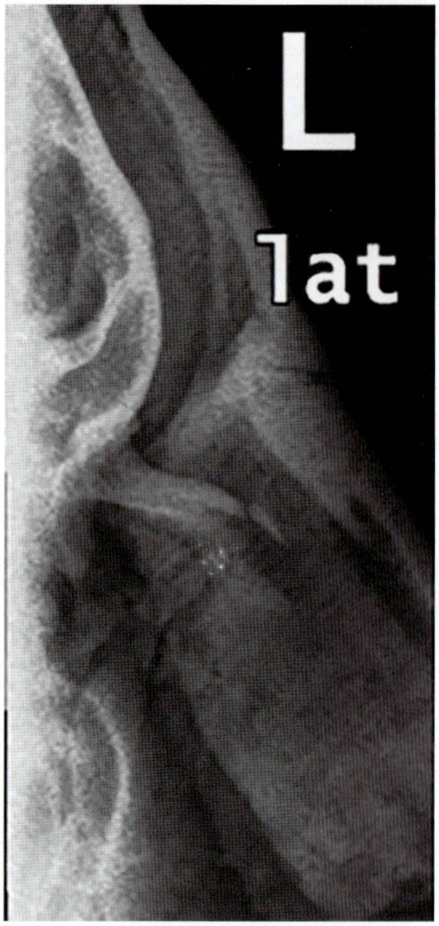

Abb. 7.6 Röntgen Nase seitlich mit V. a. Fraktur des distalen Os nasale nach kaudoanterior [M562]

Kaudokranialer Strahlengang

Die **axiale Schädelaufnahme** folgt einem kaudokranialen Strahlengang (Syn. **„schwarze" Henkeltopfaufnahme**). Hierzu muss der Patient seinen Schädel nach hinten neigen und an Sensor oder Film anlegen. Patienten mit eingeschränkter Beweglichkeit der Halswirbelsäule (altersbedingt oder z. B. bei frischem HWS-Trauma) gelingt dieses Manöver nicht. Meist wird für die Aufnahme nur die interessierende Gesichtshälfte abgebildet. Die Aufnahme ist in der Lage, die Jochbögen freizuprojizieren. Sie wird nur noch selten in der Diagnostik von Jochbogen- und Jochbeinfrakturen eingesetzt (zusammen mit Schädelaufnahmen im p. a.-Strahlengang; → Abb. 7.7).

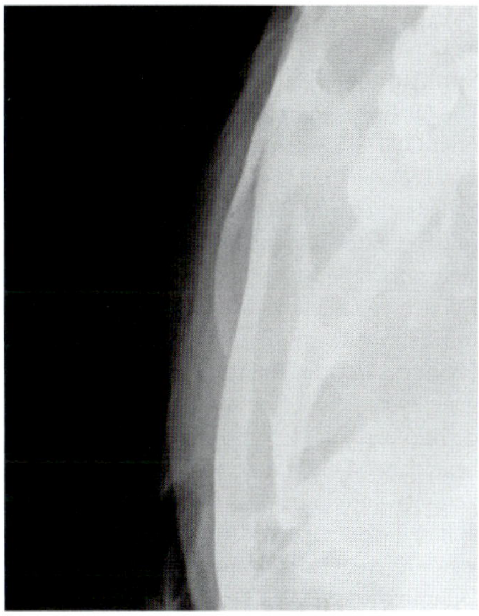

Abb. 7.7 Schwarze Henkeltopfaufnahme: Einblendung des rechten Jochbogens mit isolierter Fraktur ebendort [M562]

Zusammenfassung

- Die konventionelle NNH-Aufnahme hat nur noch einen begrenzten Stellenwert in der radiologischen Primärdiagnostik (z. B. zur radiologischen Diagnostik einer akuten Sinusitis maxillaris) und ist weitestgehend durch die Schnittbilddiagnostik verdrängt worden (CT, DVT).
- Die Unterkieferaufnahme nach Clementschitsch ist häufig in der Lage, gering dislozierte Frakturen des Unterkiefercollums darzustellen, die das OPT oder andere Schädelaufnahmen im p. a.-Strahlengang gern übersehen.
- Kiefergelenksaufnahmen nach Schüller und Parma werden selten (in Ermangelung einer Möglichkeit zur 3D-Bildgebung) noch erstellt. Ihre Beurteilung ist aufgrund von Überlagerungsphänomenen schwierig und es fehlt ihnen an einem notwendigen Weichteilkontrast.
- Die FR-S des Gesichtsschädels ist das zentrale röntgenologische Diagnostikum in Kieferorthopädie und orthognather Chirurgie.
- Handröntgenaufnahmen oder (moderner und ohne zusätzliche Röntgenaufnahme) die CVM sind in der Lage, in der Kieferorthopädie das biologische bzw. Skelettalter abzuschätzen und damit Therapiezeitpunkte zu planen.

Orthopantomografie (OPT)

Funktionsweise

Die Orthopantomografie (OPT, auch OPG oder OPTG, bzw. Panoramaschichtaufnahme, PSA) stellt ein Standardverfahren der zahnärztlichen Radiologie dar. Sie wurde in den 1960er-Jahren eingeführt und eignet sich zur Diagnostik von Veränderungen im Bereich von Kieferknochen sowie Zähnen mit Zahnwurzeln und Zahnhalteapparat (Wurzelfrakturen, apikale Ostitiden, dentogene Zysten etc.). Das aus ihr resultierende Bild wird als Orthopantomogramm bezeichnet. Durch dieses Verfahren kann der gesamte Zahnbogen mit Kiefergelenken oder Teilen davon auf einer Aufnahme abgebildet werden. Weiterhin kommen die Kieferhöhlen und die kaudalen Orbitae sowie Anteile der Schädelbasis und der Wirbelsäule zur Darstellung. Das Orthopantomogramm (ebenfalls mit OPT abgekürzt) ist das radiologische Standarddiagnostikum für die Kieferknochen (z. B. bezüglich Osteolysen und Osteosklerosen, Frakturen) und dient in der Kieferchirurgie häufig als **Übersichts- und Suchaufnahme.**

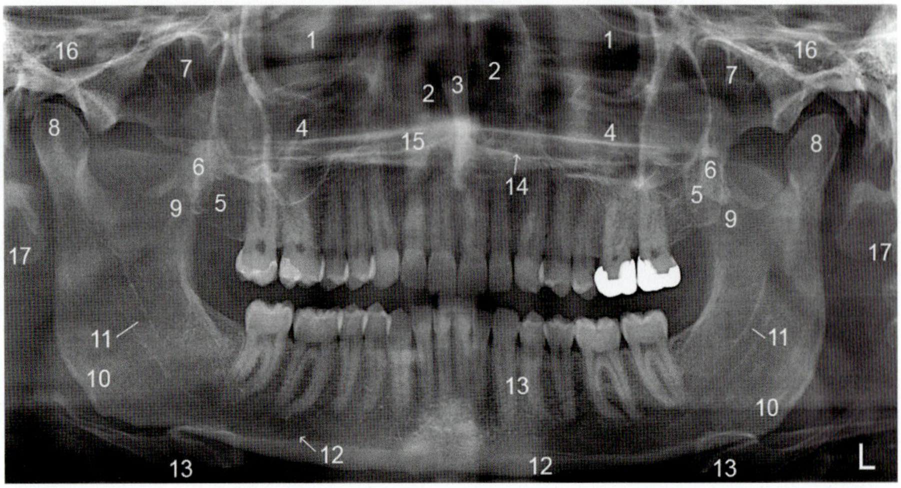

Abb. 8.1 OPT mit zu erkennenden anatomischen Strukturen: Orbitae (**1**), Nasenhaupthöhle (**2**), Nasenseptum (**3**), Kieferhöhle (**4**), Tuber maxillae (**5**), Proc. pterygoideus (**6**), Fossa pterygopalatina (**7**), Gelenkfortsatz Unterkiefer (**8**), Muskelfortsatz Unterkiefer (**9**), Kieferwinkel (**10**), Canalis n. alveolaris inf. (**11**), Foramen mentale (**12**), Zungenbein (**13**), Zungenrücken (**14**), Gaumendach (**15**), Felsenbein (**16**), Procc. spinosi der Halswirbel (**17**); L = links [M562]

Das OPT basiert auf der Technik einer sog. Verwischungstomografie. Sie stellt eine **Schichtsummation/Zonografie** eines 1,5–2,5 cm breiten Streifens durch den Unterkiefer dar. Das Auflösungsvermögen liegt bei bis zu 0,2 mm (Faktor 10 schlechter als der Zahnfilm, → Kap. 6) bei einem Vergrößerungsfaktor von ca. 1,2. Die Panoramaschichtaufnahme entsteht durch eine synchrone halbkreisförmige Bewegung über eine Dauer von ca. 30 s. Hierbei rotieren Röntgenröhre und Bildempfänger um den Kopf des Patienten. Während der Aufnahme wird eine Vielzahl von Strukturen abgebildet, welche in → Abb. 8.1 im Detail beschrieben werden. Während der Aufnahme darf der Patient sich nicht bewegen. Daher beißt er in der Regel auf einen Positionierungssporn. Alternativ bzw. zusätzlich sind Kinnschalen und seitliche Kopfunterstützungen verfügbar.

Durch Anordnung der Röntgenröhre hinter dem Kopf und des Detektors vor dem Kopf läuft der Strahlengang in dorsoventraler Richtung sowie leicht von kaudal kommend. Vereinfacht dargestellt wird das Strahlenbündel durch eine schlitzförmige Blende geleitet und auf einen voreingestellten Bereich (im Bereich des Zahnbogens des Unterkiefers) fokussiert. Durch die Bewegung der Röntgenröhre und des Detektors erfolgt dann die kontinuierliche Durchleuchtung der unteren Schädelanteile und eine Bewegung des im Aufnahmefokus liegenden Bereiches, welcher aufgrund der Schlitzblende beim Auftreffen auf den Detektor die Form eines vertikalen (d. h. von kranial nach kaudal laufenden) Streifens hat. Durch Aneinanderreihung dieser jeweils streifenförmigen Projektionen entsteht durch simultane Rotation von Röntgenröhre und Detektor die Gesamtaufnahme. Die Stärke der fokussierten Schicht beträgt im Frontzahnbereich 6–10 mm, im Molarenbereich meist 15–20 mm.

Aufgrund der kontinuierlichen Aufnahmetechnik ist es beim OPT möglich, dass einige Bereiche bei der Anfertigung der Aufnahme bei der Belichtung ausgelassen werden. So sind abhängig vom Gerät z. B. halbseitige Aufnahmen möglich oder solche, die sich nur auf den zahntragenden Anteil der Kiefer beschränken. Erstere sind z. B. als postoperative Diagnostik nach einseitiger Weisheitszahnentfernung etabliert. Darüber hinaus existiert eine Reihe von Spezialprojektionen, z. B. der Kiefergelenke bei Mundöffnung und in Okklusion, welche heutzutage jedoch nur selten zur Anwendung kommen.

Die Vorteile des OPT sind vielfältig. Durch das ausgesprochen große Aufnahmefeld eignet es sich bei geringer Strahlenbelastung hervorragend als Such- und Übersichtsaufnahme und zum Ausschluss verschiedenster Pathologien. Das OPT wird in den verschiedenen Disziplinen der Zahnmedizin teilweise als Eingangs-, Zwischen- und Abschlussdiagnostikum verwendet und stellt eines der am häufigsten durchgeführten röntgenbasierten Verfahren in der modernen Zahnmedizin dar. Digitale OPTs eignen sich aufgrund der immer gleichartigen Anordnung der abgebildeten Strukturen auch ausgezeichnet zur KI-unterstützten Auswertung, welche in den letzten Jahren große Fortschritte gemacht hat und kommerziell verfügbar ist.

Wegen der zugrunde liegenden Aufnahmetechnik werden auf dem OPT auch Nebenbefunde mit teils erheblicher Relevanz abgebildet. Hierzu gehören exemplarisch eine sichtbare Arteriosklerose der A. carotis, die Abbildung von Speichel-, Venen- oder Tonsillensteinen und unentdeckte Fremdkörper, aber auch kalzifizierte Lymphknoten als Hinweis auf eine stattgehabte Tuberkuloseinfektion. Zur Unterscheidung dieser sich radiodens darstellenden Nebenbefunde sind vor allem deren Projektionsort, die Schärfe ihrer Abbildung und die Morphologie ausschlaggebend. Diese Nebenbefunde sind häufig und sollten erkannt und dokumentiert werden. Je nach Befund ist eine weiterführende Diagnostik oder eine Überweisung zum Spezialisten notwendig.

Verfahrensbedingt existiert eine Vielzahl von Nachteilen, welche vor, während und nach der Anfertigung eines OPT bedacht werden müssen: Durch die kontinuierliche Erstellung über 30 s ist das OPT ausgesprochen anfällig für **Bewegungsartefakte.** Diese können zu erheblichen Verschiebungen der aneinandergereihten schlitzförmigen Projektionen führen oder durch Verschiebung des Patienten aus dem Aufnahmefokus zu unscharfen Bildern führen. Teilweise sind diese so ausgeprägt, dass eine Aufnahme wiederholt werden muss. Weiterhin sind im OPT präzise Größenbestimmungen nicht zuverlässig möglich, da sich die horizontale und vertikale Vergrößerung unterscheiden, von der Patientenpositionierung abhängig sind und sich kontinuierlich über die Aufnahme verändern. Dadurch, dass das OPT durch den notwendigen Biss auf einen Positionierungssporn meist nicht in Okklusion aufgenommen wird, ist eine korrekte Beurteilung der Kiefer zueinander nicht immer möglich. In situ belassene radiopaque Gegenstände (vor allem Piercings, Ohrringe, Brillen und Prothesen) liegen häufig außerhalb des Aufnahmefokus, aber dennoch im Strahlengang. Durch Überlagerungen können massive Artefakte entstehen, welche durch Überlagerung auf wichtige Strukturen die Aussagekraft der Aufnahme stark einschränken können. Verfahrensbedingt liegen seitliche Fremdkörper (meist Ohrringe, neuerdings auch häufiger In-Ear-Kopfhörer o. ä.) beim Umfahren der Röntgenröhre zweimal im Strahlengang, nämlich einmal, wenn sich die Röntgenröhre direkt neben ihnen befindet, und einmal, wenn die Röntgenröhre sich auf der gegenüberliegenden Seite befindet. Daher kommt es hier zu Doppelprojektionen, sog. **Ghost Images,** auf beiden Seiten des Bildes (→ Abb. 8.2). Auch wenn die Abbildung dieser Artefakte durch den leicht von kaudal kommenden Strahlengang meist nicht im zahnärztlich relevanten Bereich erfolgt, kann die Aussagekraft eines OPT hierdurch stark eingeschränkt werden, auch weil z. B. relevante Nebenbefunde nicht erkannt werden können.

Die Darstellung der Frontzähne wird häufig durch eine unscharfe Überlagerung der Wirbelsäule, welche zum Zeitpunkt der Durchleuchtung der Frontzahnregion im Strahlengang liegt, beeinträchtigt. Wird die Zunge beim OPT nicht dem Gaumen angelagert, so kommt es darüber hinaus durch die Luft zwischen Zunge und Gaumen zu einem **Subtraktionseffekt** mit konsekutiv eingeschränkter Beurteilbarkeit der Frontzähne. Darüber hinaus kommt der Frontzahnbereich aufgrund der Krümmung der Kieferbasen teils außerhalb der fokussierten Schicht zu liegen.

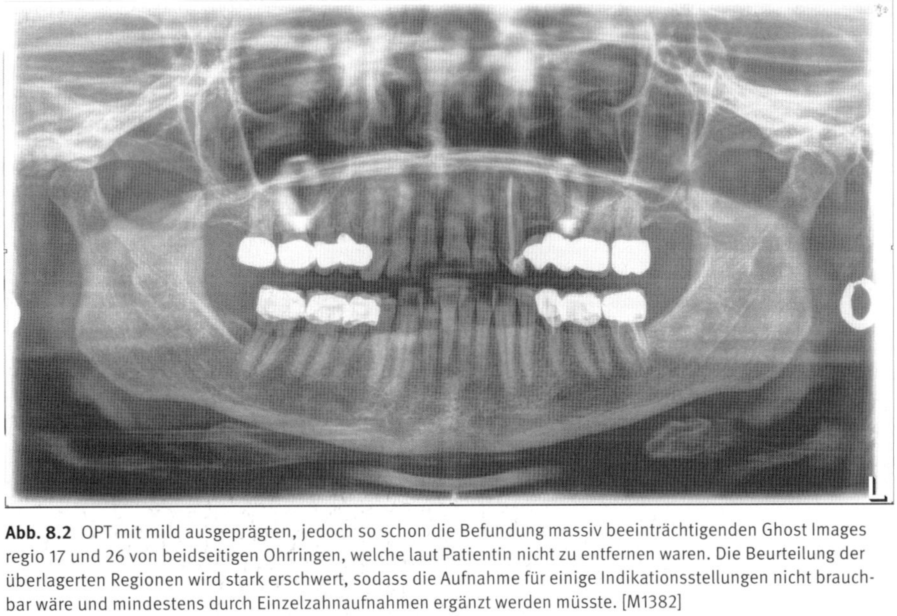

Abb. 8.2 OPT mit mild ausgeprägten, jedoch so schon die Befundung massiv beeinträchtigenden Ghost Images regio 17 und 26 von beidseitigen Ohrringen, welche laut Patientin nicht zu entfernen waren. Die Beurteilung der überlagerten Regionen wird stark erschwert, sodass die Aufnahme für einige Indikationsstellungen nicht brauchbar wäre und mindestens durch Einzelzahnaufnahmen ergänzt werden müsste. [M1382]

Das OPT stellt zwar eine tomografische Aufnahme dar, bildet jedoch nur eine (gekrümmte) Schicht und daher nur eine Ebene ab. Zur sicheren Diagnosestellung ist bei vielen Indikationen zusätzlich zum OPT (vor allem der Frakturdiagnostik) eine zweite Ebene notwendig. Dies kann z. B. eine Aufnahme nach Clementschitsch darstellen. Es ist jedoch zu beachten, dass diese konventionellen zweidimensionalen Ergänzungsaufnahmen noch mehr als das OPT von Überlagerungen verschiedener radiodenser Strukturen betroffen sind. Zur sicheren Ergänzungsdiagnostik werden daher immer häufiger dreidimensionale Aufnahmen wie z. B. das DVT (siehe unten) angefertigt. Auch bei Pathologien der Zahnhartsubstanz (z. B. Karies, Resorptionen etc.) sind häufig Einzelzahnaufnahmen (Zahnfilm) ergänzend notwendig, da die Auflösung des OPT in Kombination mit Überlagerungen nur eine grobe Einschätzung, aber keine präzisen Aussagen über diese Pathologien zulässt. Bei einer der in der dentoalveolären Chirurgie häufigsten Indikationen, der Weisheitszahnentfernung, kommt das OPT besonders häufig zur Anwendung. Es wird dazu genutzt, die dem Zahnfilm aufgrund ihrer Lage schlecht zugänglichen Weisheitszähne sicher abzubilden und den kortikal begrenzten Kanal des N. alveolaris inferior im Verhältnis zu ihnen darzustellen. Etwa in 30 % aller OPTs ist dieser Kanal jedoch nur teilweise oder gar nicht zu erkennen. Nichtsdestotrotz stellt das OPT die routinemäßige Standarddiagnostik für diese Fragestellung dar. Auch die Zweitdiagnostik, die DVT, kann bei schlechter Darstellung nur in ⅔ der Fälle weitere Erkenntnisse liefern.

Indikationen

Zu den Indikationen des OPT in der Zahnmedizin und MKG-Chirurgie gehören u. a.:

- **Übersichtsaufnahme** des gesamten dentomaxillofazialen Komplexes zur Beurteilung des Zahnapparats, der umgebenden Knochen, der Kieferhöhlen, der Kiefergelenke und der aufsteigenden Unterkieferäste
- **Dentale Fokussuche** bei unklarem dentalem Fokus z. B. vor einer Antiresorptivatherapie
- **Eingangs-, Verlaufs- und Abschlussdiagnostik** bei einigen kieferorthopädischen, chirurgischen oder parodontalen Therapien
- **Vor dentoalveolärer Chirurgie im Unterkiefer** zur Beurteilung der Lage des N. alveolaris inferior und seines örtlichen Bezugs zu den Zahnwurzeln

Vor- und Nachteile

Die Vorteile des OPT sind:

- Abbildung des gesamten **dentomaxillofazialen Komplexes** mit einer Aufnahme.
- **Lagebeziehungen** der Strukturen lassen sich direkt oder indirekt gut beurteilen.
- **Geringe Strahlenbelastung** im Vergleich zur Menge der Informationen.
- **Einfache Auswertung** im Vergleich zu anderen tomografischen Aufnahmen. Unterstützend ist dies auch mithilfe von KI möglich.
- **Sach- und Fachkunde** zur eigenständigen Durchführung sind zahnärztlich mit der Approbation bereits vorhanden.

Nachteile sind:

- Ausgesprochen hohe Anfälligkeit für **Artefakte** durch Doppelprojektionen und Bewegungen des Patienten bei der Aufnahme.
- Unzuverlässige Beurteilbarkeit von **Größenverhältnissen** durch inhomogene Vergrößerungsfaktoren im Bereich derselben Aufnahme.
- **Nicht definierte Röntgendichtewerte** (im Gegensatz zu den definierten Hounsfield-Einheiten des CT).
- **Geringe Ortsauflösung** in nur einer Schicht, daher sind häufig weitere Aufnahmen in höherer Auflösung oder eine zweite Projektion zur Diagnosestellung notwendig.

Digitale Volumentomografie (DVT)

Funktionsweise

Im Gegensatz zu anderen Volumentomografien (MRT, CT) ist die DVT eine von Zahnärzten unter gewissen Voraussetzungen eigenständig durchführbare Bildgebung. Sie gibt dem Behandler einen Schnittbilddatensatz ähnlich dem einer CT an die Hand. Sie ist bis auf wenige Ausnahmen nur für Fragestellungen geeignet, welche ausschließlich Hartgewebe, d. h. in den meisten Fällen den Knochen und die Zähne betreffen. Im Vergleich zur CT ist die Strahlenbelastung häufig bei gleicher Fragestellung geringer, sie ist jedoch um ein Vielfaches höher als bei OPT und Zahnfilm. Aus technischen Gründen ist die DVT weniger anfällig für Metallartefakte als eine konventionelle CT-Aufnahme, bietet jedoch auch einen deutlich schlechteren Weichteilkontrast als die CT.

Während bei der CT mit einem flachen, fächerförmigen, die Längsachse des Patienten spiralförmig oder schichtweise umlaufenden Röntgenstrahl gearbeitet wird, wird bei einer DVT ein kegelförmiges (oder pyramidenförmiges) **dreidimensionales Strahlenbündel** eingesetzt. Dieses umkreist den zu untersuchenden Körperabschnitt **einmalig** und **ohne Verschiebung um die Längsachse.** Aufgrund der Form des Strahlenbündels wird die DVT in der englischen Literatur auch als **Cone-Beam Computed Tomography (CBCT)** bezeichnet.

DVT-Geräte sind in verschiedenen Ausführungen erhältlich: Es existieren solche, in welchen der Patient liegt, sitzt oder steht, wobei Letztere meist dem OPT sehr ähnlich sehen oder auch beide Aufnahmemodalitäten anbieten (Kombinationsgeräte). Darüber hinaus sind mobile Geräte zur intraoperativen Nutzung verfügbar. DVT-Geräte sind in ihrer Anschaffung meist deutlich teurer als andere zahnärztliche Röntgengeräte, jedoch deutlich günstiger als CT und MRT.

Wie groß das abgebildete Volumen ist, ist abhängig von der Detektorgröße des Gerätes sowie von der individuellen Einstellung des Untersuchungsfensters. Während einige Geräte nur Anteile eines Kiefers abbilden können, sind andere in der Lage, den ganzen Schädel abzubilden. Die minimale Ortsauflösung einer kleinvolumigen DVT liegt bei ca. 0,2 mm (ähnlich einer OPT), die einer großvolumigen DVT bei 0,3–0,4 mm. Innerhalb eines Umlaufs von etwa 5–45 s (mit einer effektiven Belichtungszeit von 20–50 ms) erstellt das DVT zirkulär 180–600 Einzelbilder des ausgewählten Volumens. Über komplexe mathematische Algorithmen (im Wesentlichen eine modifizierte und gefilterte Rückprojektion wie in der CT) wird aus diesen ein dreidimensionales Volumen des untersuchten Objekts rekonstruiert.

Abhängig von der Form des Strahlenbündels ist das Volumen entweder **zylindrisch** (bei pyramidenförmigem Bündel) oder **sphärisch** (bei kegelförmigem Bündel).

Der aus den Einzelbildern errechnete Volumendatensatz wird in kleine würfelförmige Einheiten unterteilt, welche als **Voxel** (Volume Element) bezeichnet werden. Die (aktuell) kleinstmöglichen Voxel haben dabei Kantenlängen von 0,07–0,15 mm. Diesen Voxeln sind individuelle Grauwerte zugeordnet. Im Gegensatz zu anderen Aufnahmen wie der CT müssen diese nicht zwangsweise kalibriert sein. Aus dem dreidimensionalen Volumen werden in der Regel die drei Standardschichten (axial, sagittal und koronal) rekonstruiert, welche zumeist an der Frankfurter Horizontalen oder an der Okklusionsebene ausgerichtet werden.

Die Ausgabe der Daten erfolgt meist nur in Bildern in axialer Schichtung. Um eine Lesbarkeit durch andere Behandler zu garantieren, sollten die Daten grundsätzlich als sog. DICOM-Datensatz ausgegeben werden. Mit speziellen Programmen ist hieraus unter Zuhilfenahme der **multiplanaren Rekonstruktion (MPR)** (→ Abb. 8.3) eine Betrachtung in allen drei Raumebenen wie auch bei einer CT möglich.

Die DVT wird im oralchirurgischen und mund-, kiefer- und gesichtschirurgischen Bereich nur selten als Primäraufnahme genutzt. In den meisten Fällen stellt sie eine Ergänzungsaufnahme bei nicht ausreichender Primärbildgebung (meist ein OPT) dar. Da sie sich insbesondere zur Beurteilung von hartgeweblichen Fragestellungen eignet, findet sie häufig zur Darstellung von verlagerten Zähnen, Frakturen und intraossären Raumforderungen Anwendung. Darüber hinaus ist sie zur Darstellung des Knochenangebotes nicht mehr aus der dentalen Implantologie wegdenkbar (siehe „Indikationen"). Sie ist im Gegensatz zu OPT, Zahnfilm, CT und MRT nicht im Leistungskatalog der gesetzlichen Krankenkassen enthalten und stellt somit im ambulanten Bereich grundsätzlich eine Privatleistung dar.

Aufgrund der dimensionsgetreuen Abbildung der dargestellten Strukturen und des standardisierten Ausgabeformats lassen sich die Daten der DVT ausgezeichnet weiterverarbeiten: Durch Einlesen in Spezialprogramme eignet sich die DVT als Basis computergestützter Planungen von

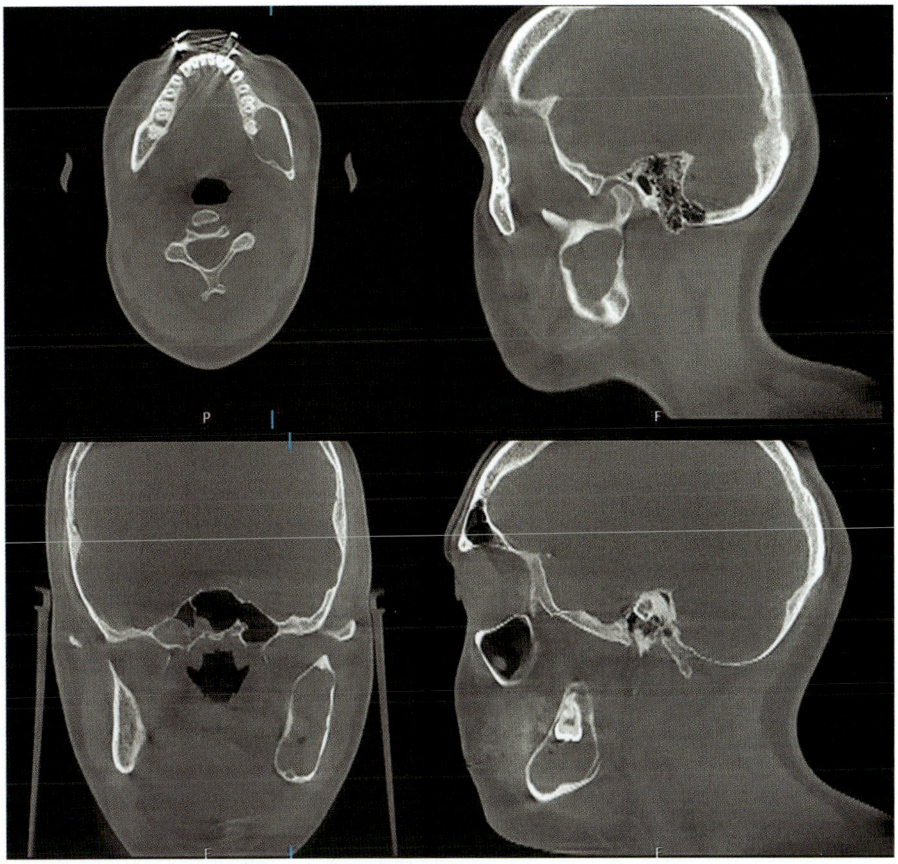

Abb. 8.3 MPR einer DVT (bei komplex retiniertem und verlagertem Zahn 38 und Verdacht auf eine ausgedehnte follikuläre Zyste DD im linken Unterkiefer) [M564]

Implantationen, welche dann z. B. durch Schablonen geführt oder infrarotbasiert navigiert werden können. Auch patientenspezifisch hergestellte Implantate für komplexe rekonstruktive mund-, kiefer- und gesichtschirurgische Maßnahmen lassen sich an sich auf ihrer Basis erstellen (→ Kap. 21).

Indikationen

Zu den Indikationen der DVT in der Zahnmedizin und MKG-Chirurgie gehören u. a.:

- **Lageanomalien** von Zähnen und Zahnanlagen vor Freilegung oder operativer Entfernung (Nichtanlagen, verlagerte Eckzähne und Prämolaren, Mesiodentes etc.).
- **Geplante Weisheitszahnentfernungen im Unterkiefer,** wenn im OPT eine räumliche Überlagerung zwischen Mandibularkanal und Zahnwurzel festzustellen ist (ein routinemäßiger Einsatz der DVT auch für unkompliziert erscheinende anatomische Fälle ist aus strahlenhygienischen Gründen nicht zu rechtfertigen).
- **Intraossär begrenzte Raumforderungen** wie odontogene Zysten, Ameloblastome etc. (→ Abb. 8.3).
- Diagnostik und Planung **vor Insertion von dentalen Implantaten** (ein genereller Einsatz ist nicht zu rechtfertigen, der Einsatz ist lediglich Fällen mit kritischem Knochenangebot oder schwierigen anatomischen Verhältnissen vorbehalten). Zur **Herstellung von 3D-Planungsmodellen** und **Bohrschablonen** findet die DVT in der Implantologie jedoch immer häufiger Anwendung.
- Vor **Wurzelspitzenresektionen im Seitenzahnbereich** zur Darstellung der Lage der Wurzelspitzen und der Nähe zu Kieferhöhle und N. alveolaris inferior.
- **Kiefergelenksdiagnostik:** zur Darstellung freier Gelenkkörper sowie bei Frakturverdacht.
- **Zahnwurzelfrakturen, Alveolarfortsatzfrakturen:** falls Zahnfilm oder Aufbissaufnahmen nicht aussagekräftig sind.
- **Mittelgesichts- und Unterkieferfrakturen:** Der Einsatz ist nur gerechtfertigt, wenn keine zusätzliche Beurteilung von Weichgeweben und Wirbelsäule notwendig ist. Der Einsatz der DVT ist daher z. B. bei Schädel-Hirn-Trauma-Symptomatik, Verdacht auf retrobulbäre Blutungen oder eine Einklemmung von Orbitainhalt am Orbitaboden nicht indiziert.
- Dreidimensionale Diagnostik im Rahmen der Behandlung von komplexen Kiefer- und Gaumenspalten, kraniofazialen Fehlbildungen, skelettalen Dysgnathien **(3D-Kephalometrie)** und Dysmorphien (aus strahlenhygienischen Gründen nicht routinemäßig).
- **Intraoperativer Einsatz der DVT** zur Lagekontrolle von Osteosynthesematerial, Kontrolle des Repositionsergebnisses von Frakturen, Lokalisationsdiagnostik von Fremdkörpern etc.
- Die Diagnostik von **Kieferhöhlenerkrankungen** stellt den einzigen Anwendungsbereich der DVT für weichgewebige Fragestellungen dar. Die DVT eignet sich insbesondere für die Darstellung von Zysten, Fremdkörpern, Mukozelen etc.

Vor- und Nachteile

Die Vorteile der DVT sind:

- **Hohe Ortsauflösung** für Hartgewebsstrukturen (meist etwas besser als eine CT/MRT)
- **Korrekte geometrische Darstellung** der Strukturen
- **Meist geringere Strahlenbelastung (als CT),** da die DVT mit einem geringen mAS-Produkt arbeitet
- **Geringere Kosten** des Apparates im Vergleich zu den anderen dreidimensionalen Verfahren
- **Geringere Artefaktanfälligkeit** gegenüber der CT/MRT bei metallischen Objekten (Kronen, Prothesen etc.) im Strahlengang
- **Sach- und Fachkunde** zur eigenständigen Durchführung zahnärztlich erwerbbar

Nachteile sind:

- **Niedriger (Weichgewebs-)Kontrast**
- **Fehlende Möglichkeit zur Kontrastmittelapplikation**
- **Nicht definierte Röntgendichtewerte** (im Gegensatz zu den definierten Hounsfield-Einheiten des CT)
- **Privatleistung** im ambulanten Bereich in Deutschland im Gegensatz zur strahlenintensiveren CT der Kiefer

Zusammenfassung

- Das OPT ist das Standardverfahren der zahnärztlichen Radiologie für Such- und Übersichtsaufnahmen.
- Die OPT stellt eine kontinuierlich über mehrere Sekunden angefertigte Schichtsummation dar, die sehr anfällig für Bewegungs- und Überlagerungsartefakte ist.
- Bei der OPT handelt es sich um eine zweidimensionale Aufnahme mit vergleichsweise geringer Ortsauflösung. Daher muss sie zur eindeutigen Diagnostik häufig durch weitere Verfahren ergänzt werden.
- Der Anwendungsbereich der DVT beschränkt sich auf hartgewebliche Fragestellungen (Ausnahme: Diagnostik der Kieferhöhlenerkrankungen).
- Während die DVT eine hohe Ortsauflösung für Hartgewebsstrukturen besitzt, ist der Weichgewebskontrast deutlich eingeschränkt im Vergleich zu CT und MRT.
- Die Strahlenbelastung bei der DVT ist deutlich höher als bei OPT und Zahnfilm.
- Im Gegensatz zu CT und MRT ist die eigenständige Durchführung der DVT nach Erwerb von Sach- und Fachkunde zahnärztlich möglich.

Computertomografie (CT)

Funktionsweise

Während ein klassisches zweidimensionales Röntgenbild meist Summationsbilder (z. B. Zahnfilm oder FR-S) oder tomografische Schnitte von Objekten einer bestimmten Schichttiefe und -dicke plan darstellt (z. B. OPT), erstellt die CT binnen weniger Sekunden einen Datensatz aus einzelnen Schnittbildern des zu untersuchenden Objekts. Hierzu rotieren mehrere fächerförmige in der axialen (transversalen) Schicht angeordnete Röntgenstrahlenbündel mit jeweils gegenüberliegender korrespondierender Detektoreinheit um den Patienten. So werden einzelne Schichten des zu untersuchenden Volumens aufgenommen.
Im Gegensatz zu den ersten Geräten dieser Art besitzen moderne Geräte mehrere dieser Fächerstrahlen (auch als **Schicht** oder **Zeile** bezeichnet). Neue Geräte weisen eine Auflösung von bis zu 0,35 mm auf und können bis zu 320 Zeilen gleichzeitig aufnehmen. Darüber hinaus haben moderne CT-Geräte die Möglichkeit einer kontinuierlichen Fortbewegung des Untersuchungstisches entlang der Längsachse **(Z-Achse)** während der Aufnahme. So entsteht eine Aufnahme in Form einer kontinuierlichen Spirale. Diese Form des CT wird deshalb auch als **Mehrzeilen-Spiral-CT** (Syn. **Multidetektor-CT**) bezeichnet. So können auch Ganzkörperdatensätze unterbrechungsfrei in kürzester Zeit erstellt werden. Wie die DVT ist jedoch auch die CT anfällig für Bewegungsartefakte, auch wenn diese teilweise digital ausgeglichen werden können. Aufgrund der indikationsabhängig teils hohen Strahlenbelastung für den Patienten gelten für die Durchführung der CT besonders hohe Anforderungen an den indikationsstellenden Kollegen. Die Erteilung der Fach- und Sachkunde, welche zur eigenständigen Durchführung dieser Untersuchung notwendig sind, ist in der Zahnmedizin nicht möglich. Auch humanmedizinisch bleibt sie meist nur Fachärzten für Radiologie und der verwandten Fachgebiete vorbehalten.
Wie bei allen Schnittbildverfahren werden die generierten Daten zunächst als Volumendatensatz, welcher aus würfelförmigen Voxeln besteht, errechnet. Für jedes Voxel kann die durch dieses Voxel absorbierte Strahlung rückgerechnet werden. Dieser Wert wird dann jedem Voxel zugeordnet. Nach dem Erfinder der CT wird dieser Wert als **Hounsfield-Einheit (HU)** bezeichnet. Je nach Höhe der HU wird jedem Voxel ein korrespondierender Grauwert für die bildliche Darstellung zugeordnet.
Da die CT einen sehr guten Weichgewebskontrast bieten kann, wird der Darstellung der **Weichgewebe** eine besondere Bedeutung zugesprochen. Um dem Behandler die Möglichkeit zu bieten, verschiedene Gewebe voneinander unterscheiden zu können, wird die Zuordnung von HU zu verschiedenen Absorptionsprofilen kalibriert. So wird Wasser beispielsweise als 0 HU definiert, Luft mit –1 000 HU. Aus dieser Kalibrierung ergeben sich Referenzwerte für verschiedene Gewebearten. Beispielsweise kann in der CT so vergleichsweise zuverlässig zwischen Blut und Wasser oder Muskel- und Fettgewebe unterschieden werden. Erhöhte Röntgendichtewerte im Vergleich zur Umgebung werden als **hyperdens,** erniedrigte Werte als **hypodens** bezeichnet. Zur Verbesserung des Weichgewebekontrastes kann iodhaltiges Kontrastmittel appliziert werden. Die Applikation von Kontrastmittel kann bei reduzierter Nierenfunktion, Schilddrüsenfunktionsstörungen oder Allergien teils ernsthafte Komplikationen auslösen. Sie bietet jedoch auch enormen Mehrwert. Durch Beurteilung des Verteilungsmusters des Kontrastmittels während der Gabe und nach der Gabe kann durch Anfertigung mehrerer Aufnahmen recht präzise auf die Gewebearten und mögliche Pathologien geschlossen werden.
Die Daten der CT werden normalerweise als DICOM-Datensatz ausgegeben. Dabei hat es sich etabliert, separat aufbereitete (reformatierte) Datensätze für die verschiedenen Fragestellungen und Regionen auszugeben.

Indikationen

In der MKG-Chirurgie wird das CT in folgenden Fällen eingesetzt:

- **Traumatologie:** Mittelgesichtsfrakturen (Umfang, Ausmaß der Dislokation, fragliche Nerv- oder Muskelkompressionen). Aufgrund der meist akut traumatischen Genese der Verletzungen häufig in Kombination mit einem kraniellen CT **(CCT)** und einem CT der Halswirbelsäule (HWS) zum Ausschluss synchron vorliegender intrakranieller Blutungen oder lebensbedrohlicher HWS-Traumata
- **Ausgedehnte Logenabszesse:** parapharyngeale oder mediastinale Ausdehnung etc. (→ Abb. 9.1)
- **Staging-Untersuchungen bei malignen Tumoren** (→ Kap. 19): lokale Ausdehnung, Tumorvolumen, fragliche Lymphknotenmetastasen, Fernmetastasen
- **Ausdehnung benigner Tumoren,** insbesondere bei Beteiligung der Weichgewebe
- **Planung/Konstruktion von CAD/CAM-gefertigten Implantaten** (→ Kap. 21) **und Anfertigung von 3D-Modellen** mithilfe von Dünnschicht-CT-Aufnahmen (< 1 mm Ortsauflösung)
- **Angiografie durch Gabe von Kontrastmittel:** zur Gefäßdarstellung vor Anschluss oder Entnahme mikrovaskulär gestielter Lappentransplantate (insbesondere vor Entnahme von Fibula- und seltenen Skapulatransplantaten)
- **Intraoperativer Einsatz der CT** (ggf. kombiniert mit **intraoperativer Navigation):** zur Fremdkörpersuche, bei ausgedehnten Traumata und neoplastischen Befunden

Die Kontrastierung stoffwechselaktiver Prozesse von der Umgebung (Logenabszesse, maligne und benigne Tumoren, Gefäße) wird durch Gabe von **intravenösem jodhaltigem Kontrastmittel** verbessert (Kontrastmittelaufnahme: Hyperdensität, → Abb. 9.1).

> Jedes **5. konventionelle Röntgenbild** enthält **Zufallsbefunde,** die es zu erkennen gilt. Im Falle von **dreidimensionalen Schnittbildaufnahmen** fördert **sogar jede 3. Untersuchung Zufallsbefunde** zutage, die erkannt und beurteilt werden **müssen!**

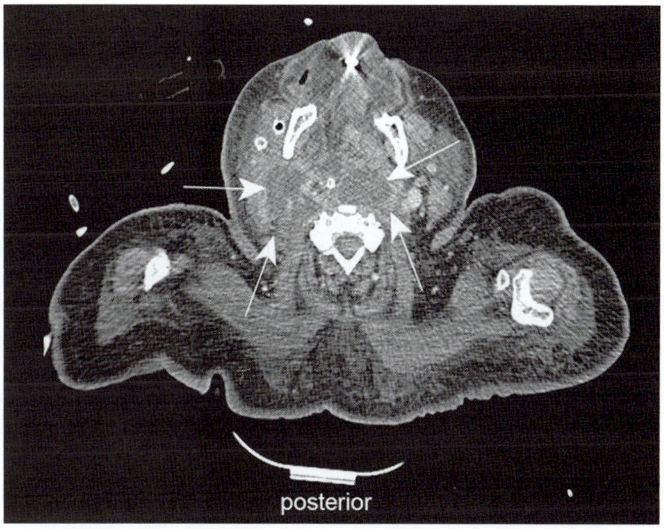

Abb. 9.1 Dentogener Logenabszess (→) mit parapharyngealer Ausbreitung (nach Kontrastmittelgabe). Nahezu vollständige Verlegung des Oropharynx [M564]

Vor- und Nachteile

Die Vorteile der CT sind:

- **Schneller Untersuchungsablauf**
- **Gute Darstellbarkeit von Knochen und Weichgewebe** (im Gegensatz zur DVT) in drei Dimensionen
- Deutlich **kostengünstiger als MRT**
- Im Gegensatz zur MRT **kaum Kontraindikationen** (lediglich bei Kontrastmittelapplikation und bestehender Kontrastmittelallergie, einigen Schilddrüsenfunktionsstörungen oder ausgeprägter Niereninsuffizienz)
- **Funktionsaufnahmen** möglich (wie auch bei der MRT, im Gegensatz zur DVT). Die DVT ist in der Anschaffung allerdings deutlich günstiger als die CT.

Nachteile sind:

- Meist **höhere Strahlenbelastung** im Vergleich zur DVT
- **Ausgeprägte Artefaktbildung** durch metallische Restaurationen, welche nur durch strahlenintensive Spezialaufnahmen ausreichend gut ausgeglichen werden kann
- **Eingeschränkte Beurteilbarkeit** an der Grenze von Knochenkompakta oder Material hoher Dichte zu Weichgewebe

Magnetresonanztomografie (MRT)

Funktionsweise

Die MRT ist ein Schnittbildverfahren, welches ohne die Nutzung von Röntgenstrahlung auskommt. Vor allem bei Fragestellungen, die Veränderungen von weichgeweblichen Strukturen betreffen, wird sie aufgrund der Fülle der aus ihr abzuleitenden Informationen häufig eingesetzt.

Die hinter dem Verfahren liegende Technik ist vergleichsweise komplex. Vereinfacht nutzt sie das Verhalten des **hohen Gehaltes an Protonen** im menschlichen Körper gegenüber einem starken Magnetfeld (meist 1–3 Tesla) aus: In diesem Magnetfeld kommt es zu einer **parallelen** und **antiparallelen Ausrichtung** der Protonenachsen mit zahlenmäßigem Überwiegen der parallelen Ausrichtung (energieärmerer Zustand) entlang der **Magnetlängsachse.** Weiterhin kommt es zu einer Rotation (Syn. **Spin**) der Protonen um die Längsachse dieses Magnetfelds (als **Präzession** bezeichnet), wobei die Frequenz dieser Rotation **(Präzessions- oder Lamorfrequenz)** proportional zur Feldstärke des Magnetfelds ist und zwischen den Protonen variiert. Wendet man auf einen Körper, der sich in einem solchen Magnetfeld befindet, einen Hochfrequenzimpuls im Winkel von 90° zur Magnetlängsachse an, so werden einige Protonen angeregt und in den energiereicheren antiparallelen Zustand gezwungen. Diese verlieren zusätzlich ihre Längsmagnetisierung (unterliegen also einer **Quermagnetisierung** bedingt durch den Einstrahlwinkel). Weiterhin kommt es zu einer Synchronisation der Lamorfrequenz (als **Phasenkohärenz** bezeichnet). Wird der Hochfrequenzimpuls unterbrochen, kehren die überführten Protonen in den energieärmeren parallelen Zustand zurück. Mittels ortsabhängiger zusätzlicher Magnetfelder (Gradienten) wird sichergestellt, dass nur das gewünschte Körpervolumen untersucht wird **(Ortskodierung),** den Signalen Voxel zugeordnet werden können und die Signale in drei Raumebenen erfasst werden können. Bei der Rückkehr der Protonen in den energieärmeren parallelen Zustand kommt es zur Abgabe eines gewebetypischen Hochfrequenzsignals, das aufgezeichnet wird **(T1-Relaxation, Längsrelaxation).** Ein weiteres bildgebendes Signal entsteht durch den Verlust der Quermagnetisierung **(T2-Relaxation, Querrelaxation).** Die Zeit bis zur T1-Relaxation ist i. d. R. 5- bis 20-mal länger als die der T2-Relaxation. Das Zeitintervall zwischen zwei anregenden Hochfrequenzimpulsen wird als **Repetitionszeit,** die Zeit zwischen Impuls und Signalempfang als **Echozeit** bezeichnet. Die Zeiten, die sich für die T1- und T2-Relaxation ergeben, sind jeweils typisch für bestimmte Gewebearten. Die aufgezeichneten Abbildungen werden anhand der Relaxationen als **T1- und T2-gewichtet** angegeben. Eine kurze Repetitions- und Echozeit führt zur T1-Wichtung, lange Zeiten findet man in der T2-Wichtung. Signalreiche Strukturen in den Wichtungen bei der späteren Bildbetrachtung werden als **hyperintens,** signalarme als **hypointens** dargestellt. Klassisch hyperintens in der T1-Wichtung ist Fettgewebe, in der T2-Wichtung Wasser. Die alleinige Durchführung von T1- und T2-gewichteten Aufnahmen ist für viele Fragestellungen nicht ausreichend. Durch Manipulation von Einstellungsparametern (Repetitionszeit, Echozeit) werden neben der T1- und T2-Wichtung spezielle MRT-Sequenzen zur Feinbeurteilung spezieller Stoffwechselvorgänge und anatomischer Strukturen generiert (die hier nicht weiter vorgestellt werden sollen; z. B. FLAIR, STIR, FLASH). Die Anzahl der jeweiligen Sequenzen ist ausschlaggebend für die Dauer der Untersuchung, welche die anderer Verfahren so deutlich überschreiten kann. Bei einigen Fragestellungen können Verweilzeiten in dem recht engen MRT von deutlich über 15 Minuten notwendig sein. Bei speziellen Fragestellungen kann die Gabe von **Kontrastmittel** (i. d. R. **Gadolinium-DTPA**) notwendig sein. Dies tritt bei Schrankenstörungen ins Gewebe (bei Neoplasien oder Entzündungen) über. So wird die T1-Zeit verkürzt, wodurch sich das Gewebe in T1-Sequenzen hyperintens darstellt. MRT-Kontrastmittel bergen generell ein geringeres Nebenwirkungsprofil als jodhaltige CT-Kontrastmittel, sind aber bei einigen Patientengruppen aufgrund der nicht vollständigen Elimination in ihrer Anwendung umstritten.

Indikationen

Die Indikationen der MRT im Kopf-Hals-Bereich liegen in folgenden Bereichen:

- **Kiefergelenksdiagnostik** und **Funktionsaufnahmen des Kiefergelenks** bei ausgeprägten funktionellen Beschwerden (als weiterführendes Diagnostikum nach der OPT) mit der Möglichkeit, die bilaminäre Zone des Kiefergelenks, Gelenkknorpel und Discus articularis beurteilen zu können
- **Beurteilung von weichgewebig begrenzten Raumforderungen** wie z. B. Atheromen, Lipomen oder vaskulären Anomalien
- **Sekundäres Diagnostikum** bei Beschwerden der **Speicheldrüsen,** z. B. als MRT-Sialografie (native T2-Sequenzen)
- **Weiterführendes Diagnostikum** nach konventioneller Bildgebung bei **beginnenden Osteomyelitiden.** Das in → Abb. 9.2 zu sehende Knochenmarksödem ist zumeist früher als in allen konkurrierenden bildgebenden Verfahren zu erkennen.
- **Weiterführendes Diagnostikum bei Kleinkindern** (z. B. bei V. a. Fraktur des Mittelgesichtes) aufgrund fehlender Strahlenbelastung
- Möglichkeit der **Navigation** mittels Fusion von MRT-Daten mit einem Navigationsdatensatz

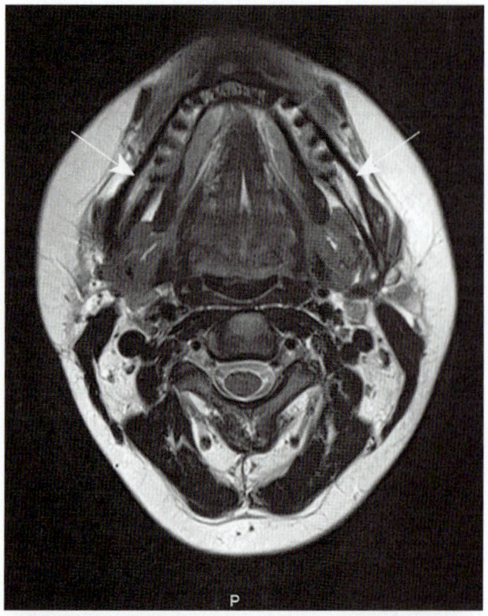

Abb. 9.2 MRT (T2 TSE): axiale Schicht auf Höhe des Unterkiefers (diskret hyperintenses Knochenmark als möglicher Hinweis für eine Osteomyelitis →) [M564]

Vor- und Nachteile

Vorteile der MRT sind:

- **Fehlende Strahlenbelastung** im Gegensatz zu allen anderen vorgenannten Verfahren
- **Sehr gute Auflösung** (Weichgewebskontrast)
- Nur **geringe Artefaktbildung** durch metallene Zahnfüllungen

Nachteile sind:

- **Starke Artefaktbildung,** insbesondere durch ferromagnetische Metalle (einige kieferorthopädische Apparaturen oder auch implantierbare Hörgeräte)
- **Grenzartefakte** von Knochen hoher Dichte und Weichgewebe (v. a. im Vergleich zur CT)
- **Lange Untersuchungsdauer** im Vergleich zu den anderen Verfahren (mit den damit verbundenen Bewegungsartefakten)
- Bei **klaustrophobischen oder incomplianten Patienten** Untersuchung ggf. nur in **Sedierung** oder Narkose möglich
- **Kortikaler Knochen schlechter darstellbar** als in CT und DVT
- **Deutlich teurer** als CT und DVT
- **Metallische Objekte** können sich aufgrund des starken Magnetfeldes bei der Durchführung der MRT teilweise **stark erhitzen** und auch zusätzlich zu enormer **Artefaktbildung** bis zu fehlenden Beurteilbarkeit des gesamten Datensatzes führen.
- **Ältere Herzschrittmacher oder Neurostimulatoren** können durch die MRT in ihrer Funktion **massiv eingeschränkt** werden.
- **Ferromagnetische Gegenstände** (z. B. Piercings, mitgeführte Gegenstände oder auch Schienen in Orthesen/Gipsen) können durch die starke Anziehungskraft des Magneten **ernstzunehmende Verletzungen** auslösen.
- Bei **metallischen Fremdkörpern oder älteren Gefäßimplantaten** besteht aufgrund des starken Magnetismus die **Gefahr der Wanderung** oder von **inneren Verletzungen.**

Zusammenfassung

- Die CT bietet unter Nutzung von Röntgenstrahlung eine ausgezeichnete Darstellung knöcherner Strukturen.
- Die Strahlenbelastung ist in der CT um ein Vielfaches höher als bei den Aufnahmen der zahnmedizinischen Standarddiagnostik (OPT und Zahnfilm).
- Zur Darstellung von pathologischen Veränderungen im Weichgewebe ist in der CT häufig die Gabe von iodhaltigem Kontrastmittel notwendig.
- Zur Durchführung der MRT besteht eine Reihe von Kontraindikationen, da ferromagnetische Objekte in oder am Patienten zu teilweise enormen gesundheitlichen Risiken und einer Verschlechterung der Aufnahmequalität führen können.
- Die MRT ist besonders anfällig für Bewegungsartefakte, sodass einige Patientengruppen (Kleinkinder, Klaustrophobiker oder incompliante Patienten) nur sediert oder in Narkose untersucht werden können.
- Knöcherne Veränderungen sind in Standardaufnahmen meist nicht ausreichend beurteilbar.
- Die Kosten der MRT-Untersuchung sind deutlich höher als bei CT oder DVT.

10 Grundlagen der Bildentstehung in der Sonografie,

In der zahnmedizinischen Praxis sind Röntgenaufnahmen und DVT die am häufigsten verwendeten bildgebenden Verfahren, da die meisten Pathologien naturgemäß die Zähne oder die sie tragenden Kieferknochen, ggf. auch auf die Nasennebenhöhlen betreffen. Dennoch gibt es noch weitere Verfahren, auch andere Verfahren, die das radiologische Spektrum deutlich erweitern und bei speziellen Fragestellungen auch in der zahnmedizinischen Diagnostik und Therapieplanung außerordentlich hilfreich sein können.
Ein grobes Verständnis der Bildentstehung in der Sonografie, der Szintigrafie und dem PET-CT kann dazu beitragen, die Rolle dieser Verfahren bei komplexeren zahnmedizinischen oder kieferchirurgischen Krankheitsbildern besser einzuschätzen und ihre Anwendung im Sinne des Patienten zu indizieren.

Sonografie

Funktionsweise und Bildentstehung

Die Sonografie (medizinisch genutzter Ultraschall) ist ein bildgebendes Verfahren, welches auf dem Prinzip reflektierter Ultraschallwellen (= Echo) basiert. In der zahnärztlichen Radiologie wird die Sonografie vor allem zur Untersuchung von Weichgewebeveränderungen im Mund- und Kieferbereich eingesetzt. Hierzu zählen unter anderem Tumoren, Zysten, Abszesse und Schwellungen.
Die Bildentstehung erfolgt in mehreren Schritten:

1. **Aussenden der Schallwellen:** Schallwellen sind mechanische Schwingungen, die sich über Anregung benachbarter Teilchen als Longitudinalwellen in die Umgebung ausbreiten. Sie entstehen durch elektrische Anregung und Verformung von piezoelektrischen Kristallen im Schallkopf, die daraufhin hochfrequente Schwingungen aussenden (piezoelektrischer Effekt, Curie-Effekt).
Die Frequenz der Ultraschallwellen liegt in der Regel zwischen 1 und 40 Megahertz (MHz), die mittlere Schallintensität (die auf eine Fläche einwirkende Schalleistung) bei 100 mW/cm^2. Physikalisch werden die Ultraschallwellen über die Amplitude (A), die Frequenz (f), die Wellenlänge (λ) und die Schallgeschwindigkeit (c) definiert. Die letzteren drei Einheiten sind über die Formel $\lambda = c/f$ verbunden.
Die Schallwellen breiten sich im Gewebe je nach dessen Dichte unterschiedlich schnell aus (z. B. Luft ca. 330 m/s, Muskel ca. 1.568 m/s und Knochen ca. 3.400 m/s). Die Unterschiede sind bedingt durch die unterschiedlichen Gewebeeigenschaften und daraus folgend den unterschiedlichen Widerstand, den die Gewebe der Ausbreitung der Schallwellen entgegensetzen. Diesen Widerstand nennt man **akustische Impedanz.** Auf dem Weg durch das Gewebe kommt es an Grenzflächen in unterschiedlichem Maße zur **Absorption, Beugung, Brechung, Streuung und Reflexion.**
2. **Reflexion der Ultraschallwellen:** Das Ausmaß der Reflexion hängt u. a. vom **Impedanzunterschied** zwischen den aneinander angrenzenden Geweben ab: Ist dieser sehr ausgeprägt, resultiert eine Totalreflexion wie z. B. zwischen Knochen und Luft. Besonders stark ist er auch zwischen der Sondenoberfläche und der Körperoberfläche, sodass hier immer eine Ankopplung durch eine Flüssigkeit (früher ein Wassertank, heute Ultraschallgel) erforderlich ist. In der Praxis heißt das, dass durch Luft (z. B. in der Kieferhöhle), durch Knochen oder durch Steine nicht hindurchgesehen werden kann. In diesem Zusammenhang spricht man von der **Echogenität von Geweben oder Organen,** welche viele Impedanzsprünge aufweisen. Sie erscheinen im B-Bild echoreich = hell. Organe mit wenig Impedanzsprüngen erscheinen echoarm = dunkel. Homogene Flüssigkeiten wie z. B. Blut oder Zysteninhalt weisen keine Impedanzsprünge auf und erscheinen daher echofrei = schwarz. Außerdem steigen die Absorption und die Reflexion mit zunehmender Schallfrequenz an (→ Abb. 10.1).
3. **Empfangen der reflektierten Ultraschallwellen:** Der Schallkopf empfängt die reflektierten Ultraschallwellen und wandelt sie durch die Piezokristalle wieder in elektrische Signale um. Der Ort der Reflexion in der Tiefe wird durch Berechnung der Laufzeitdifferenz zwischen Aussenden der Schallwellen und dem Empfangen bestimmt.
4. **Verarbeitung der Signale:** Der Computer verarbeitet die empfangenen Signale weiter und wandelt sie in ein Bild um. Hierbei wird die Laufzeit der Ultraschallwellen von der Aussendung bis zu Reflexion und Empfangen der reflektierten Signale berücksichtigt. Wichtig für die Güte eines bildgebenden Verfahrens ist das **Auflösungsvermögen,** welches definiert ist als der Abstand zwischen 2 Bildpunk-

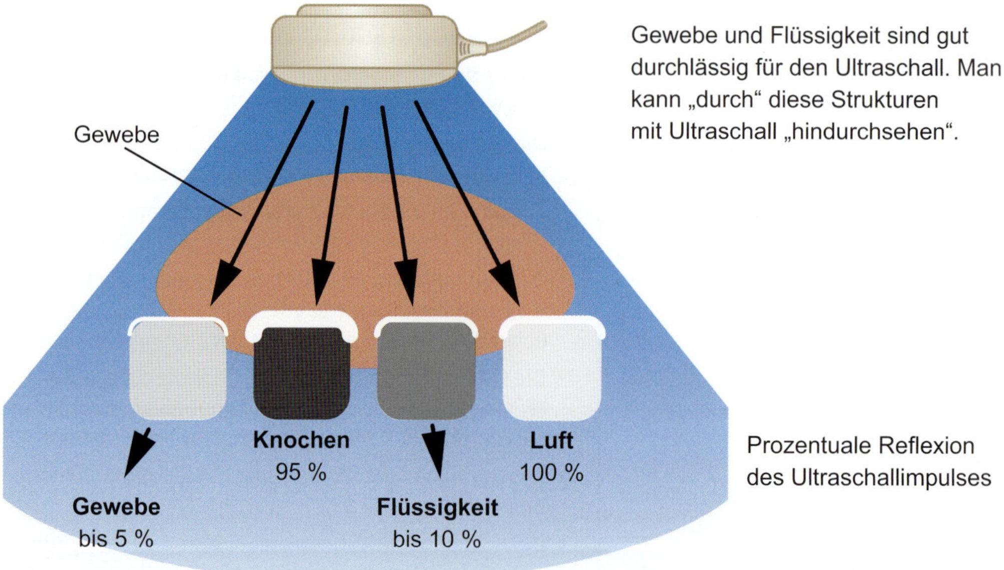

Abb. 10.1 Schema zur Gewebedurchlässigkeit des Ultraschalls. An Gewebe-Luft-Grenzen wird nahezu die gesamte Energie des Ultraschalls reflektiert, sodass diese Grenzflächen einen akustisch nicht zu durchdringenden grauweißen „Schleier" verursachen. Ähnliches ereignet sich an Gewebe-Kalk-Grenzen, an denen durch Totalreflexion ein Schlagschatten entsteht, da jenseits dieser Grenze keine Schallenergie mehr zur Signalentstehung vorhanden ist. [L231]

ten, der gerade noch darstellbar ist. Im Ultraschall unterscheidet man das axiale Auflösungsvermögen (in Ausbreitungsrichtung der Schallwellen) vom lateralen Auflösungsvermögen (senkrecht zur Ausbreitungsrichtung der Schallwellen). Das axiale Auflösungsvermögen wird von der Wellenlänge λ bestimmt, ist also bei hochfrequenten Sonden besonders hoch. Das laterale Auflösungsvermögen ist in der Fokuszone der Schallkeule am höchsten, erreicht jedoch nur ⅓–¼ der axialen Auflösung.

5. **Darstellung des Bildes:** Das resultierende Bild wird auf einem Monitor im A- oder B-Mode dargestellt. Dabei erscheinen echogene Gewebe (solche mit vielen Impedanzsprüngen, z. B. Speicheldrüsen) hell, während echoarme Gewebe (z. B. Blut oder Zystenflüssigkeiten) dunkel erscheinen. Spezielle Modi sind der Farbdoppler, der Powerdoppler, die Elastografie und die Mikrogefäßdarstellung.

Fragestellungen, bei denen die Sonografie das führende und oft auch ausreichende bildgebende Verfahren ist

- **Schilddrüsenerkrankungen:** Beurteilung von Knoten, Zysten oder entzündlichen Veränderungen, Therapiemonitoring bei bösartigen Erkrankungen
- **Speicheldrüsenerkrankungen:** Steine, Tumoren (→ Abb. 10.2), akute und chronisch-entzündliche Erkrankungen, Zysten (→ Abb. 10.3)
- **Lymphknotenvergrößerungen im Halsbereich:** Differenzierung von Lymphomen, Metastasen von reaktiv veränderten Lymphknoten, spezifisch entzündete Lymphknoten
- **Schwellungen im Halsbereich:** Abszesse, dysontogenetische Veränderungen, postoperative Hämatome oder Lymphozelen
- **Beurteilung der hirnzuführenden Gefäße:** Gefäßwandveränderungen (Plaques, Aneurysmata), Verengungen mit Veränderungen des Flussprofils, Okklusionen

Je nach Indikation werden beim Ultraschall verschiedene Verfahren der akustischen Bildgebung eingesetzt.

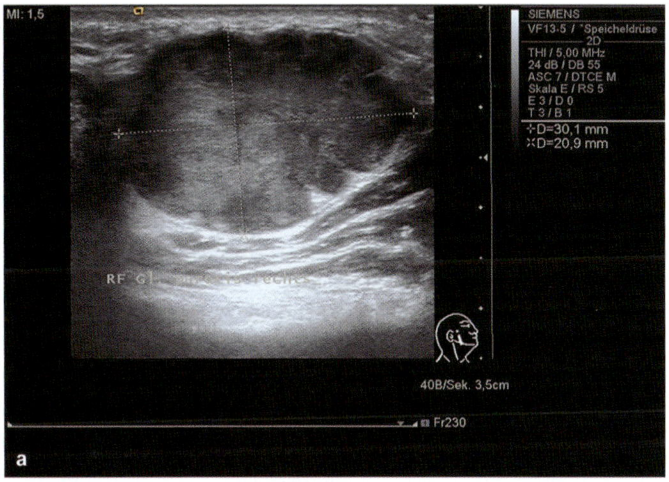

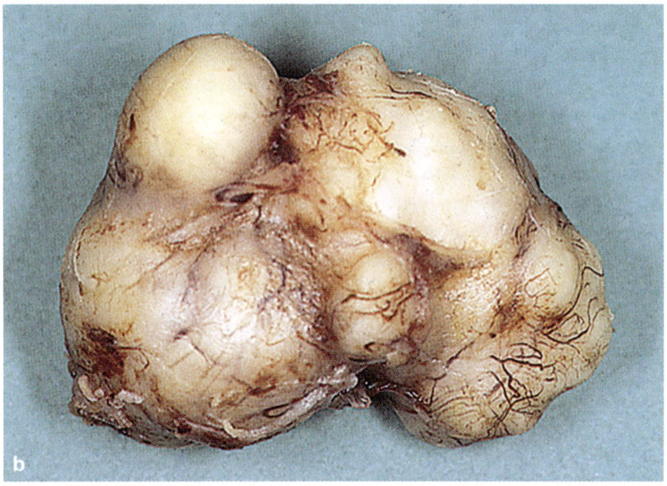

Abb. 10.2
a) B-Bild-Sonografie einer Raumforderung der rechten Glandula parotis. Es zeigt sich eine scharf begrenzte Raumforderung mit relativ homogenem Binnenecho und dorsaler Schallverstärkung sowie der charakteristischen gelappten Oberfläche. Hier bestand der Verdacht auf das Vorliegen eines pleomorphen Adenoms. [T1077]
b) Makropathologisches Präparat des Tumors: Das exzidierte pleomorphe Adenom misst 3 cm im maximalen Durchmesser und die charakteristische multilobulierte Form ist klar zu erkennen. [G999]

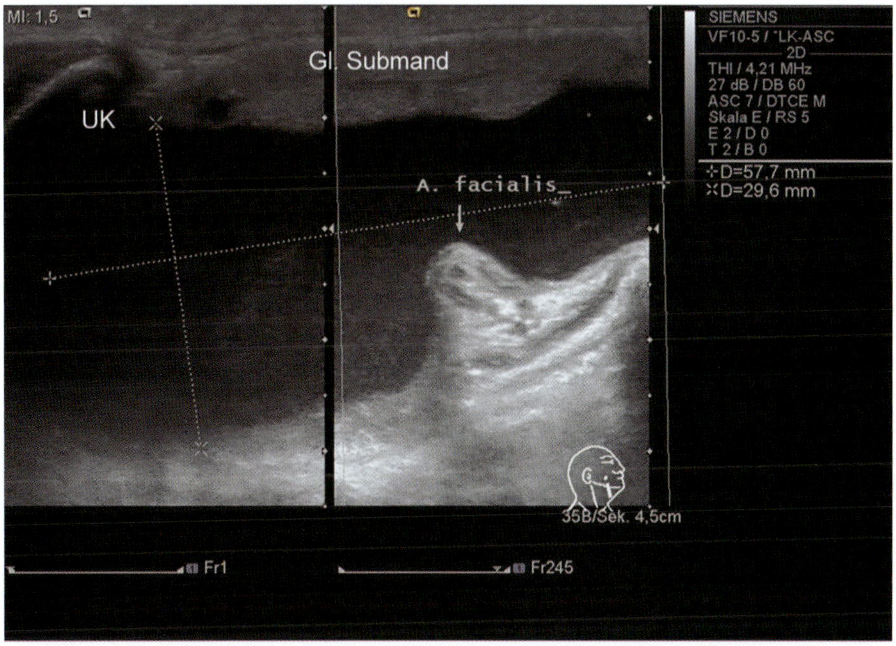

Abb. 10.3 B-Bild-Sonografie: Darstellung einer großen, echoleeren, scharf begrenzten Raumforderung, welche vom Mundboden über die gesamte Glandula submandibularis der rechten Seite hindurch nach kaudal zieht. Sie hat große Teile des Drüsenparenchyms aufgebraucht und respektiert im Wesentlichen nur die Arteria facialis und den Unterkieferknochen. Es ergibt sich der Befund einer „plunging ranula" ausgehend von der Glandula sublingualis rechts. Eine weitere bildgebende Diagnostik ist hier nicht erforderlich. Zur Sanierung ist ein Eingriff von extraoral nötig. [T1077]

Verschiedene Bildmodi

Man unterscheidet bei der Sonografie verschiedene **Modi** (Darstellungsmethoden), welche zusammengenommen eine sehr genaue Analyse der Gewebe und von deren Architektur erlauben. Diese kommen je nach Fragestellung zusätzlich zur B-Bild-Sonografie zum Einsatz:

A-Mode (Amplitude Mode) Das empfangene Signal (Echo) bzw. die Reflexionen werden als Ausschläge auf einem x-y-Diagramm dargestellt. Wird nur noch vereinzelt in der HNO-Heilkunde zur Nasennebenhöhlendiagnostik als orientierende Untersuchung verwendet.

B-Mode (Brightness Mode) Das empfangene Signal wird in Graustufen bzw. als Helligkeitsverteilung dargestellt. Durch Schallköpfe mit 64–1024 Piezokristallen wird daraus ein zweidimensionales Bild erstellt. Echoreiche (helle) Bildpunkte werden durch eine hohe Amplitude (starke Reflexion) und echoarme (dunkle) Bildpunkte durch eine niedrige Amplitude (wenig Reflexion) verursacht. Totalreflexionen (z. B. hinter Steinen oder Knochen) oder eine Abkopplung des Schallkopfes von der Haut bedingen schwache Ultraschallintensitäten und werden auf dem Monitor schwarz dargestellt.

Zur professionellen Anwendung des B-Mode-Ultraschalls gehören auch die Kenntnis und die richtige Einordnung der **Artefakte**, die durch die oben genannten Effekte der Streuung, Beugung, Absorption und Reflexion bedingt sind. Hierzu zählen die dorsale Schallauslöschung, das Spiegelartefakt, das Randschattenartefakt, die dorsale Schallverstärkung, das Kometenschweifartefakt, das Wiederholungsartefakt, das betonte Ein- und Austrittsecho sowie das Bogenartefakt. Mit neueren Geräten gelingt es mit einer speziellen Technik **(B-Flow, B = Brightness),** schnellen Bildsequenzen und fortschrittlichen Bildverarbeitungsalgorithmen, feinste Bewegungen (Richtung und Geschwindigkeit) des Blutes zu erfassen und sichtbar zu machen (→ Abb. 10.4).

M-Mode (Motion Mode) Ermöglicht die Beobachtung und Messung von Bewegungsabläufen in Echtzeit, indem er Bewegungen entlang einer vordefinierten Achse über einen bestimmten Zeitraum hinweg erfasst und die Zeit auf der horizontalen und die Tiefe auf der vertikalen Achse abbildet. Diese Darstellungsweise ermöglicht eine präzise Analyse von Bewegungsmustern wie beispielsweise der Herzklappen oder des Myokards.

Farbdoppler-Sonografie Detektiert das von den Erythrozyten reflektierte Echo. Es kommt zu einer Frequenzverschiebung zwischen gesendeter und empfangener Schallwelle. Diese sog. **Doppler-Frequenz** (**Doppler-Effekt**) wird registriert. Die Farbdoppler-Sonografie stellt den Fluss in den Gefäßen farblich dar und eignet sich zur Bestimmung von Flussgeschwindigkeiten und zur Darstellung von Stenosen. Ihr Stellenwert liegt in der Diagnostik vor geplanten mikrogefäßgestielten Lappentransplantaten und Gefäßneoplasien. Im Einzelnen lassen sich die folgenden Untersuchungsapplikationen der Doppler-Sonografie unterscheiden:

- **CW-Doppler-Sonografie** (Continuous Wave): In der Sonde arbeiten ein Sender und ein Empfänger, also zwei Kristalle gleichzeitig. Gern kombiniert mit dem B-Mode.
- **PW-Doppler-Sonografie** (Pulsed Wave): Hier wird nur der Doppler-Effekt eines zuvor festgelegten Bildausschnitts (das sog. **Gate**) bestimmt. Ebenfalls gern kombiniert mit dem B-Mode. Die Kombination wird dann als **Duplex-Sonografie** bezeichnet.
- **Power-Doppler** (PDI): Dient zur Darstellung der grundsätzlichen Vaskularisierung besonders bei niedrigen Flussgeschwindigkeiten. Es wird hierbei keine Flussrichtung oder Geschwindigkeit angegeben.
- **Super Microvascular Imaging (SMI) und MicroFlow Imaging:** Hier wird mit aktuellen High-End-Geräten eine direkte Darstellung der geformten Blutbestandteile, von Gefäßen im Submillimeterbereich oder auch die Darstellung sehr langsamer und schwacher Blutflüsse ermöglicht.

Einfache Doppler-Sonografie Hier werden meist mit einer Stiftsonde Blutflüsse in Blutgefäßen hörbar gemacht. Identifiziert ohne großen apparativen Aufwand Perforatorgefäße vor Lappentransplantationen (z. B. beim Fibula-Lappen).

Für Ultraschalluntersuchungen kann auch (intravenöses) **Kontrastmittel** verabreicht werden. Dieses kann in geringer Menge appliziert werden (1–2 ml) und verbleibt intravasal. Ultraschall eignet sich auch bedingt zur Therapie (**Speichelsteinzertrümmerung, Piezo-Surgery, HIFU [High Intensity Focused Ultrasound]-Therapie in der ästhetischen Dermatologie).**

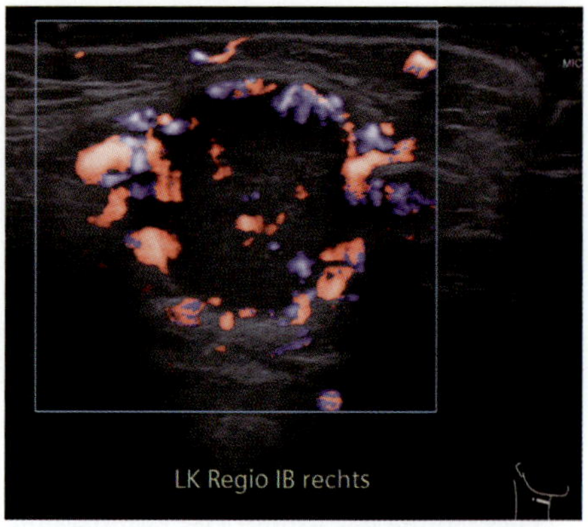

Abb. 10.4 B-Bild-Sonografie und dopplerbasiertes Microvascular Imaging eines Lymphknotens bei einem Patienten mit malignem Melanom der Oberlippe. Nach initial erfolgreicher operativer Therapie hatte sich nach 4 Jahren ein vergrößerter Halslymphknoten gezeigt. Er stellte sich als kugeliger, maximal ca. 26 mm durchmessender hypointenser Lymphknoten mit aufgehobener Binnenarchitektur ohne Nachweis eines Hilus und mit dorsaler Schallverstärkung dar. Die Mikrogefäßdarstellung zeigte ein eindeutig pathologisches Vaskularisationsmuster mit einer zentripetalen chaotischen Blutgefäßversorgung. Hiermit konnte die Diagnose einer Lymphknotenmetastase des vorbekannten malignen Melanoms gestellt werden, welche sich auch histopathologisch bestätigte. [T1077]

Vor- und Nachteile

Vorteile der Sonografie:

- Kostengünstig, gut verfügbar
- Keine Abhängigkeit von einem Radiologen, direkter Patientenkontakt bei der Untersuchung
- Keine Strahlenbelastung, beliebig oft wiederholbar
- Schnell, **nichtinvasiv,** schmerzlos, **risikoarm**
- **Echtzeitbilder** und Funktionsanalysen (Blutfuss und **Elastografie**)
- Intraorale Untersuchung möglich

Nachteile:

- **Limitierte Tiefenauflösung**
- Einblick in knöchern begrenzte oder stark luftgefüllte Organe (Totalreflexion) mehr oder minder begrenzt
- **Starker Qualitätsunterschied der Untersucher** (größtenteils fehlende systematisierte Ausbildung)
- Bildqualität von der Kooperationsfähigkeit und vom Habitus (Übergewicht, Barthaare) abhängig
- Schlechte Kommunizierbarkeit, da im wesentlichen Live-Bildgebung

Szintigrafie

Funktionsweise und Bildentstehung

Die Szintigrafie (von lat. scintillare = leuchten) ist ein nuklearmedizinisches Verfahren, welches die Darstellung von Organfunktionen und Stoffwechselprozessen im Körper zum Ziel hat. Sie basiert auf der Verabreichung von radioaktiven Substanzen (Radiopharmaka, Indikator, Tracer), die sich in dem zu untersuchenden Gewebe besonders gut anreichern. Dabei handelt es sich um **Gammastrahler** (i. d. R. ein **^{99m}Tc-Isotop**), die z. B. bei der **Skelettszintigrafie** an diagnostische Disphosphonate gebunden werden, die dann infolge des Bone Remodellings in die Knochen eingebaut werden. Die Bildgebung in der Szintigrafie geschieht durch die Detektion der Gammastrahlung, die von den Radiopharmaka ausgesendet wird, und ist umso stärker sichtbar, je höher der „Uptake" ist (im entzündeten Gewebe oder Skelettmetastasen).

Die Bildentstehung beginnt mit der Verabreichung des Radiopharmakons an den Patienten. Nach der Verabreichung verteilt sich das Radiopharmakon im Körper und reichert sich je nach seiner spezifischen biologischen Eigenschaft in bestimmten Organen oder Geweben an. Die Gammastrahlung, die von dem Radiopharmakon ausgesendet wird, kann von speziellen **Gamma-Kamera**s detektiert werden. Durch sie können die Verteilungsmuster und ggf. eine pathologische Akkumulation von gammastrahlenden Radionukliden (z. B. ^{131}I oder ^{99m}Tc) im Patienten dargestellt werden, was Rückschlüsse auf pathologische Veränderungen gestattet. Die Gamma-Kamera besitzt mehrere Szintillationszähler, die arrayartig angeordnet sind, um eine räumliche Auflösung zu gestatten. Diese sind aus Kollimatorblende, Detektoren (Szintillationskristallen), Lichtleitern und Photomultipliern aufgebaut. Die Photomultiplier-Röhren verstärken die Lichtsignale und wandeln sie in elektrische Signale um, die von einem Computer analysiert werden. Über die Auswahl der Kollimatorblende wird die gewünschte Bildauflösung eingestellt. Der Computer rekonstruiert die Verteilung des Radiopharmakons im Körper und erstellt daraus planare Szintigramme, die in Form von Bildern dargestellt werden. Die Szintigramme zeigen die Verteilung des Radiopharmakons im Körper als helle oder dunkle Bereiche, abhängig von der Aktivität des Radionuklids in den verschiedenen Organen oder Geweben.

Alternativ kann die Darstellung durch die Kamera dreidimensional in Form der **SPECT** (**Single Photon Emission Computed Tomography**) ähnlich einer CT in Form eines dreidimensionalen Modells über die Aufzeichnung der Kamerabilder aus zahlreichen Winkeln erfolgen. Die SPECT lässt sich zur besseren Ortsauflösung und zur Korrelation mit morphologischen Veränderungen mit der Computertomografie kombinieren (**SPECT-CT**).

Indikationen der Szintigrafie in der Zahnmedizin und der Mund-, Kiefer- und Gesichtschirurgie

- Die **Knochenszintigrafie** kann zur Diagnose von Knocheninfektionen im Kiefer eingesetzt werden. Diese können durch verschiedene auslösende Faktoren verursacht werden wie z. B. Zahnabszesse, nicht verheilte Frakturen, Osteomyelitis (→ Abb. 10.5, → Abb. 10.6) oder Entzündungen nach zahnchirurgischen Eingriffen. Mit der Szintigrafie kann die Aktivität des Radionuklids in den Entzündungsbereichen im Kiefer dargestellt werden, was eine schnelle und genaue Diagnose ermöglicht. Allerdings kann es auch hier zu falsch positiven Befunden kommen, falls in diesem Bereich eine Operation relativ kurz vor der Untersuchung stattgefunden hat und somit regelrechte Heilungsprozesse als Entzündung fehlgedeutet werden. Es sollte daher ein Zeitraum von 6 Monaten nach einer vorangegangenen Operation vor einer sinnvollen szintigrafischen Untersuchung abgewartet werden. Ihre frühere Rolle beim Staging von Mundhöhlenkarzinomen (Frage nach Knochenbeteiligung) hat sie weitgehend an spezifischere Verfahren (z. B. die CT) abgegeben.
- Die **Sentinel-Lymphknotendiagnostik (SLND)** dient der Ermittlung des erstdrainierenden oder Wächterlymphknotens. Hierbei wird ein Radiopharmakon peritumoral injiziert, welches in die Lymphknoten abtransportiert wird. Anschließend wird die Aktivität der Lymphknoten szintigrafisch gemessen, um den „Sentinel-Lymphknoten" zu identifizieren. Dieser wird anschließend operativ entfernt und standardisiert histologisch untersucht, um das Vorhandensein von Krebszellen festzustellen. Die SLND ist ein wichtiger Bestandteil der Ausbreitungsdiagnostik beim malignen Melanom, beim Mammakarzinom und auch beim Kopf-Hals-Karzinom.

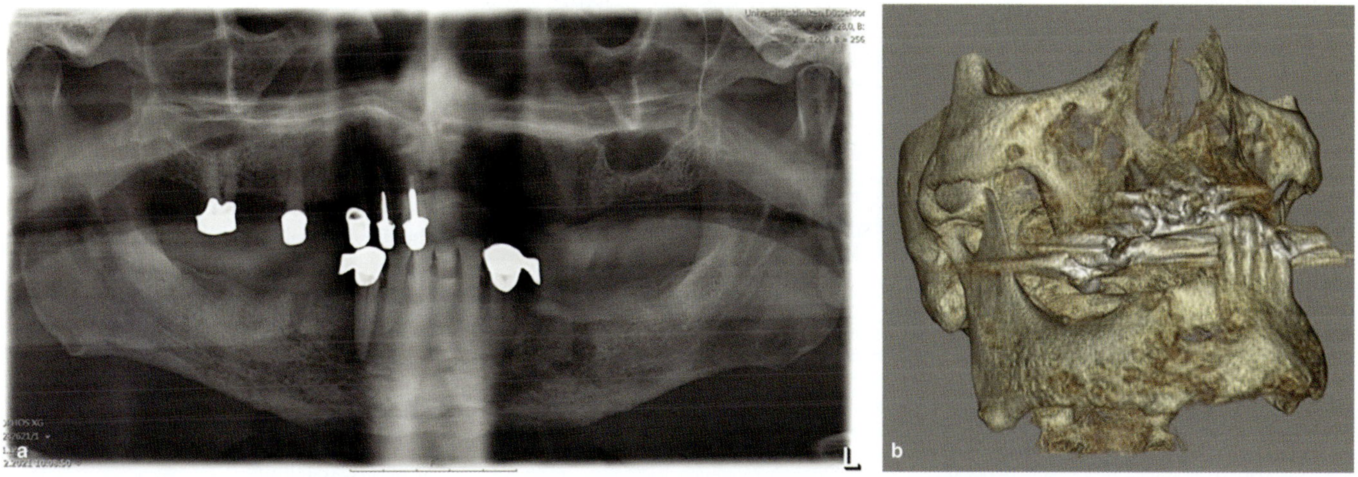

Abb. 10.5 Patient mit submentalem Abszess bei unklarem Fokus, bei dem sich nach Inzision und Drainage initial eine deutliche Besserung der Symptomatik zeigte. Im Intervall zeigte sich eine erneute Sekretion submental links mit Fistelbildung, sodass eine umfangreiche Diagnostik durchgeführt wurde. [T1077]

a) Panoramaschichtaufnahme des Unterkiefers mit eher diskreten Veränderungen in der Unterkieferfront im Sinne einer Rarefizierung der Knochenstruktur, Knochenneubildung und Periostabhebung

b) 3D-Rekonstruktion des Knochen-CT-Scans mit ausgeprägten Osteolysen, persistierender Alveole 043, deutlich aufgelockerter Knochenstruktur des ventralen Mandibulaanteils mit Unterbrechung der Corticalis in regio 042–044 sowie verdicktem Periost in regio 035–036 und 045–046

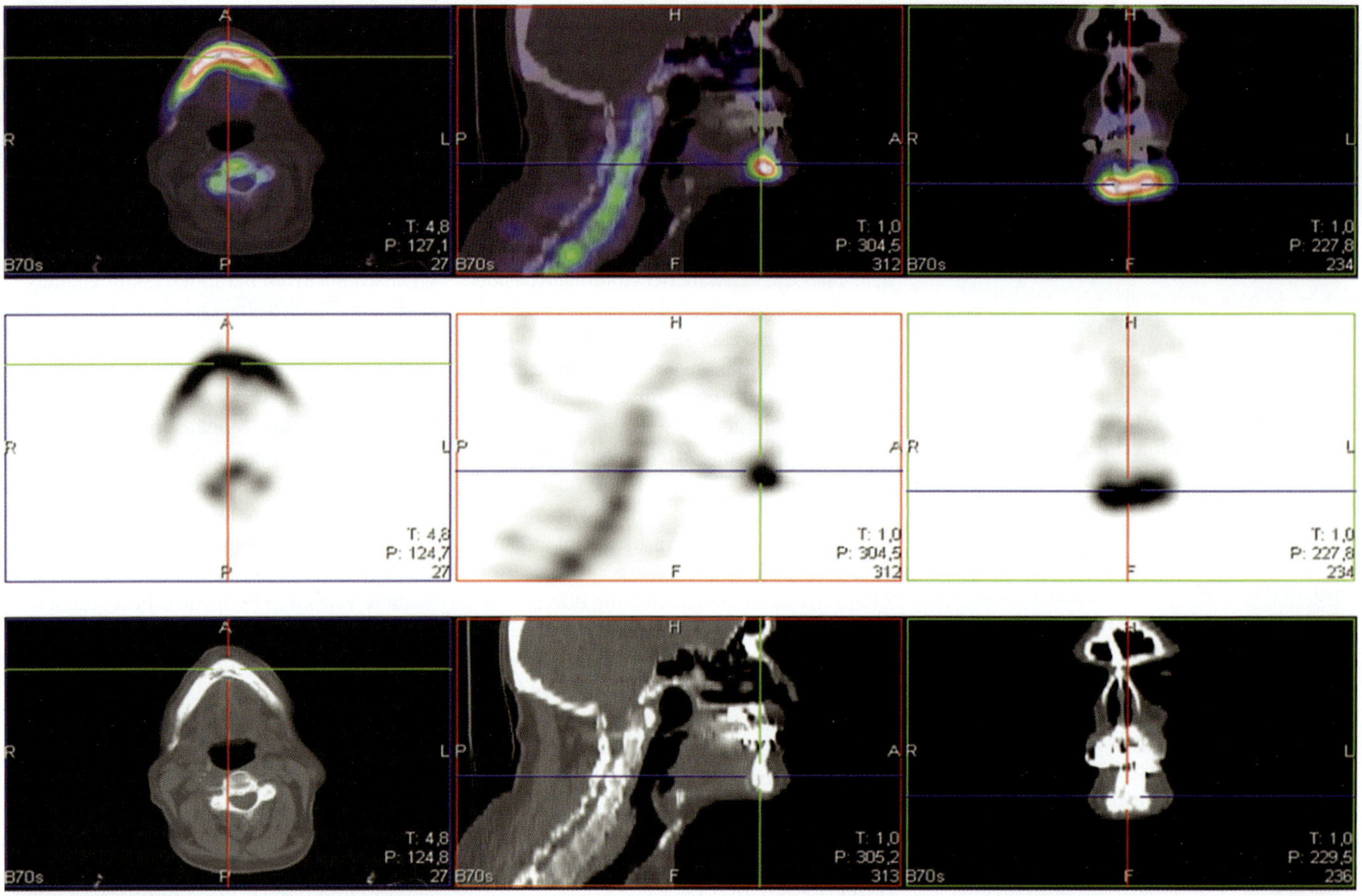

Abb. 10.6 Derselbe Patient wie bei Abbildung 12-5: 3-Phasen-Ganzkörperskelettszintigrafie mit 760 MBq Tc-99 m-DPD (Diphospho-1,2-propandicarbonsäure) planar und Schädel in SPECT-CT-Technik: Hierbei zeigte sich in der Perfusionsphase eine leicht gesteigerte Perfusion, in der Mineralisationsphase fand sich eine intensive, deutlich vermehrte DPD-Speicherung im Corpus mandibulae beidseits linksbetont. Der intensiv vermehrte Knochenstoffwechsel wies eine floride Osteomyelitis des Unterkiefers nach. [T1077]

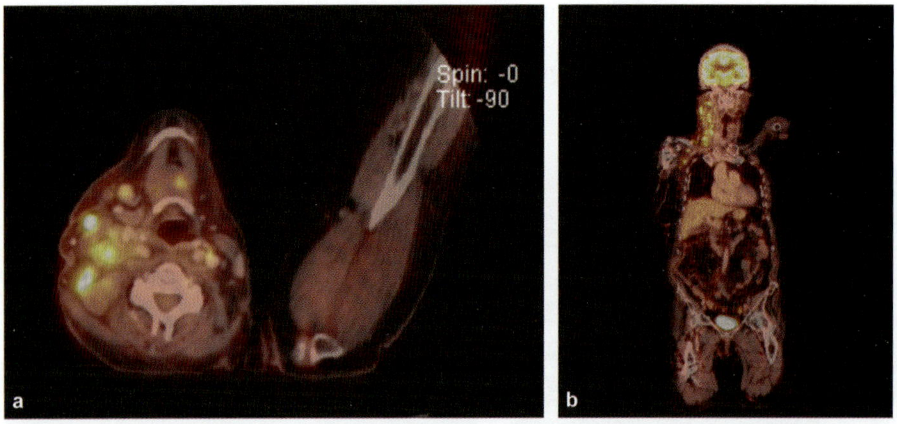

Abb. 10.7 PET-CT einer 85-jährigen Patientin mit einer seit 3–4 Wochen bestehenden schmerzlosen Schwellung rechts zervikal. Alio loco wurde ein vergrößerter Lymphknoten entfernt. Histologisch zeigte sich ein gering differenziertes, nicht wesentlich verhornendes Plattenepithelkarzinom. Eine Stellungnahme zum Primarius war nicht möglich. HNO-, haut- und frauenärztlich fand sich klinisch kein Hinweis auf einen Primarius. Es wurde daraufhin ^{18}F-FDG-PET-CT zur Primariussuche durchgeführt. Dort zeigten sich rechts zervikal betont zahlenmäßig deutlich vermehrte, teils pathologisch vergrößerte FDG-speichernde Lymphknoten, die ein Muster mit hoher metabolischer Aktivität aufwiesen, was für das Vorhandensein von Metastasen spricht. Die gleichen Befunde fanden sich auch mediastinal und axillär rechts. Auch hier ergab sich nach bioptischer Sicherung kein Hinweis auf einen eventuellen Primarius. [T1077]

a) Axiale und

b) koronare Schnittebene

Vor- und Nachteile

Vorteile der Szintigrafie:

- Nichtinvasive Technik, die **kaum Einschränkungen durch Alter oder Gesundheitszustand** aufweist
- Hohe **Sensitivität:** kann schon früh geringfügige, aber pathologische Änderungen der physiologischen Funktion der Gewebe erkennen, wenn andere morphologische Verfahren noch Normalbefunde anzeigen
- Anders als die Standardverfahren wie CT oder MRT kann sie Aussagen über den **Funktionszustand von Geweben** ermöglichen, z. B. Schilddrüsenfunktionsstörungen, Tumoren, Entzündungen und Infektionen.

Nachteile:

- **Strahlenexposition**
- **Logistik** mit Kontrollbereich in der Nuklearmedizin und Herstellung der Radionuklide muss vorgehalten werden
- **Geringe Ortsauflösung** selbst bei SPECT-Darstellung
- **Weitgehendes Fehlen anatomischer Strukturen**

PET/PET-CT

Funktionsweise und Bildentstehung

Das PET-CT ist eine Kombination aus der Positronenemissionstomografie (PET) und der Computertomografie (CT). Die PET liefert Informationen über biologische Vorgänge, z. B. Stoffwechselprozesse oder Tumorwachstum, während die CT anatomische Bilder des Körpers generiert. Ein **PET-CT-Gerät** kombiniert hierbei die Vorteile einer hohen Ortsauflösung (≤ 0,35 mm) der CT mit der hohen Sensitivität der vorgenannten Szintigrafie.

Die Bildentstehung läuft hier in mehreren Schritten ab:

1. Ein **Radiopharmakon (Tracer),** z. B. ^{18}Fluorodesoxyglukose (18F-**FDG**), ^{18}F-Fluorethylthyrosin (^{18}F-FET) oder 68Ga-Fibroblastenaktivierungsprotein-Inhibitoren (68Ga-FAPI), das aus einer schwach radioaktiven Substanz und einem Trägermolekül, z. B. einem Zucker oder einer Aminosäure, besteht, wird dem Patienten in der Regel **in die Vene injiziert.** Es verteilt sich im Körper und reichert sich in besonders stoffwechselaktiven Regionen, z. B. Tumoren, an.
2. Die PET-Tracer sind Betastrahler, und ein beim Zerfall entstandenes Positron wird beim Auftreffen auf ein Elektron gemeinsam mit diesem vernichtet (Annihilation). Hierbei entstehen 2 Photonen (Gammastrahlung), die sich in entgegengesetzten Richtungen voneinander entfernen (**Vernichtungsstrahlung**). Idealerweise treffen diese Photonen dann simultan auf 2 Detektoren, wodurch dann der Computer den Ort der Positron-Elektron-Vernichtung auf der sog. **Koinzidenzlinie** berechnen kann.
3. **Datenaufnahme:** Der Computer verwendet spezielle Algorithmen, um aus den Daten ein dreidimensionales Bild des Körpers zu erzeugen, welches die Verteilung des Radiopharmakons im Körper zeigt.
4. **Fusion von PET- und CT-Bildern:** Die CT-Komponente des PET-CT ergänzt die Information über anatomische Strukturen des Körpers. Die CT-Bilder werden vom Computer mit den PET-Bildern fusioniert, um ein vollständiges Bild des Körpers zu erstellen. Verschiedene graduierte Farbpaletten dienen hierbei dazu, die unterschiedliche Tracer-Anreicherung zu visualisieren.

Bedeutung des PET-CT in der Kopf-Hals-Chirurgie

Das PET-CT hat in der Kopf-Hals-Chirurgie eine wichtige Bedeutung bei der Diagnose und Therapieüberwachung von verschiedenen Erkrankungen. Hierbei können sowohl gutartige, besonders aber auch **bösartige Tumoren des Kopf-Hals-Bereichs** wegen ihrer hohen Stoffwechselaktivität besonders gut untersucht werden. Hierbei hat die ^{18}FDG-PET-CT-Untersuchung gemäß aktuellen Leitlinien keinen Stellenwert in der Primärdiagnostik der Ausdehnung eines Mundhöhlenkarzinoms. Vielmehr besteht ihre Rolle darin, vor ausgedehnten belastenden Therapiemaßnahmen (z. B. einer verstümmelnden Operation) sehr früh und sensitiv **Fernmetastasen,** z. B. in Lunge, Leber oder Gehirn, nachzuweisen bzw. auszuschließen. Sie ist hierin der alleinigen ^{18}FDG-PET überlegen. Sie kann auch bei grenzwertig großen **Lymphknoten** (kurzer Durchmesser größer 5 mm) im CT oder MRT die diagnostische Genauigkeit erhöhen. Allerdings weist die PET-CT bei der Untersuchung der Halslymphknoten eine relativ geringe Spezifität auf, sodass sie zur Lymphknotendiagnostik auch wegen der relativ schlechten praktischen Verfügbarkeit nicht routinemäßig zum Einsatz kommt.

Ihren festen Stellenwert hat die PET-CT allerdings bei **metastatischer zervikaler Lymphadenopathie** bei der Suche des Primärtumors („cancer of unknown primary", CUP-Syndrom, → Abb. 10.7). Eine weitere wichtige Rolle spielt die PET-CT im Rahmen der **Rezidiverkennung** nach initial erfolgreicher Tumorbehandlung, vor allem nach Radiochemotherapie. Hier hat die PET-CT eine höhere Sensitivität als die CT oder MRT einzeln oder in Kombination.

Vor- und Nachteile

Vorteile der PET-CT:

- Sehr gut geeignet zur **Ausbreitungsdiagnose, Therapieüberwachung** und **Planung von Operationen**
- Hohe Sensitivität bei der Suche nach Lymphknoten- und Fernmetastasen von bekannten Tumoren, gut zum Nachweis des Therapieansprechens
- Verfahren der Wahl beim CUP-Syndrom

Nachteile:

- Sehr hohe Strahlenbelastung, hohe Kosten, schlechte Verfügbarkeit
- **Hoher Aufwand,** der mit der Tracer-Herstellung, der Überwachung des Patienten in der Nuklearmedizin und der erforderlichen Befundung sowohl durch einen Radiologen als auch durch einen Nuklearmediziner verbunden ist
- Lang dauernder Untersuchungsablauf

Zusammenfassung

- Bei Beachtung der Limitationen (Untersucherabhängigkeit, Probleme an aneinander angrenzenden Geweben unterschiedlicher akustischer Impedanz, Auflösung tieferer Gewebe nicht so gut wie die oberflächennaher Strukturen) ist die **Sonografie** ein exzellentes bildgebendes Verfahren.
- Highlights der Sonografie: Speicheldrüsendiagnostik, Schilddrüsendiagnostik, Gefäßdiagnostik, Halsweichteile. Keine Strahlenbelastung, ubiquitäre Verfügbarkeit, gut geeignet zur Verlaufskontrolle und zur Tumornachsorge.
- Nur sehr eingeschränkt anwendbar ist die Sonografie zur Frakturdiagnostik (Ausnahmen z. B. Nase, intraoperative Kontrolle nach Jochbogenreposition, pädiatrischer Bereich), zur Kieferhöhlendiagnostik und zur Knochendarstellung.
- Die **Szintigrafie** ist ein sehr sensitives nuklearmedizinisches Verfahren zum Nachweis funktioneller oder stoffwechselaktiver Prozesse der Schilddrüse oder der Speicheldrüsen. Nachteile sind der logistische Aufwand und die eingeschränkte Spezifität.
- Die schlechte Ortsauflösung der Szintigrafie kann durch 3D-Techniken (SPECT) und durch Kombination mit anderen bildgebenden Verfahren (CT und MRT) verbessert und um morphologische Informationen ergänzt werden.
- Die **PET-CT** ist eine Kombination aus Positronenemissionstomografie und Computertomografie, die eine detaillierte Beurteilung des Stoffwechsels und der Struktur von Geweben ermöglicht. Sie ist besonders nützlich bei der Beurteilung von Tumoren im Kopf-Hals-Bereich (Suche nach Primärtumor, Ausbreitungsdiagnostik, Rezidiverkennung nach initialer Tumortherapie).

Spezieller Teil

DENTICS

Pathologien der Zähne

Pathologien des Kiefers

Weitere bildgebende Diagnostik

11 Dentale Pathologien

Dentale Pathologien sind vielfältig. In diesem Kapitel soll die physiologische und pathologische Entwicklung der Zähne radiologisch beschrieben werden. Die wichtigsten röntgenologischen dentalen Pathologien stellen zudem die Karies inklusive Pulpitis und die dentale Traumatologie dar.

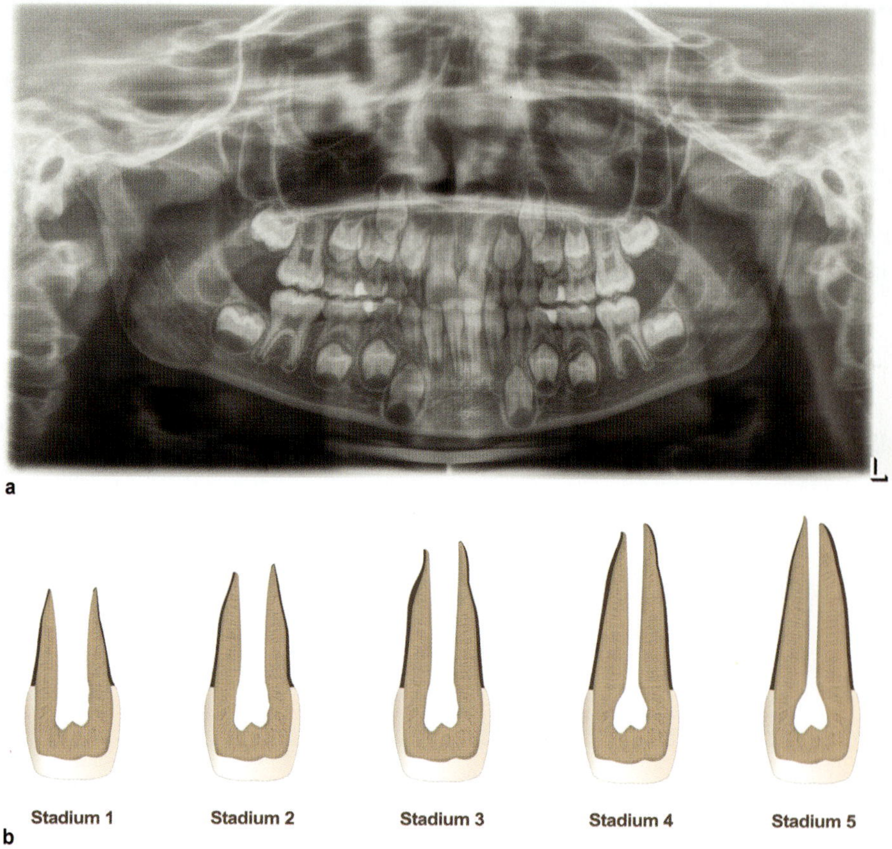

Abb. 11.1 Wechselgebiss
a) Im OPT ist ein Wechselgebiss abgebildet. Die adulten Frontzähne sind bereits durchgebrochen, die Milchzähne 3–5 aller Quadranten sind jedoch noch vorhanden. Unter ihnen liegen die Zahnkeime der noch nicht durchgebrochenen Zähne. Im Bereich der Weisheitszähne sind bisher nur rundliche Aufhellungen erkennbar, welche auf eine Anlage der Weisheitszähne hindeuten. [O708]
b) Schematisch Darstellung der Entwicklungsstadien der Zähne im Durchbruch [M1135]

Grundlagen

Ein Milchgebiss besteht aus 20 Milchzähnen, ein adultes Gebiss besteht aus 32 Zähnen. Milchzähne unterscheiden sich von den adulten Zähnen in den folgenden Eigenschaften:

- Milchzähne sind in allen Dimensionen kleiner.
- Das Pulpakavum ist in Milchzähnen in Relation größer.
- Die Pulpahörner reichen in Milchzähnen höher.
- Die mesiodistale Distanz ist im Verhältnis zur Kronenhöhe größer.
- Milchzähne haben schmalere und längere, ggf. divergierende, Wurzeln.
- Milchzähne zeigen zervikal eine prominentere Form.
- Schmelz und Dentin sind in Milchzähnen deutlich dünner.

Die Entwicklungsdauer der bleibenden Zähne beträgt etwa 10 Jahre, die normale Durchbruchszeit eines Zahnes ist erreicht, wenn 50–75 % der Wurzel ausgebildet sind. Im Röntgenbild imponiert insbesondere die enge Lagebeziehung der bleibenden Zähne zu den Milchzähnen (→ Abb. 11.1).

Dysgnathe und dysfunktionelle Entwicklung

> Anomalien der Zähne werden nach der Anzahl der Zähne, nach der Größe der Zähne und nach der Form von Missbildungen der Zahnhartsubstanzen unterschieden.

Störungen der dentalen Entwicklung können Folge von genetischen Fehlentwicklungen oder von Umwelteinflüssen sein.

Zahnzahl

Abweichungen von der Zahnzahl lassen sich in Überzahl (**Hyperdontie**) und Unterzahl (**Hypodontie**) unterscheiden.

Hyperdontie

Eine Überzahl von Zähnen tritt mit einer Häufigkeit von 1–3 % auf. Männliche Patienten sind doppelt so häufig betroffen wie weibliche. Diverse überzählige Zähne finden sich häufig bei syndromalen Erkrankungen (z. B. Dysostosis cleidocranialis).

- **Mesiodens** = überzählige Zahnanlage zwischen den mittleren Schneidezähnen der Kiefer, häufig in Zapfen- oder Tütenform mit konischer Krone und kurzer Wurzel (→ Abb. 11.2)
- **Disto- und Paramolaren** = kleine molarenähnliche Zähne, die als 4. oder 5. Molaren distal der 8er (disto) oder bukkal der Interdentalräume zwischen den Molaren (para) entstehen

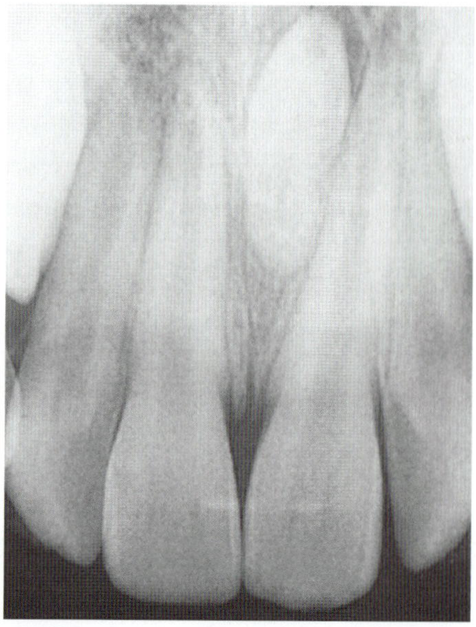

Abb. 11.2 Mesiodens (überzählige Zahnanlage zwischen den mittleren Schneidezähnen) [E1343]

Hypodontie

Bei weniger Zähnen als der Norm lässt sich eine **Anodontie** (keine Zahnanlagen) von einer **Oligodontie** (Fehlen von 6 oder mehr Zähnen, → Abb. 11.3) und einer **Hypodontie** (Fehlen von bis zu 5 Zähnen) unterscheiden. Am häufigsten betroffen sind die Weisheitszähne (ca. 25 %), die zweiten Prämolaren (Unterkiefer ca. 5 %, Oberkiefer ca. 3 %), der seitliche Schneidezahn des Oberkiefers (ca. 1–2 %) und der mittlere Schneidezahn des Unterkiefers (ca.1 %).

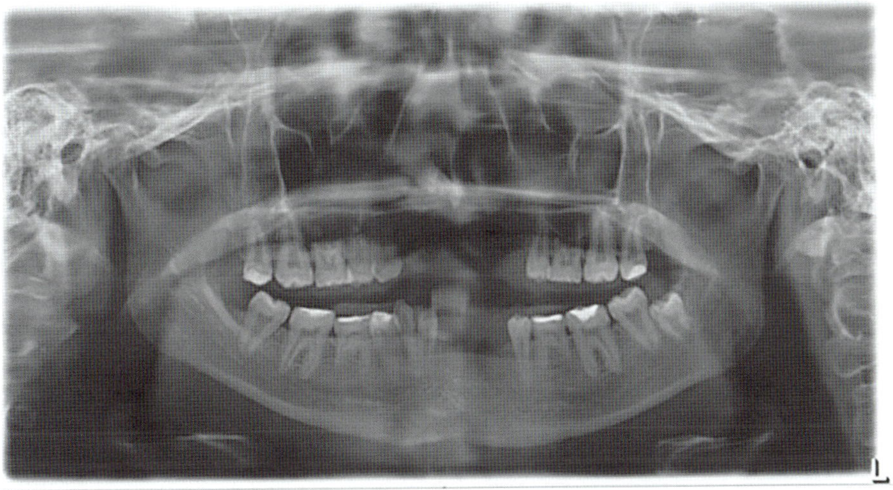

Abb. 11.3 Oligodontie
OPT mit Nichtanlage von über 6 Zähnen [T1077]

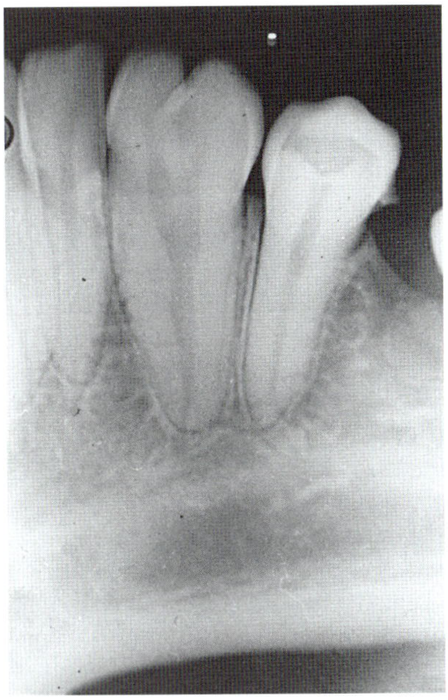

Abb. 11.4 Gemination
Der Zahnfilm zeigt eine Gemination der Zähne 32 und 33. [E1344]

Zahngröße und -form

Anomalien der Zahnform sind häufig Mikrosymptome einer Hyper- oder Hypodontie (→ Tab. 11.1).

Wurzelresorptionen/Milchzahnresorption

Wurzelresorptionen an bleibenden Zähnen können physiologisch im Rahmen des Zahnwechsels auftreten. Sie können jedoch auch einen Hinweis auf eine bereits früher erfolgte kieferorthopädische Therapie darstellen oder Ausdruck einer Pathologie (z. B. Druckatrophie durch Zysten, Tumoren oder retinierte Zähne, Traumata oder periapikale Entzündungen) sein. Abweichungen vom regulären Prozess der Resorption der Milchzähne wie z. B. eine asymmetrische oder eine intermittierende Resorption können Ausdruck eines gestörten Zahnwechsels sein. Rein interne Wurzelresorptionen können ein Hinweis auf eine bakterielle Infektion bzw. ein internes Granulom sein.

Tab. 11.1 Anomalien der Zahnform

Anomalie	Erklärung
Gemination (→ Abb. 11.4)	Zahnkeimpaarung, Zwillingsbildung
Synodontie	Zahnverschmelzung, Vereinigung getrennter, benachbarter Zahnanlagen
Schizodontie	Vollständige Zahnkeimteilung, überzähliger Zahn
Dens invaginatus	Dens in dente, Einstülpung der Oberfläche
Margoide Differentiation	T-/Y-förmige Kronen
Dilazeration	Verbiegung der Wurzel
Taurodontismus	Großes Pulpenkavum auf Kosten der Wurzelpulpa, „Stierzähne"
Zapfenzahn	Hypoplastischer Zahn, der lateral der Frontzahnmitte in Zapfen- oder Tütenform mit konischer Krone und kurzer Wurzel vorkommt

Zahnstellung/-lage

Eine Keimanlage in falscher Lage bezeichnet man als **Heterotopie.** Zähne können *retiniert, verlagert* oder retiniert und verlagert sein. Ist das Wurzelwachstum noch nicht abgeschlossen, bezeichnet man die Zähne als retiniert, wenn das Wurzelwachstum abgeschlossen ist, bezeichnet man die Zähne als *impaktiert* (→ Abb. 11.5). Abgesehen von den Weisheitszähnen sind hiervon die Oberkiefer-3er (55 %), die Unterkiefer-5er (11 %) und die Oberkiefer-1er (9 %) am häufigsten betroffen. Bei einer **Transposition** ist die Lage eines Zahnes mit der eines anderen Zahnes vertauscht. Sind bei Patienten nach dem 12. Lebensjahr die Weisheitszähne im Röntgenbild noch nicht erkennbar sind, so kann von einer Aplasie ausgegangen werden.

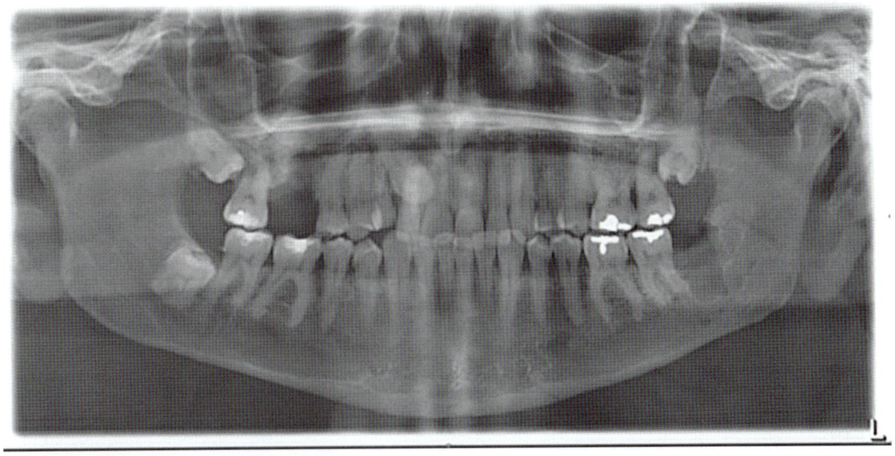

Abb. 11.5 Impaktierte und verlagere Zähne
Im OPT zeigen sich impaktierte Weisheitszähne 18, 28 und 48. Der Zahn 13 ist impaktiert und verlagert. Zahn 38 ist kürzlich extrahiert worden, in regio 038 stellt sich deshalb nur noch eine leere Alveole als Aufhellung in Röntgenbild dar. [T1077]

Karies und Endodontie

In der dentalen Radiologie können alle an Zähnen vorhandenen Pathologien beschrieben werden. Dazu zählen auch alle röntgendichten Füllungen, Wurzelfüllung und Kronen, Implantate und andersartiger Zahnersatz. Diese stellen sich im Röntgenbild als Verschattung dar und können unter Umständen zu Verschattungen führen. Kariöse Läsionen und apikale Wurzelläsionen stellen sich im Röntgenbild als Aufhellung dar.

Karies

Karies entsteht durch Demineralisation der Zahnhartsubstanz durch eine chemische Reaktion in der Kontaktzone von Schmelz zu Plaque. Diese demineralisierte Zone im Zahn ist daraufhin im Röntgenbild als Aufhellung erkennbar. Je nach Tiefe und Ausdehnung der Aufhellung in der Zahnhartsubstanz kann eine Karies in die Grade E1–E2 auf den Zahnschmelz begrenzt und D1–D3 bis in das Dentin ausgedehnt eingeteilt werden (→ Abb. 11.6, → Abb. 11.7). E1 beschreibt dabei eine Aufhellung in der äußeren Schmelzhälfte, E2 eine Aufhellung in der inneren Schmelzhälfte. D1–D3 beschreiben jeweils eine Aufhellung im äußeren, mittleren und pulpanahen Dentindrittel. Am besten lässt sich diese Diagnostik an einer Bissflügelaufnahme ableiten. Radiologisch sichtbare Schmelzläsionen (E1 und E2) weisen klinisch jedoch nur sehr selten Kavitationen auf.

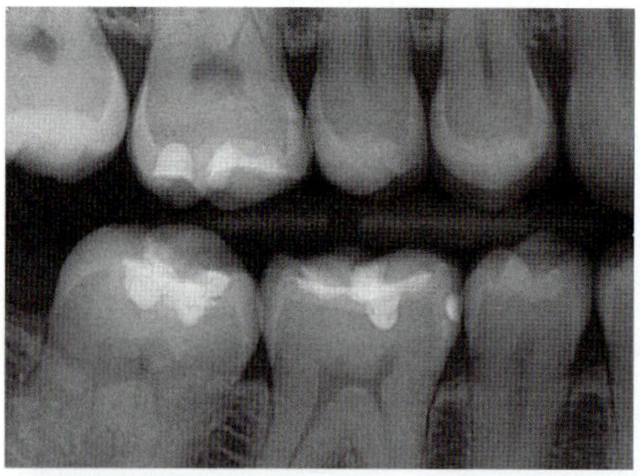

Abb. 11.6 Bissflügelaufnahme rechts mit D1 Karies mesial an 16, E2 Karies distal an 15 und E2 Karies distal an 14 [M1380]

Pulpitis/endodontische Behandlung

Eine Entzündung der Pulpa eines Zahnes (Pulpitis) zeigt sich im Röntgenbild indirekt durch einen verbreiterten Parodontalspalt oder durch eine **periapikale Aufhellung,** ausgelöst durch eine entzündungsbedingte periapikale Osteolyse (→ Abb. 11.8). Diese kann durch eine Wurzelkanalbehandlung therapiert werden. Im Rahmen einer endodontischen Behandlung können entsprechend den einzelnen Therapieschritten Röntgenkontrollaufnahmen mittels Zahnfilm angefertigt werden. So ist nach der Trepanation die Reinigung des Wurzelkanals mittels aufbereitender Instrumente (Handfeile oder mechanische Feile) notwendig. Es folgt ggf. die Einlage eines Medikamententrägers oder die weitere Aufbereitung des Wurzelkanals zur nachfolgenden Wurzelfüllung. Dabei kann die Länge des Wurzelkanals radiologisch bestimmt (**Messaufnahme**) und die korrekte Passform und Länge des Masterpoints zur Wurzelfüllung radiologisch überprüft (**Masterpointaufnahme**) werden. Abschließend wird die Wurzelfüllung noch einmal durch eine Röntgenaufnahme überprüft (→ Abb. 11.9). Hierbei können auch Überfüllungen, unzureichende Wurzelkanalfüllungen und abgebrochene Instrumente dargestellt werden. Eine **Via falsa** besteht, wenn die Aufbereitung im Bereich des Kavums den ursprünglichen Kanalverlauf verlässt.

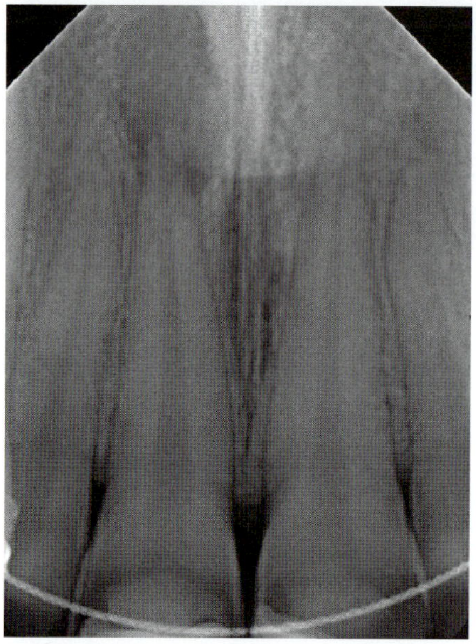

Abb. 11.8 Apikale Osteolyse an Zahn 11 [M1380]

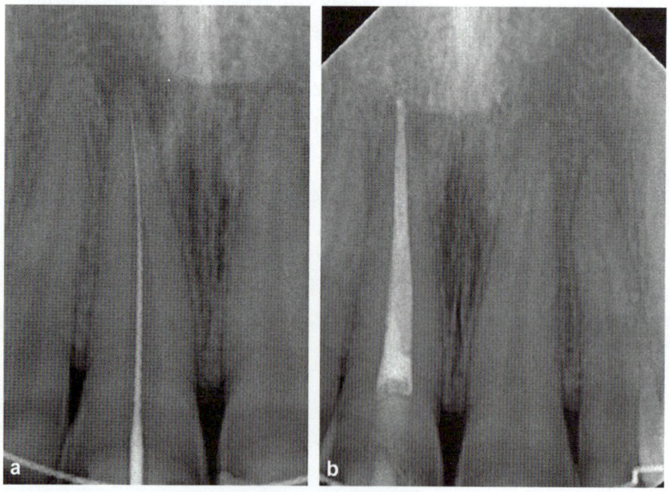

Abb. 11.9 Wurzelkanalbehandlung und Wurzelfüllung [M1380]
a) Längsmessung (Messaufnahme) des Wurzelkanals. Eine Handfeile im Wurzelkanal misst den Abstand zur Wurzelspitze.
b) Fertige Wurzelkanalfüllung. Diese zeigt sich als Verschattung im Wurzelkanal.

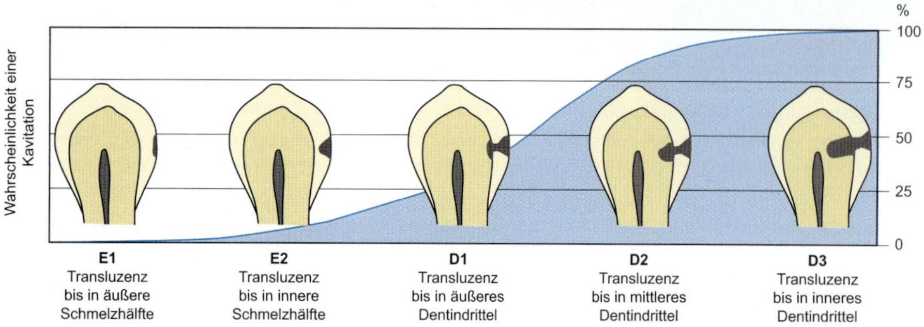

Abb. 11.7 Radiologische Karieskassifikation nach Tiefe und Ausdehnung der Aufhellung [E1081/L143]

Dentale Traumata

Im Rahmen von Gesichtstraumata können Verletzungen der Zähne entstehen, welche sich im Zahnfilm, im OPT, aber auch im DVT oder CT darstellen lassen. Für ein reines Zahntrauma ist ein Zahnfilm in der Regel ausreichend. Dentale Traumata können Luxationen oder Zahnfrakturen enthalten.

Luxationen/Intrusionen

Eine Luxation eines Zahnes beschreibt eine Lösung des gesamten Zahnes aus der knöchernen Alveole. Klinisch imponiert eine „Verlängerung" des Zahnes oder eine leere Alveole. Es lassen sich, je nach Erweiterung des Parodontalspaltes, 3 Luxationsgrade unterscheiden (→ Tab. 11.2).
Luxierte Zähne können reponiert werden. Nach der Reposition empfiehlt sich eine erneute Zahnfilmaufnahme zur Kontrolle der korrekten Reposition.
Bei Intrusionen wirkt ein Zahn klinisch „verkürzt". Der Zahn wird durch das Trauma in die Alveole gedrückt und ggf. verlagert. Im Zahnfilm zeigen sich neben der Verlagerung des Zahnes eine Auflösung der periapikalen Strukturen auf der einen und eine Verbreiterung des Parodontalspaltes auf der anderen Seite.

Tab. 11.2 Zahnluxationen

Grad der Luxation	Röntgenbefund im Zahnfilm
Luxation 1. Grades	Parodontalspalt < 2 mm verbreitert
Luxation 2. Grades	Parodontalspalt > 2 mm verbreitert
Luxation 3. Grades (Avulsion)	Leere Alveole

Zahnfrakturen

Frakturen der Zähne lassen sich in extraalveoläre und intraalveoläre Zahnfrakturen unterscheiden. Diese wiederum unterscheiden sich durch die betroffenen Strukturen (Schmelz, Dentin, Pulpa; → Abb. 11.10).
Sie sind im Röntgenbild durch eine Unterbrechung der Zahnhartsubstanz erkennbar. Extraalveoläre Frakturen umfassen die Infraktur, unkomplizierte Frakturen mit und ohne Dentinbeteiligung und komplizierte Frakturen mit Eröffnung der Pulpa. Diese werden vor allem klinisch evaluiert. Ein Zahnfilm kann jedoch unterstützend die Ausdehnung der Fraktur erfassen und weitere Traumafolgen ausschließen. Intraalveoläre Frakturen umfassen den Zahnhals, Frakturen zwischen Zahnhals und Wurzelmitte, Frakturen zwischen Wurzelmitte und Apex und Längsfrakturen.

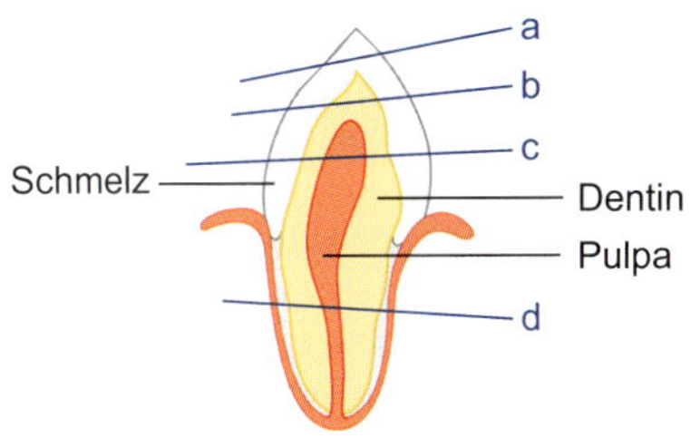

Abb. 11.10 Zahnfrakturen (unkomplizierte Schmelzfraktur [a], unkomplizierte Schmelz-Dentin-Fraktur [b], komplizierte Schmelz-Dentin-Fraktur mit Eröffnung der Pulpa [c] und Wurzelfraktur, hier im mittleren Drittel [d]) [L231]

Zusammenfassung

- Anomalien der Zähne werden nach der Anzahl der Zähne, nach der Größe der Zähne und nach der Form von Missbildungen der Zahnhartsubstanzen unterschieden.
- Je nach Tiefe und Ausdehnung der Aufhellung in der Zahnhartsubstanz kann eine Karies in die Grade E1–E2 auf den Zahnschmelz begrenzt und D1–D3 bis in das Dentin ausgedehnt eingeteilt werden.
- Eine periapikale Aufhellung weist auf eine Entzündung der Zahnpulpa hin.
- Im Rahmen einer Wurzelkanalbehandlung kann durch mehrere Zahnfilmaufnahmen der Therapieerfolg kontrolliert werden (Messaufnahme, Masterpointaufnahme und Kontrollaufnahme der fertigen Wurzelfüllung).
- Zahntraumata sind durch eine Verlagerung der Zähne, einen verbreiterten Parodontalspalt oder durch eine Unterbrechung der Zahnhartsubstanz im Röntgenbild differenzierbar.

Peridentale Entzündungen lassen sich radiologisch nachweisen, wenn sie unter Beteiligung des Knochens ablaufen. Diese Reaktion des Knochens auf eine Entzündung kann durch eine Osteolyse (Aufhellung im Röntgenbild), einen horizontalen oder vertikalen Knochenabbau sowie bei chronischen Entzündungen durch eine Sklerosierung (Verschattung im Röntgenbild) sichtbar werden. Peridentale Entzündungen umfassen die Gingivitis, die Parodontitis, die Periimplantitis und die Osteomyelitis. Von peridental ausgehende Raumforderungen (Zysten oder Tumoren) werden in den entsprechenden Kapiteln beschrieben.

Parodontopathien

Grundlagen

Parodontopathien können in 8 Unterklassen unterteilt werden:

1. Gingivale Erkrankungen
2. Chronische Parodontitis
3. Aggressive Parodontitis
4. Parodontitis als Manifestation systemischer Erkrankungen
5. Nekrotisierende Parodontalerkrankungen
6. Abszesse des Parodonts
7. Parodontitis im Zusammenhang mit endodontischen Läsionen
8. Entwicklungsbedingte oder erworbene Deformationen und Zustände

Gingivale Erkrankungen (plaqueinduziert mit oder ohne systemische Faktoren oder arzneimittelinduziert und nicht plaqueinduziert) lassen sich nur schwer radiologisch abbilden, weshalb hier nicht näher darauf eingegangen wird. Hier ist die klinische Evaluation vorrangig.
Die **chronische Parodontitis** tritt vor allem bei Erwachsenen auf. Durch lokale Reizfaktoren (subgingivaler Zahnstein, Kronenränder, Stress, Tabakkonsum, Systemerkrankungen) in Verbindung mit Plaque (die Zusammensetzung dessen ist dabei variabel) kommt es zu einer Destruktion des Parodonts. Gemessen wird die Parodontitis durch einen klinischen Attachmentverlust (CAL). Betrifft dieser < 30 % der Zahnflächen, so ist er lokalisiert, betrifft er > 30 % der Zahnflächen, so ist er als generalisiert zu bezeichnen. Zudem können die Schweregrade leicht, moderat und schwer differenziert werden (1–2 mm CAL = leicht, 3–4 mm CAL = moderat, > 5 mm CAL = schwer).

Die **aggressive Parodontitis** zeichnet sich durch ein Missverhältnis zwischen der Menge der bakteriellen Plaque und dem Ausmaß der Gewebedestruktion aus. Sie betrifft vor allem jüngere Patienten. Vorrangig kommen die Bakterien Aggregatibacter actinomycetemcomitans und Porphyromonas gingivalis vor. Zudem besteht eine abnorme Phagozytenfunktion (hyperresponsiver Makrophagen-Phänotyp mit erhöhter Produktion von PGE2 und IL-1β). Dies resultiert in übermäßiger Gewebedestruktion.
Eine Parodontitis kann auch eine **Manifestation systemischer Erkrankungen** wie Neutropenie, Leukämie oder genetischer Störungen (z. B. Down-Syndrom, Leukocyte Adhesion Deficiency, Papillon-Lefèvre-Syndrom, Cohen-Syndrom) sein.
Nekrotisierende Parodontalerkrankungen sind die nekrotisierende ulzerierende Gingivitis (NUG) und die nekrotisierende ulzerierende Parodontitis (NUP). Die NUG geht klinisch mit ausgestanzten Papillen, spontanen Blutungen und Schmerzen einher, es liegt jedoch kein Attachmentverlust vor. Die NUP hingegen geht mit massivem Attachmentverlust einher und ist häufig mit HIV-Infektionen, schwerer Unterernährung oder Immunsuppression assoziiert.
Abszesse des Parodonts sind Gingivalabszesse, Parodontalabszesse und Perikoronarabszesse. Diese sind radiologisch als Aufhellung im Knochen sichtbar.
Eine Parodontitis kann als **Paro-Endo-Läsion** oder **Endo-Paro-Läsion** zusammen mit einer Pulpitis bestehen.
Entwicklungsbedingte oder erworbene Deformationen und Zustände des Parodonts umfassen lokalisierte zahnbezogene Faktoren, die Plaqueretention begünstigen, mukogingivale Verhältnisse, Schleimhautveränderungen auf zahnlosem Kiefer und okklusale Traumata.

Parodontitis

Zur Einschätzung der Schwere einer Parodontitis wird ein Parodontalstatus erstellt. Dieser besteht aus der klinischen Evaluation mit Erfassung des **Parodontalen Screening-Index (PSI)** und einem **Röntgenstatus (Rinn-Status).** Mithilfe des Röntgenstatus können der prozentuale vertikale und horizontale Knochenabbau sowie der radiologische Furkationsbefall und die Breite des Parodontalspaltes gemessen werden.
Vertikaler Knochenabbau ist der Knochenverlust parallel zur Wurzeloberfläche. Je nach der Zahl der Knochenwände (oral, vestibulär und in Richtung Nachbarzahn) werden ein-, zwei- und dreiwandige Knochentaschen unterschieden. **Horizontaler Knochenabbau** stellt sich weitgehend parallel zur Kauebene, ohne kleinräumige Einbrüche, dar. Dabei kann der Knochenabbau auf einzelne Zähne lokalisiert oder generalisiert vorkommen.
Ist der intrerradikuläre Raum mehrwurzeliger Zähne betroffen bzw. transluzent, so spricht man von **Furkationsbefall.**
Die Evaluation des Röntgenstatus kann in Ausnahmen mittels OPT erfolgen, Goldstandard ist jedoch der Rinn-Status. Er besteht klassischerweise aus 14 Zahnfilmaufnahmen (weniger sind möglich) (→ Tab. 12.1, → Abb. 12.1).

Beim Rinn-Status wird der relative Knochenabbau in Relation zur Wurzellänge (prozentualer Knochenabbau) gemessen. Zunächst wird der Abstand zwischen der Schmelz-Zement-Grenze der Zahnkrone und dem Punkt des tiefsten Knochenverlaufs an der Wurzel, dem Limbus alveolaris, gemessen. Diese Verlustzone wird ins Verhältnis zur Gesamtwurzellänge gesetzt.

Regelmäßig erstellte Röntgenaufnahmen ermöglichen zudem durch den Vergleich mit früher hergestellten Aufnahmen eine Beurteilung der Progression der Parodontitis bzw. die Beurteilung des Erfolges einer Parodontitistherapie.

Tab. 12.1 Rinn-Status

Aufnahmen
2 Molaren- und 2 Prämolaren-Aufnahmen in Ober- und im Unterkiefer
2 Oberkiefereckzahnaufnahmen (distale Fläche des lateralen Schneidezahnes miterfasst)
1 Aufnahme der mittleren Schneidezähne im Oberkiefer (mesiale Fläche des lateralen Schneidezahnes miterfasst)
2 Unterkiefereckzahn-Aufnahmen
1 Aufnahme der Schneidezähne im Unterkiefer

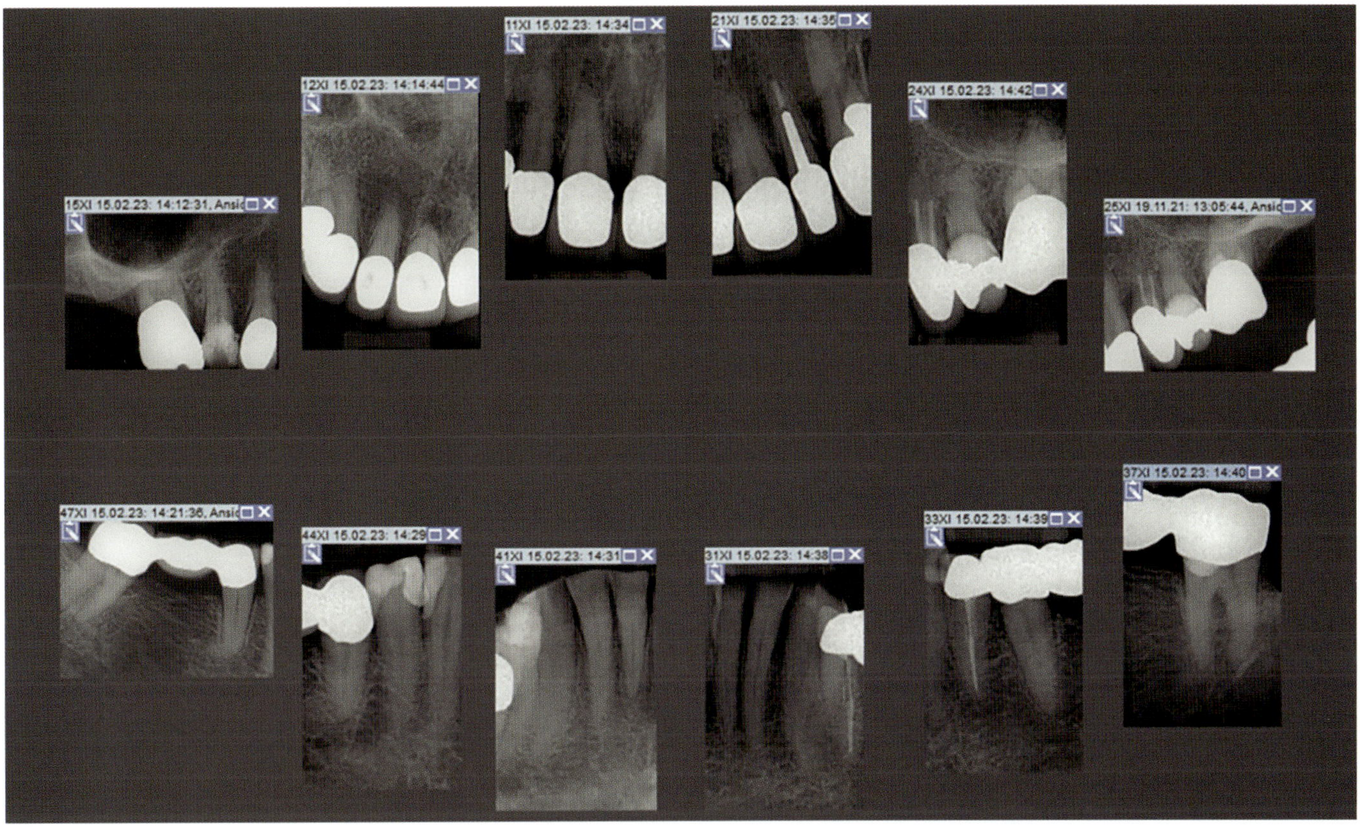

Abb. 12.1 Rinn-Status
Anhand der Zahnfilmaufnahmen können der vertikale und horizontale Knochenbefall sowie der Furkationsbefall bestimmt werden. Bei reduziertem Zahnstatus können weniger als 14 Röntgenbilder ausreichend sein. [M1380]

Parodontitis in Kombination mit endodontischen Läsionen

Durch Knochenabbau und die Nähe zum Wurzelkanal können kombinierte Endo-Paro-Läsionen oder Paro-Endo-Läsionen entstehen. Eine **Endo-Paro-Läsion** zeichnet sich klinisch durch eine Taschenbildung mit isolierter Sondierungstiefe bis zum Apex aus. Der Rest der Dentition ist unauffällig. Röntgenologisch zeigt sich eine erhöhte Radioluzenz bis zum und um den Apex herum oder in der Furkation. Die Sensibilität des Zahnes ist nicht mehr vorhanden (Vitalitätsprobe negativ). Bei einer **Paro-Endo-Läsion** zeigt sich klinisch eine lokalisiert tiefe Taschenbildung. Es sind zudem generalisiert tiefe Taschentiefen messbar. Röntgenologisch zeigt sich ein Knochenverlust bis (fast) zum Apex oder in der Furkation. Die Sensibilität des Zahnes ist noch vorhanden (Vitalitätsprobe positiv) (→ Abb. 12.2).

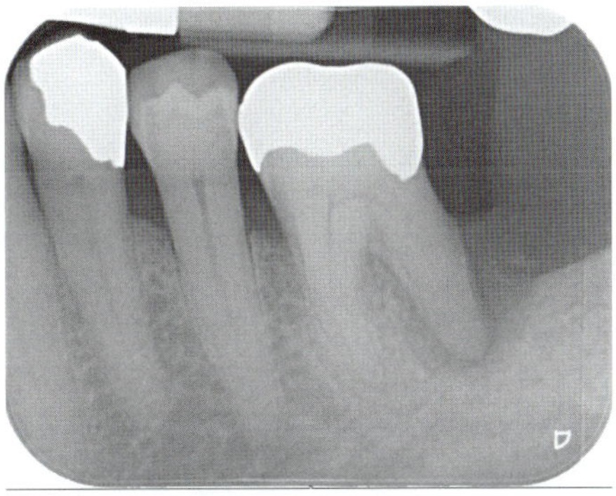

Abb. 12.2 Paro-Endo-Läsion an Zahn 36
Es zeigt sich horizontaler und vertikaler Knochenabbau distal von Zahn 36. Der vertikale Knochenabbau reicht bis zur distalen Wurzelspitze. [M1380]

Periimplantitis

Eine Periimplantitis ist eine Entzündung des Knochens und des Zahnfleischs um ein Implantat herum (→ Abb. 12.3). Die Diagnose erfolgt durch die klinische Evaluation und durch eine Röntgendiagnostik. Mittels Röntgenbilds (am besten Zahnfilm) kann der periimplantäre Knochenabbau beurteilt werden. Bei chronischer Periimplantitis stellt sich dieser Knochenabbau als schüsselförmige Aufhellung um das Implantat herum dar. Auch der Erfolg einer Periimplantitistherapie kann mittels Röntgenaufnahmen überprüft werden.

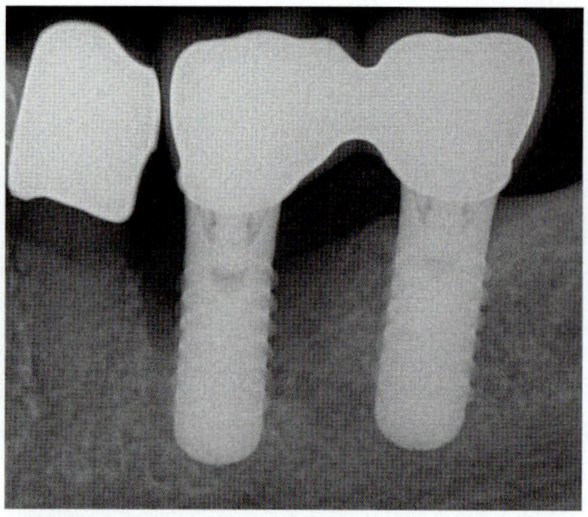

Abb. 12.3 Periimplantitis
Im Zahnfilm ist eine schüsselförmige Osteolyse um den oberen Anteil des Implantates in regio 034 sichtbar. Das Implantat in regio 035 stellt sich im Vergleich unauffällig dar. [M1380]

Zusammenfassung

- Ein Rinn-Status besteht aus bis zu 14 Zahnfilmaufnahmen. Er wird zur Parodontaldiagnostik verwendet.
- Mittels Röntgenaufnahmen können der prozentuale vertikale und horizontale Knochenabbau sowie der radiologische Furkationsbefall und die Breite des Parodontalspaltes gemessen werden, um die Schwere einer Parodontitis zu erfassen.
- Endo-Paro-Läsionen und Paro-Endo-Läsionen zeigen radiologisch einen Knochenverlust bis (fast) zum Apex des betroffenen Zahnes.
- Eine Periimplantitis stellt sich oft als schüsselförmige Aufhellung um das Implantat herum dar.

Einleitung

Zystische Läsionen der Kiefer sind häufige Befunde in der Zahnmedizin. Aufgrund der anfänglich meist asymptomatischen Klinik sind sie typische Zufallsbefunde im Rahmen zahnärztlicher Radiologiediagnostik. Dem Zahnarzt kommt somit eine besondere Bedeutung bei der Bahnung einer zielführenden Diagnostik und Therapie von Kieferzysten zu.
Die Einteilung der Kieferzysten erfolgt entsprechend WHO-Klassifikation und wurde letztmalig 2017 aktualisiert. Die Klassifikation umfasst Zysten **odontogenen** und **nichtodontogenen** Ursprungs. Zudem wird die Gruppe der nichtepithelialen Zysten bzw. **Pseudozysten** beschrieben. Bei den odontogenen Zysten lassen sich entzündlich bedingte und entwicklungsbedingte Entitäten unterscheiden. Odontogene Zysten stellen sich in der Röntgendiagnostik als scharf begrenzte Aufhellungen dar.
Eine sichere radiologische Abgrenzung der verschiedenen Entitäten ist nicht immer möglich, sodass der histopathologischen Aufarbeitung eine besondere Bedeutung zukommt. Im Folgenden werden Charakteristika aufgezeigt, die die Diagnosestellung anhand radiologischer Befunde erleichtern sollen.

Indikationen der Bildgebung

Die Wahl der Bildgebung hat einen wichtigen Stellenwert bei der Diagnosestellung und Therapie von Kieferzysten. Das **Orthopantomogramm (OPT),** welches häufig im Rahmen der zahnärztlichen Routinediagnostik durchgeführt wird, bietet einen ersten Überblick über vorhandene Pathologien.
Die Indikation einer dreidimensionalen Bildgebung ist unter Berücksichtigung des Strahlenschutzes sowie diagnostischer und therapeutischer Konsequenzen individuell zu prüfen. Je nach Fokus des indikationsstellenden Arztes kommen hier sowohl die **digitale Volumentomografie (DVT),** die **Computertomografie (CT)** als auch die **Magnetresonanztomografie (MRT)** zum Einsatz. Im Folgenden sind Indikatoren genannt, die eine Hilfestellung bei der Wahl einer zielführenden radiologischen Diagnostik bieten können.
Die **Lokalisation** der Zyste ist bei der Entscheidungsfindung für oder gegen eine erweiterte dreidimensionale Bildgebung von großem Interesse. Hier sind sowohl Überlagerungseffekte im Rahmen der konventionellen Bildgebung mittels OPT als auch angrenzende Nachbarstrukturen zu berücksichtigen. Insbesondere der Frontzahnbereich kann im OPT durch Überlagerungseffekte der Halswirbelsäule die Diagnosestellung erschweren. Auch die Lokalisation von Kieferzysten unter Beteiligung bzw. in der Kieferhöhle erfordert in der Regel eine dreidimensionale Bildgebung.
Komplikationen durch Kieferzysten können sowohl durch die Zyste selbst als auch durch die Therapie derselben entstehen. Zur Einschätzung des individuellen Risikos für Komplikationen – wie beispielsweise die Verletzung von Nachbarstrukturen als auch pathologische und iatrogene Kieferfrakturen – eignet sich die erweiterte Schnittbildgebung. Die Indikation ist insbesondere bei größeren Zysten zu prüfen.
Zudem liefern dreidimensionale Bildgebungsverfahren erweiterte Optionen für eine **differenzialdiagnostische Beurteilung.** Dass die Komplikationsrate dentoalveolärer Eingriffe durch Änderung der Operationsstrategie auf Basis einer Schnittbildgebung reduziert ist, konnte bisher jedoch nicht belegt werden.

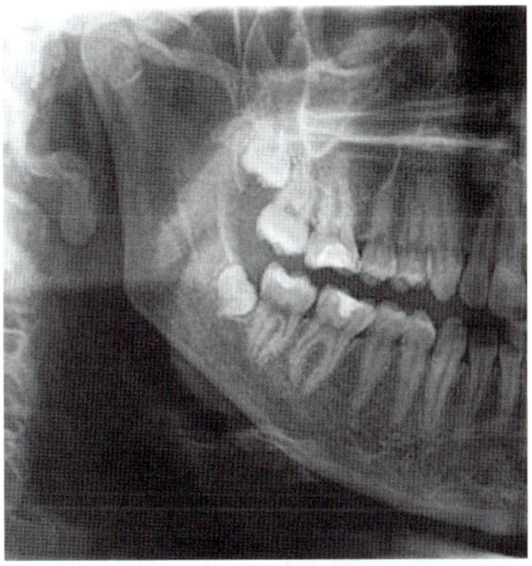

Abb. 13.1 Radikuläre Zyste Zahn 36 (OPT) [T1272]

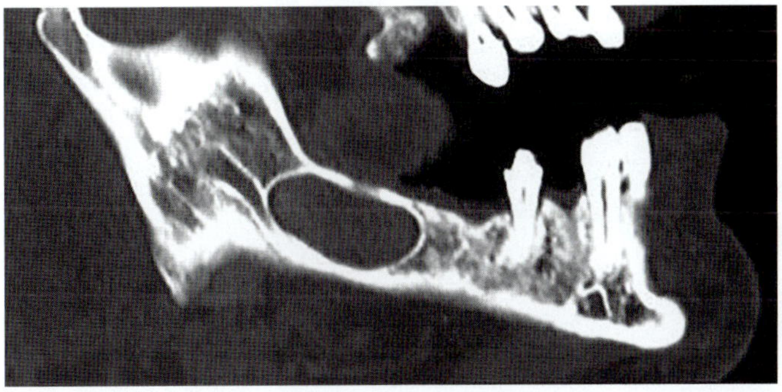

Abb. 13.2 Residuale Zyste des Unterkiefers (CT) [T1272]

Odontogene Zysten

Odontogene Zysten entzündlichen Ursprungs

Radikuläre Zyste

Die radikuläre Zyste ist die häufigste Zyste des Kiefers. Sie entsteht infolge eines entzündlichen Reizes aus Epithelresten des Desomodont. Radiologisch imponiert eine homogene, scharf begrenzte Aufhellung in Assoziation mit der Wurzel eines avitalen Zahnes (→ Abb. 13.1). Die Wurzelspitze ragt in die periapikal lokalisierte Raumforderung, welche sich durch eine Knochenlamelle von der Umgebung abgrenzt. Die Therapie besteht in der operativen Entfernung der Zyste, wobei je nach Ausdehnung derselben und der Gesamtprognose des ursächlichen Zahns eine Extraktion oder eine Wurzelspitzenresektion erfolgt.

Residualzyste

Die Residualzyste zeichnet sich ebenfalls durch eine homogene und scharf begrenzte Aufhellung mit sklerosiertem Randsaum aus (→ Abb. 13.2). Im Gegensatz zu der radikulären und der follikulären Zyste besteht jedoch keine Assoziation zu einem Zahn. Dieser wurde bereits entfernt. Das therapeutische Vorgehen entspricht aufgrund von Wachstumstendenz und differenzialdiagnostischer Abklärung zum sicheren Ausschluss eines malignen Prozesses der Exstirpation.

Odontogene Zysten entwicklungsbedingten Ursprungs

Follikuläre Zyste

Die follikuläre Zyste ist nach der radikulären Zyste die zweithäufigste odontogene Zyste des Kiefers. Radiologisch imponiert eine perikoronale Osteolyse. Diese homogene scharf begrenzte Aufhellung ist mit einem nicht durchgebrochenen Zahn assoziiert (→ Abb. 13.3). Im **posterior-anterioren Strahlengang nach Clementschitsch** zeigt sich eine konzentrische Ausbuchtung und Ausdünnung der Kortikalis. Aufgrund der Prädisposition der Weisheitszähne für eine Retention im Kiefer ist die follikuläre Zyste im Bereich der 3. Molaren besonders häufig zu finden (→ Abb. 13.3). Die Therapie besteht üblicherweise in der Entfernung des verursachenden Zahns einschließlich Exstirpation der Zyste.

Eruptionszyste

Die Eruptionszyste umgibt die Krone eines durchgebrochenen Zahns. Sie kommt besonders im Kindesalter vor und präsentiert sich klinisch als gingivale Vorwölbung in der Mundhöhle. Als Sonderform der follikulären Zyste zeigt sich ein zu dieser Zyste analoger radiologischer Befund. Die Therapie umfasst die Exstirpation.

Laterale parodontale Zyste

Die laterale parodontale Zyste entsteht neben den Wurzeln vitaler Zähne. Radiologisch imponiert eine scharf begrenzte Raumforderung mit sklerosiertem Randsaum. Therapeutisch erfolgt die operative Entfernung im Sinne einer Exstirpation.

Odontogene Keratozyste

Typischerweise befindet sich die Keratozyste (→ Abb. 13.4) im Bereich des Alveolarfortsatzes von Ober- und Unterkiefer sowie im Kieferwinkel und des aufsteigenden Unterkieferastes. Der Verlauf ist wellenförmig. Die Zyste ist häufig septiert und präsentiert sich in einer mehrkammrigen Konfiguration; aber auch unizystische Varianten kommen vor. Eine Assoziation mit einem Zahn besteht nicht; Wurzeln angrenzender Zähne können in seltenen Fällen resorbiert werden. Durch eine dreidimensionale Darstellung mittels **DVT, CT** oder **MRT** kann insbesondere die anatomische Nähe zu relevanten Nachbarstrukturen – vor allem dem N. alveolaris inferior – besser eingeschätzt werden. Sowohl im **DVT/CT** als auch im **posterior-anterioren Strahlengang nach Clementschitsch** besteht zudem die Möglichkeit der differenzialdiagnostischen Abgrenzung zu follikulären Zysten und Residualzysten. Die Keratozyste zeigt hier typischerweise eine intraspongiöse Ausbreitung ohne wesentliche Aufwölbung der Kortikalis. Aufgrund des lokal aggressiven Wachstums und einer hohen Rezidivneigung muss neben der Zystektomie ebenfalls der randständige Knochen durch Ausfräsung entfernt werden. Zur Therapie der für diese Zysten typischen Satellitenzellen erfolgt zudem die Behandlung des Zystenlumes mit einer hierfür entwickelten Spüllösung (Carnoy'sche Lösung) bestehend aus 1 g Eisen-(III-)chlorid, 1 ml Eisessig, 3 ml Chloroform und 6 ml Ethylalkohol. Durch jährliche klinische Kontrollen einschließlich radiologischer Verlaufskontrollen mittels **OPT** können auftretenden Rezidive frühzeitig erkannt und einer Therapie zugeführt werden.

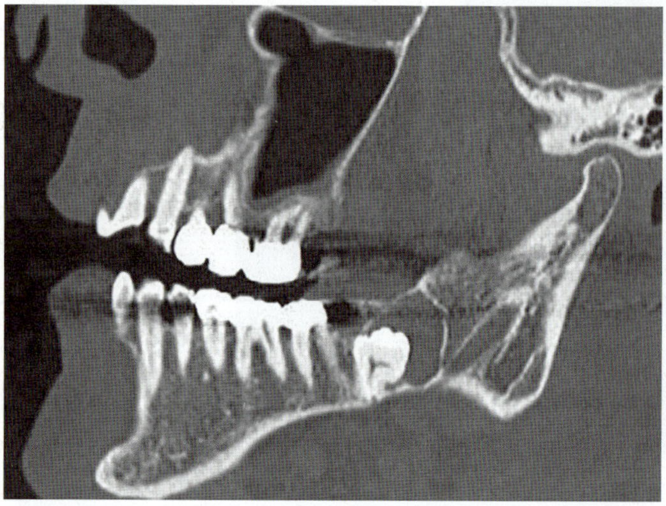

Abb. 13.3 Follikuläre Zyste Zahn 38 (CT) [T1272]

Nichtepitheliale Zysten

Solitäre Knochenzyste

Im Bereich des Schädels kommen solitäre Knochenzysten überwiegend in der Mandibula vor. Radiologisch imponiert die solitäre Knochenzyste als homogene Aufhellung. Im Vergleich zu den odontogenen Zysten ist die Randbegrenzung weniger scharf ausgeprägt, da eine periphere kortikale Lamelle fehlt. Die solitäre Knochenzyste neigt zur Ausdehnung in die interdentalen Septen, was im Verlauf zu einer Kompromittierung von Zähnen führen kann. Das Risiko einer malignen Transformation besteht nicht. Zur Vermeidung der genannten Komplikationen wird eine Exkochleation durchgeführt.

Aneurysmatische Knochenzyste

Die aneurysmatische Knochenzyste tritt im Vergleich zum übrigen Skelett äußerst selten im Kiefer auf. Die Lokalisation ist hier dann grundsätzlich überall möglich, überwiegend ist jedoch die hintere Mandibula betroffen. Radiologisch präsentiert sich eine inhomogene Aufhellung mit Auftreibung der Kompakta. Vorhandene Knochentrabekel ergeben ein wabenartiges Erscheinungsbild. Bei Angrenzung an Zahnwurzeln ist auf Resorptionen zu achten. Als Therapie wird die Exkochleation als ausreichend betrachtet. Maligne Entartungen treten analog der solitären Knochenzyste nicht auf.

Latente idiopathische statische Knochenhöhle (Stafne-Zyste)

Die Stafne-Zyste bildet einen konkaven Knochendefekt im Bereich des lingualen Corpus mandibulae aus. Die Genese wird als entwicklungsbedingte Druckatrophie, verursacht durch die Glandula submandibularis, beschrieben. Radiologisch imponiert eine querovale Aufhellung kaudal des Canalis mandibularis. Es besteht keine Indikation für eine Therapie.

Nichtodontogene Zysten

Nasopalatinale Zyste

Die nasopalatinale Zyste ist die häufigste nichtodontogene Zyste des Kiefers. Sie befindet sich an der Schnittstelle von Gaumenfortsätzen und Prämaxilla. Radiologisch ähnelt diese Zyste den radikulären Zysten. Die homogenen Aufhellungen befinden sich im Fall der nasopalatinalen Zyste jedoch in Assoziation mit vitalen, nicht wurzelkanalbehandelten Zähen. Ein Kältesensibilitätstest der angrenzenden Zähne sollte somit zur differenzialtherapeutischen Abgrenzung herangezogen werden. Therapie der Wahl ist die Zystektomie.

Globulomaxilläre Zyste

Die globulomaxilläre Zyste (→ Abb. 13.5) beschreibt eine Vielzahl histopathologischer Entitäten, deren gemeinsames Kriterium die Lokalisation zwischen den Schneide- und Eckzähnen des Oberkiefers darstellt. Der radiologische Befund und die Therapie sind von der Entität des Befundes abhängig.

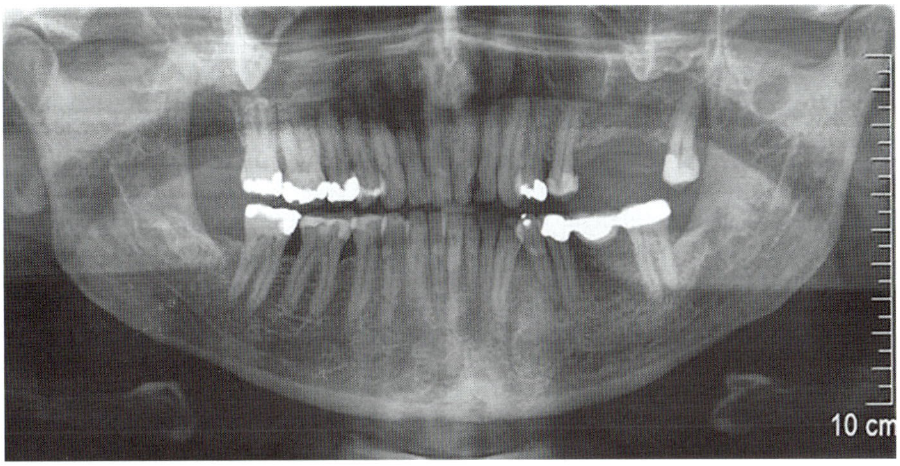

Abb. 13.4 Keratozyste (OPT) [T1272]

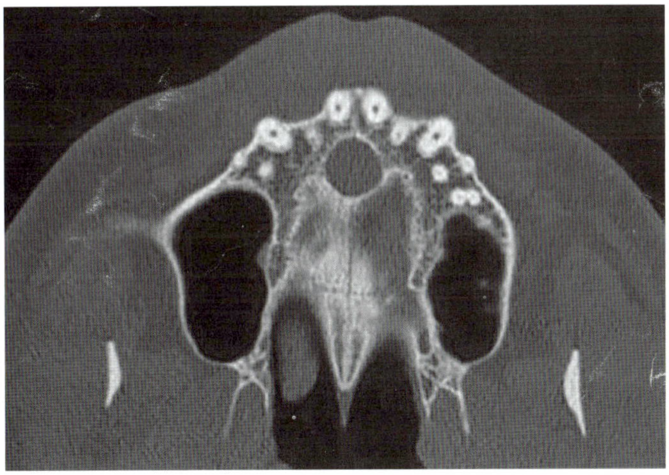

Abb. 13.5 Globulomaxilläre Zyste (CT) [T1272]

Zusammenfassung

- Die radiologische Befundung von Zysten und Pseudozysten des Kiefers ist eine entscheidende Kompetenz des behandelnden Zahnarztes für eine sichere Diagnosestellung und Therapieeinleitung.
- Entscheidende radiologische Indikatoren hierbei sind: Lokalisation, Assoziation mit Zähnen und parallel vorhandene radiologische Auffälligkeiten.
- Für eine erste Übersicht eignet sich ein OPT.
- Für eine weiterführende Diagnostik und eine bessere Beurteilung aufgrund dreidimensionaler Darstellung können durch die DTV, die CT und die MTR weiterführende Informationen generiert werden.
- Insbesondere die Beziehungen zu Nachbarstrukturen der Zyste liefern mitunter hilfreiche Informationen für die Einschätzung potenzieller Komplikationen (z. B. Frakturgefahr) sowie für die Planung und Durchführung der operativen Entfernung.
- Für die abschließende Diagnosesicherung ist eine interdisziplinäre Abstimmung unter Zusammenschau von Klinik, radiologischen und histopathologischen Befunden unerlässlich.

14 Odontogene Tumoren

In diesem Kapitel werden die klinisch am häufigsten auftretenden odontogenen Tumoren beschrieben. Odontogene Tumoren entstehen aus Geweben der Zahnanlage und stellen eine heterogene Gruppe von Kieferläsionen dar. Man unterscheidet maligne von benignen Veränderungen, welche in der WHO-Klassifikation (World Health Organisation) systematisiert werden. Eine Besonderheit liegt für die Keratozyste vor. Diese ehemals als „Keratozystisch-odontogener Tumor“ (KCOT) bezeichnete Kieferläsion wurde in der aktuellen 5. Auflage der Klassifikation von Kiefertumoren wieder als Kieferzyste benannt und wird daher von vielen Autoren als zystische Kiefererkrankung angesehen. Zur Vollständigkeit und Übersicht wird die Keratozyste daher im vorliegenden Kapitel aufgeführt.

Nichtmaligne Läsionen

Solides/multizystisches Ameloblastom

Definition

Das solide/multizystische (klassische) Ameloblastom stellt einen lokal invasiven, langsam wachsenden und häufig rezidivierenden epithelialen odontogenen Tumor der Kiefer dar. Eine Metastasierung dieses odontogenen Tumors ist überaus selten.

Ätiologie

Die Ätiologie des Ameloblastoms ist unklar. Man kann von einer Entstehung aus Resten der Zahnleiste ausgehen und konnte in Studien eine Dysregulation der Expression bestimmter Gene nachweisen, welche an der Zahnentwicklung beteiligt sind.

Klassifikation

Laut Klassifikation der WHO werden 5 Typen des Ameloblastoms unterschieden. Neben dem multizystischen/soliden Typ werden der unizystische, desmoplastische und periphere Typ genannt, mit dem Update der WHO-Klassifikation im Jahr 2022 wurde zusätzlich das adenoide Ameloblastom als Entität neu beschrieben.

Klinik

Das Ameloblastom zählt zu den drei häufigsten odontogenen Tumoren und tritt gehäuft zwischen der 3. und 6. Lebensdekade auf. Es gibt generell keine unterschiedliche Prävalenz zwischen Männern und Frauen. Zu etwa 80 % ist die Prämolaren- und Molarenregion betroffen. Ferner kommen Ameloblastome im Frontzahnbereich und im Oberkiefer vor. Klinisch zeigen sich schmerzlose Schwellungen oder Zahnlockerungen sowie Zahnwanderungen.

Radiologie

Typische Röntgenbefunde sind uni- oder multilokuläre Osteolysen mit einer sog. honigwabenartigen Abgrenzung. Es können retinierte Zähne enthalten oder auch Resorptionen an Zahnwurzeln vorhanden sein. Ebenso können aufgrund des verdrängenden Wachstums die umgebende Kortikalis, Zähne und der Nervkanal verdrängt sein (→ Abb. 14.1).

Differenzialdiagnosen

Im konventionellen Röntgen ist die eindeutige Unterscheidung zu follikulären Zysten, Keratozysten oder anderen primär knöchernen Läsionen wie dem Riesenzellgranulom nicht möglich. Ebenso kommen maligne nicht-odontogene Tumoren differenzialdiagnostisch in Betracht. Hier ist die bioptische Sicherung das diagnostische Mittel der Wahl vor einer weiterführenden operativen Therapie.

Kalzifizierender epithelialer odontogener Tumor (Pindborg-Tumor)

Definition

Der sog. Pindborg-Tumor stellt einen lokal invasiven odontogenen epithelialen Tumor dar, welcher verkalkendes amyloidähnliches Material produzieren kann. Es konnte in Studien gezeigt werden, dass sich das gebildete Amyloid von einem speziellen Protein ableitet, welches Bestandteil des „odontogenic ameloblast-associated protein“ (ODAM) ist.

Klinik

Der Pindborg-Tumor macht ca. 1 % aller odontogenen Tumoren aus und ist somit äußerst selten. Er tritt häufiger in der Unterkiefermolarenregion auf. Es gibt keine Alters- oder Geschlechtsprävalenz. Die Klinik zeigt sich meist symptomarm mit schmerzhafter Schwellung.

Radiologie

In der radiologischen Diagnostik zeigen sich scharf begrenzte unilokuläre bis multilokuläre Osteolysen, welche in über 50 % der Fälle in den Randbereichen von retinierten Zähnen oder Odontomen auftreten. In diesen Osteolysen können unterschiedlich konfigurierte Mineraleinlagerungen erkannt werden → Abb. 14.2.

Differenzialdiagnosen

Vor allem bei Vorliegen von multilokulären Läsionen und Einhergehen mit verlagerten oder impaktierten Zähnen ist die Differenzierung zum Ameloblastom schwierig. Hier kann das Vorhandensein einer dem Zahn anliegenden Verkalkungszone für einen kalzifizierenden epithelialen odontogenen Tumor sprechen.

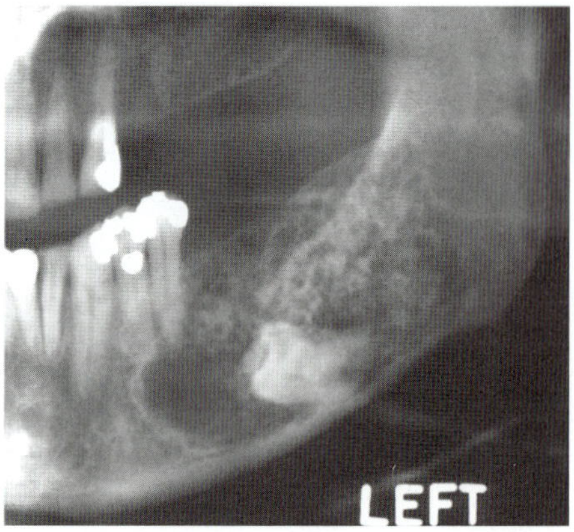

Abb. 14.2 Kalzifizierender epithelialer odontogener Tumor. Die Läsion geht mit einem verlagerten Zahn 38 einher und erstreckt sich vom Kieferwinkel bis in die Prämolarenregion. Sie imponiert als osteloytische Läsion mit inhomogen verteilter mehr oder weniger verkalkter Matrix. [E1332]

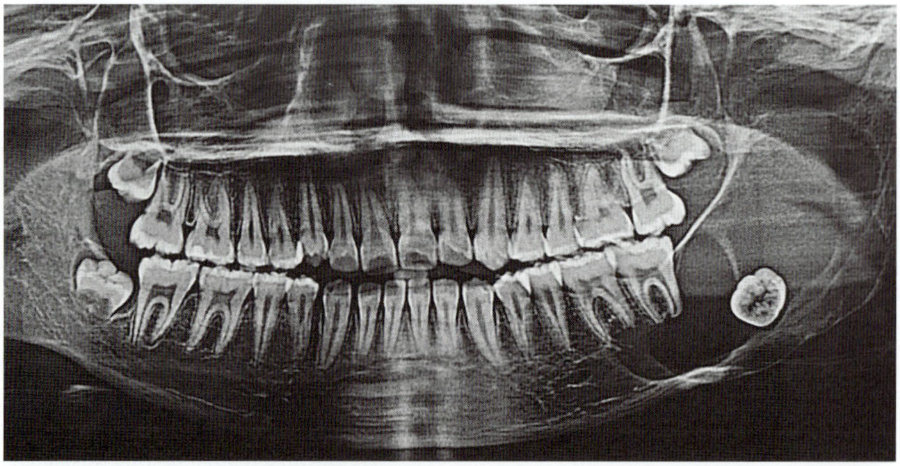

Abb. 14.1 OPT einer 16-jährigen Patientin mit persistierenden leichten Schmerzen und Kieferschwellung im Bereich des linken Kieferwinkels. Es zeigt sich eine multilokuläre Osteolyse, welche die Kortikalis des Kieferwinkels und Ramus ascendens bis hin zum Processus coronoideus stark ausdünnt. Der retiniert-verlagerte Zahn 38 liegt zentrobasal im Lumen der Osteolyse. Resorptionen an Zahn 36 distal sind zu erahnen. [E1331]

Keratozyste

Definition

Die Keratozyste (ehemals nach WHO keratozystischer odontogener Tumor genannt – KCOT) ist eine gutartige, jedoch aggressiv und infiltrativ wachsende uni- oder multizystische Neubildung, welche histologisch durch mit parakeratinisiertem Epithel ausgekleidete Hohlräume gekennzeichnet ist. Die Bildung sog. Satellitenzysten ist typisch. Keratozysten können einzeln oder multiple sowie im Rahmen syndromaler Erkrankungen wie dem Gorlin-Goltz-Syndrom (sog. Basalzellnävussyndrom) auftreten.
Seit der Aktualisierung der WHO-Klassifikation odontogener Tumoren von 2017 wird die bisher als „keratozystischer odontogener Tumor" benannte Neubildung nun wieder als odontogene Keratozyste bezeichnet. Eine zentrale Rolle in der Entstehung von Keratozysten spielen Mutationen des sog. Ptch-Gens, welches dem Hedgehog-Signalweg zuzuordnen ist. Andauernde Aktivierungen von Transkriptionsprozessen sorgen somit für die Tumorentstehung.

Klinik

Keratozysten zählen zu den häufigsten odontogenen Tumoren. Mit einer Altersprävalenz in der 2. sowie 3. Lebensdekade kommen sie bei Männern etwas häufiger vor als bei Frauen. Als häufigste Lokalisation werden der Corpus sowie der Ramus mandibulae beschrieben. Keratozysten machen häufig erst im weit fortgeschrittenen Stadium durch Flüssigkeitssekretion, Infektionen oder Schwellungen Beschwerden und sind somit häufig Zufallsbefunde in der OPT-Diagnostik.

Radiologie

Meist imponieren rundliche osteolytische Läsionen der Kiefer mit leicht sklerotischem Randsaum (→ Abb. 14.3). Auch multiple, teilweise in Verbindung stehende Läsionen können auftreten. Vorkommen im Zusammenhang mit verlagerten Zähnen oder Wurzelresorptionen sind möglich.

Differenzialdiagnosen

Als Differenzialdiagnosen der Keratozyste kommen alle osteolytischen Pathologien des Kiefers in Betracht. Hierzu zählen das Ameloblastom, die aneurysmatische Knochenzyste, das Riesenzellgranulom oder auch zystische Läsionen. Mittels kontrastmittelgestützter Magnetresonanztomografie kann eine Differenzierung möglich sein. Grund hierfür ist, dass odontogene Keratozysten immer auch mit soliden Anteilen einhergehen, welche durch ein entsprechendes Kontrastmittel-Enhancement sichtbar werden. Dennoch ist die bioptische Sicherung obligat.

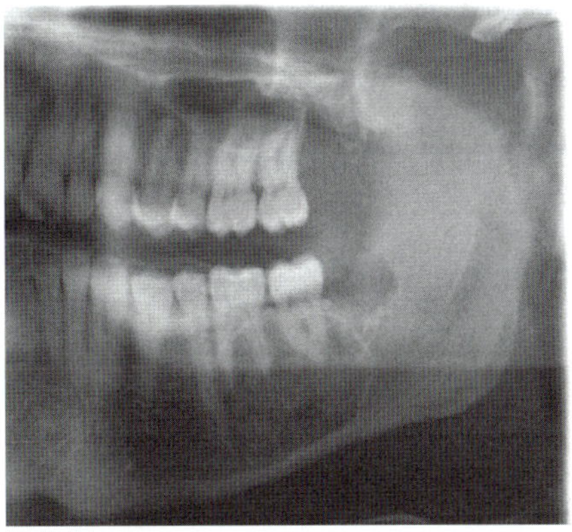

Abb. 14.3 OPT einer 28-jährigen Patientin mit einer Keratozyste in der Prämolaren- und Molarenregion des linken Unterkiefers. Es zeigt sich eine rundliche vorwiegend osteolytische Raumforderung mit sklerotischem Randsaum. [T1409]

Odontom

Definition

Als Odontome werden entwicklungsbedingte, unterschiedlich große tumorähnliche Fehlbildungen aus Zahnhartsubstanz bezeichnet. Hierbei werden zwei Subtypen voneinander unterschieden. Das sog. „komplexe Odontom" stellt ein unorganisiertes Gebilde aus Schmelz-, Dentin- und Zementsubstanz dar. Das sog. „zusammengesetzte Odontom" (auch Compound- oder Verbundodontom) tritt hingegen als Ansammlungen von voll entwickelten kleinen Zähnen oder zahnähnlichen Gebilden auf.

Klinik

Beide Formen des Odontoms kommen gehäuft in den ersten zwei Lebensjahrzenten vor. Eine geschlechtsspezifische Prävalenz ist nicht bekannt. Während das komplexe Odontom vorwiegend im Seitenzahnbereich auftritt, kommt das zusammengesetzte Odontom am häufigsten in der Oberkieferfrontzahnregion vor. Beide Typen präsentieren sich häufig im Zusammenhang mit retinierten Zähnen oder zwischen Zahnwurzeln. In der Regel handelt es sich um Zufallsbefunde oder schmerzlose Schwellungen.

Radiologie

Das komplexe Odontom (→ Abb. 14.4) imponiert radiologisch wie eine mehr oder weniger zahndichte Verschattung im Sinne einer amorphen Masse bzw. ohne Sichtbarkeit einer zahnartigen Formation. Das Verbundodontom (→ Abb. 14.5) zeigt sich radiologisch hingegen als Ansammlung mehrerer kleinster Zähne oder zahnartiger Gebilde.

Differenzialdiagnosen

In Frühstadien der Läsion ist die Unterscheidung zu lytischen Pathologien des Kieferknochens häufig anhand des radiologischen Befundes schwierig. In diesem Fall sind anamnestische Kriterien wie das genaue Beschwerdebild, ein möglicher Zahnfokus oder das Alter des Patienten von großer Wichtigkeit für die Differenzierung.

Odontogenes Fibrom

Definition

Das odontogene Fibrom ist ein sehr seltener, vorwiegend intraossär auftretender odontogener Tumor, welcher hauptsächlich aus reifem Stroma besteht, in dem in unterschiedlicher Häufigkeit inaktive odontogene Epithelien eingebettet sind. Eine extraossäre Manifestation ist ebenso möglich.

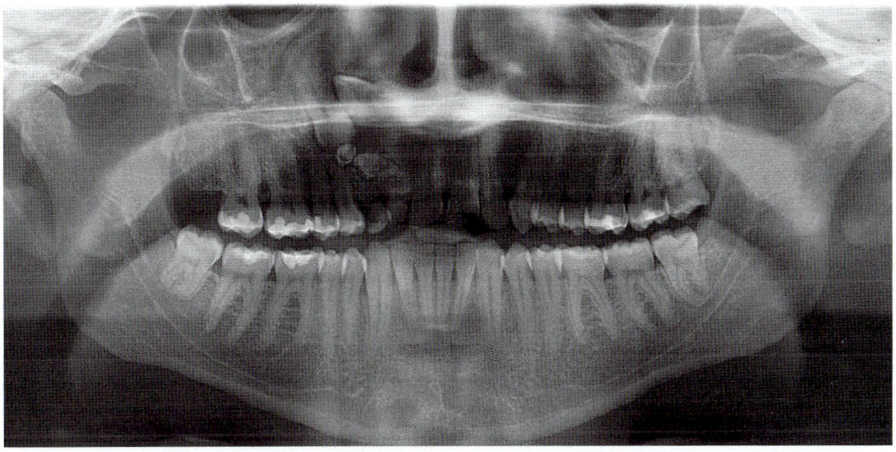

Abb. 14.4 OPT eines 23-jährigen Patienten mit persistierenden Milchzähnen 52 sowie 53 und retiniert verlagerten Zähnen 12 und 13. Im Bereich der rechtsseitigen paramedianen Oberkieferfront zeigt sich als Hauptbefund eine amorphe, gut abgrenzbare Verschattung im Sinne eines komplexen Odontoms. Kraniolateral hiervon gelegen zeigt sich ein deutlich kleineres zahnartiges Gebilde im Sinne eines Odontoms vom Verbundtyp. [T1409]

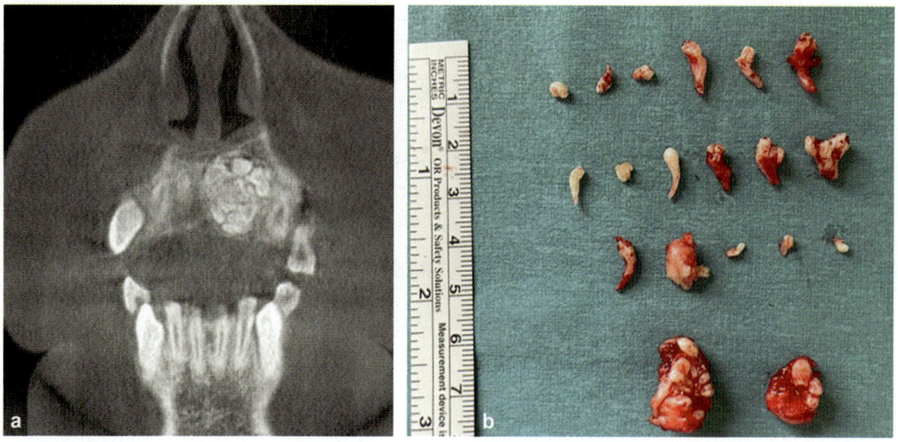

Abb. 14.5 [T1409]

a) Koronare Ansicht einer DVT eines 12-jährigen Patienten mit einem ausgedehnten Odontom vom Verbundtyp in der linksseitigen anterioren Maxilla. Der Befund ist gut abgrenzbar mit zahlreichen ineinander verkeilten zahnartigen Gebilden.

b) Intraoperatives Bild nach Entfernung. Es zeigen sich Verbundodontome unterschiedlicher Ausprägung mit bis zu 1,9 cm Durchmesser.

Klinik

Klinisch kommt es häufig zu langsam fortschreitenden Schwellungen oder Zahnlockerungen. Ein Vorkommen in der 3. und 4. Lebensdekade ist häufig, wobei Frauen häufiger betroffen sind als Männer.

Radiologie

Im Röntgenbild zeigen sich in der Regel gut abgrenzbare solitäre oder multilokuläre Osteolysen mit sklerosierter Begrenzung. Es können gehäuft Resorptionen von Zahnwurzeln auftreten.

Odontogenes Myxom

Definition

Als odontogenes Myxom wird ein intraossärer odontogener Tumor bezeichnet, welcher aus spindelförmigen bzw. sternförmigen Zellen besteht, die von einer myxoiden Grundsubstanz umgeben werden.
Im Falle einer übermäßigen assoziierten Kollagenbildung spricht man von einem Myxofibrom.

Radiologie

Radiologisch zeigen sich eher multilokuläre, honigwabenartige Osteolysen mit unregelmäßiger Begrenzung. Weiterhin können sonnenstrahlenartige Periostreaktionen („Sun-Ray-Phänomen“) wie bei Osteosarkomen oder aber auch bei einer Osteomyelitis oder ossären Metastasen sichtbar werden. Aus diesem Grunde ist die bioptische Sicherung immer anzustreben, um die Diagnose zu sichern.

Zementom (Zementoblastom)

Definition

Zementome sind aus Zementmassen bestehende odontogene Läsionen, welche unmittelbaren Kontakt zur Wurzeloberfläche eines Zahnes aufweisen.

Klinik

Überwiegend treten die Läsionen im mittleren Alter (3. bis 4. Lebensdekade) und etwas häufiger bei Frauen auf. Als häufigste Lokalisationen werden die Prämolaren- und Molarenregion im Unterkiefer beschrieben. Patienten bemerken hier häufig langsam progrediente harte Knochenauftreibungen, welche nicht selten Schmerzen verursachen.

Radiologie

Radiologisch erkennt man unmittelbar der Zahnwurzel anliegende oder umschließende knochendichte Verschattungen. Diese weisen mit zunehmendem Alter einen immer stärkeren Mineralisierungsgrad auf und präsentieren sich von einem osteolytischen Randsaum umgeben. In der Regel ist eine Abgrenzung des Parodontalspalts in diesen Regionen nicht mehr möglich.

Maligne Läsionen (odontogene Karzinome)

Die im folgenden Abschnitt aufgeführten malignen Tumoren werden nach WHO-Klassifikation unter dem Oberbegriff der odontogenen Karzinome subsumiert. Das ameloblastische Karzinom entsteht aus dem primär nichtmalignen „konventionellen“ Ameloblastom und stellt somit eine maligne Entartung dar. Hingegen können primär intraossäre Karzinome durch maligne Transformation aus dentogenen Zysten oder Keratozysten entstehen. Diese definitionsgemäß vom Knochen ausgehenden Karzinome sind von oralen Plattenepithelkarzinomen, welche von Weichgeweben wie z. B. der Gingiva oder der oralen Mukosa ausgehen, zu differenzieren.

Ameloblastisches Karzinom

Definition

Das ameloblastische Karzinom ist ein seltener primär maligner odontogener Tumor, welcher anhand seiner Charakteristika dem „klassischen Ameloblastom“ ähnelt, allerdings zelluläre Atypien im Sinne maligner Entartungen aufweist. Diese vorwiegend intraossär auftretende maligne Läsion kann auch primär oder sekundär aus Residuen vorbeschriebener nicht karzinomartiger Ameloblastome hervorgehen. Das ameloblastische Karzinom ist darüber hinaus vom metastasierenden Ameloblastom zu unterscheiden. Letzteres imponiert histologisch wie ein „klassisches“ Ameloblastom, ist jedoch zur Metastasierung fähig und somit als maligne Erkrankung einzustufen.

Klinik

Die Klink des ameloblastischen Karzinoms entspricht dem klassischen Ameloblastom mit dem Zusatz von Symptomen für maligne Veränderungen. Hier sind eine Tendenz zur Invasion bzw. Destruktion von Nachbarstrukturen sowie insbesondere Funktionsausfälle von nervalen Strukturen bedingt durch eine häufige Infiltration von Perineuralscheiden zu nennen. In der Literatur werden in ca. 60 % der Fälle Beteiligungen der Mandibula insbesondere in der Molarenregion angegeben.

Radiologie

Aus dem destruierenden malignen Wachstumsverhalten resultiert ein typisches radiologisches Erscheinungsbild mit uni- oder multilokulären Osteolysen, welche im Gegensatz zum konventionellen Ameloblastom unscharf begrenzt sind und die Kortikalis des Knochens auflösen. Auf diese Weise wird eine Infiltration des umliegenden Weichgewebes ermöglicht, welche sich in Schnittbildverfahren wie der Computertomografie oder der Magnetresonanztomografie am besten darstellen lässt. Im Gegensatz zum konventionellen Ameloblastom sind zudem häufig dystrophische Verkalkungen sichtbar.

Primär intraossäres Karzinom

Definition

Primär intraossäre Karzinome (PIC) entstehen zentral im Kieferknochen und leiten sich von odontogenen Epithelien ab. Man differenziert hierbei einen soliden Typen, einen Subtypen mit Bezug zu odontogenen Zysten und einen aus Keratozysten hervorgehenden Subtyp. Als häufigster Subtyp gilt das mit odontogenen Zysten vergesellschaftete PIC. Der Unterkiefer ist hierbei häufiger betroffen als der Oberkiefer.

Klinik

Klinisch imponieren Schmerzen, Parästhesien, Zahnlockerungen und Schwellungen auch ohne initiale Veränderungen der umgebenden Strukturen. Es gibt zudem eine höhere Prävalenz für Männer im mittleren Alter. Im Gegensatz zum oralen Plattenepithelkarzinom sind Nikotin- und Alkoholkonsum keine maßgeblichen Risikofaktoren für die Entstehung.

Radiologie

Radiologisch zeigen sich in aller Regel Osteolysen mit initialer Ähnlichkeit zu zystischen Läsionen, welche teilweise unscharf begrenzt sein können (→ Abb. 14.6). Im fortgeschrittenen Stadium zeigen sich mottenfraßähnliches Wachstum und weiterführende Knochendestruktionen bzw. pathologische Unterkieferfrakturen. Auch kann eine sekundäre Invasion der umliegenden Weichgewebe aus einem primär intraossären Karzinom resultieren.

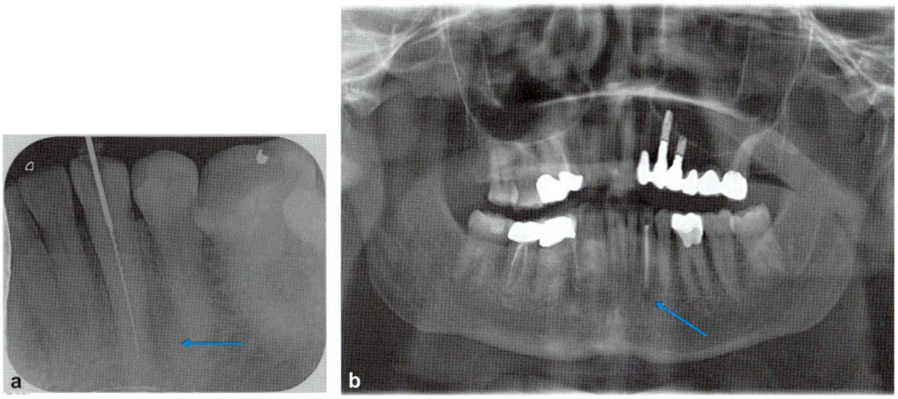

Abb. 14.6 Fallbericht eines 45-jährigen Patienten bei primär intraossärem Karzinom des Unterkiefers in regio 33/34 [T1409]

a) Dentale Zahnfilmaufnahme mit Darstellung einer unscharf begrenzten Osteolyse periapikal bzw. interradikulär der Wurzeln der Zähne 33 und 34 (blauer Pfeil). Das radiologische Bild kann wie eine chronische apikale Parodontitis imponieren und führte zur Einleitung einer Wurzelkanalbehandlung des Zahnes 33, welcher sich klinisch devital zeigte.

b) Eine trotz Beschwerdefreiheit 3 Monate nach Abschluss der endodontischen Therapie durchgeführte Röntgenkontrolle mittels Orthopantomogramm zeigt eine Persistenz der interradikulären Osteolyse (blauer Pfeil). Eine Wurzelspitzenresektion samt histologischer Aufarbeitung wurde durchgeführt und ein primär intraossäres Karzinom histologisch gesichert. Aus diesem Grunde folgte eine leitliniengerechte operative Tumortherapie. Der Fall verdeutlicht die Wichtigkeit der röntgenologischen Nachkontrolle auch bei Beschwerdefreiheit sowie die absolute Notwendigkeit der histologischen Aufarbeitung des intraoperativ entnommenen Wurzelspitzenresektats regio 33 samt umgebender Läsion, welche im vorliegenden Fall zur Diagnosestellung und adäquaten Therapie führte.

Zusammenfassung

- Als odontogene Tumoren werden bestimmte tumorartige Fehlbildungen bzw. Neoplasien der Kiefer angesehen, welche sich aus odontogenen Epithelien bzw. deren Residuen oder Vorläuferzellen ableiten.
- Die Klassifikation der World Health Organization (aktuell aus dem Jahr 2022) teilt odontogene Tumoren nach Entität, Ursprung und histopathologischen Charakteristika ein.
- Unter den benignen odontogenen Tumoren stellen die Keratozyste, das Odontom sowie das Ameloblastom die drei häufigsten Entitäten dar.
- Wichtige maligne odontogene Tumoren sind das ameloblastische Karzinom und das primär intraossäre Karzinom. Während das ameloblastische Karzinom dem konventionellen Karzinom klinisch-röntgenologisch sehr ähnlich erscheint, muss das primär intraossäre Karzinom von einer zystischen Läsion differenziert werden.
- Bestimmte radiologische Befunde wie charakteristische Verschattungen bzw. Aufhellungen oder Hartsubstanzbildung und amorphe Verkalkungen lassen einige odontogene Tumoren mit hoher Sicherheit erkennen. Hierbei sollten das Entwicklungsstadium, die Lokalisation sowie das Auftreten in bestimmten Altersgruppen berücksichtigt werden. Letztlich ist auf eine histologische Diagnosesicherung insbesondere zur Differenzierung gegenüber malignen Läsionen häufig nicht zu verzichten.

Pathologien im Bereich der Kiefergelenke sind facettenreich und ihre Diagnostik ist höchst komplex. Neben akuten Erkrankungen wie Luxationen, exazerbierten Arthritiden und Frakturen kommt eine Vielzahl chronischer Erkrankungen wie Arthrosen, Malformationen sowie Tumoren in Betracht. Auch genetische Entwicklungsstörungen der Kiefergelenke wie Hypoplasie, Hyperplasie und Agenesie sind möglich.
Eine genaue und systematische Diagnostik ist klinisch relevant, um den Patienten die geeignete konservative (z. B. Arthrozentese, Okklusionsschienen, Physiotherapie) oder operative (z. B. Arthroplastik, Totalendoprothese) Therapieoption empfehlen zu können. Neben der körperlichen Untersuchung sind vor allem radiologische Untersuchungen der Kiefergelenke essenziell. Sehr gute Kenntnisse der Kiefergelenksanatomie sind hierbei obligat. Als weiteres Diagnostikum kann in Einzelfällen zur direkten Inspektion des oberen Gelenkspalts eine Arthroskopie durchgeführt werden. Im Rahmen der Arthroskopie kann durch Spülung des Gelenksspalts auch direkt therapeutisch agiert werden.
In den vergangenen Jahren kam es zu einem Anstieg von Patienten, die aufgrund von Kiefergelenksschmerzen durch Zahnärzte oder Mund-Kiefer-Gesichtschirurgen behandelt wurden. Viele dieser Patienten erhalten als konservative Therapie Okklusionsschienen, um Bruxismus oder einer kraniomandibulären Dysfunktion vorzubeugen. Ziel der Diagnostik ist es, zu erkennen, welche Patienten rein konservativ therapiert werden können und bei welchen eine operative Therapie notwendig erscheint.

Anatomie

Das Kiefergelenk (**Articulatio temporomandibularis**) ist das einzige Gelenk im Bereich des Gesichtsschädels (**Viszerokranium**) und ermöglicht die Bewegung des Unterkiefers (**Mandibula**) gegen das Schläfenbein (**Os temporale**). Hierbei artikuliert das Caput mandibulae mit der Fossa articularis, die beide durch den aus Faserknorpel bestehenden **Discus articularis** in einem oberen und unteren Gelenkspalt voneinander getrennt werden (→ Abb. 15.1).
Als kombiniertes **Dreh-Gleit-Gelenk** (Trochoginglymus) findet bis zu einer Mundöffnung

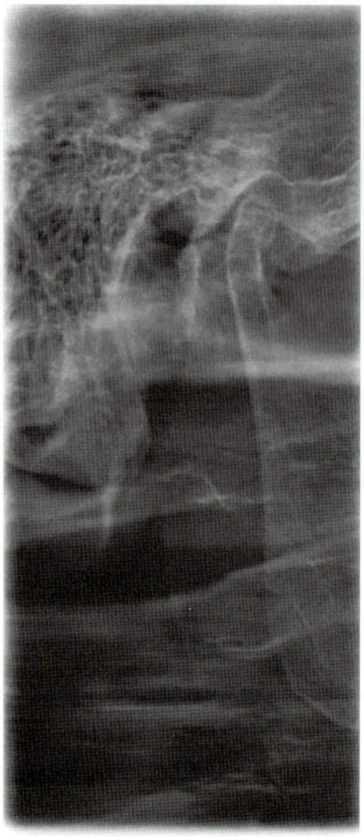

Abb. 15.1 Darstellung des rechten Kiefergelenks bei geschlossenem Mund. Erkennbar sind einzelne osteophytäre Anbauten, passend zu einer beginnenden Arthrose. Zur weiteren Diagnostik wäre eine MRT- oder CT-Aufnahme sinnvoll. [T1077]

von ca. 2–2,5 cm eine reine Drehbewegung und bei weiterer Mundöffnung eine Gleitbewegung statt. Da der Discus articularis mit den vorderen und hinteren Anteilen der Gelenkkapsel verwachsen ist, gleitet er bei der Mundöffnung nach anterior und beim Mundschluss nach posterior. Erst die Kenntnis über diese anatomischen und physiologischen Gegebenheiten ermöglicht die Beurteilung kiefergelenksbezogener Diagnostik.

Im Rahmen von anterioren Diskusdislokationen ohne Reposition (*anterior disc displacement without reduction*; ADDwoR) kommt es z. B. zu einer Blockade der Translationsbewegung nach anterior. Als Folge ist zwar eine Mundöffnung von 2–2,5 cm möglich, bei weiterer Öffnung zeigt sich jedoch eine Kieferklemme. Dieser Umstand kann bei klinischer Diagnostik erste Hinweise auf das zu erwartende Krankheitsbild liefern.

Radiologische Diagnostik

Sonografie

Im Bereich der Kopf-Hals-Diagnostik wird die Sonografie vor allem zur Beurteilung der Speicheldrüsen und der zervikalen Lymphabflusswege eingesetzt. Bisweilen ist ihre Anwendung in der Kiefergelenksdiagnostik selten. In Studien zu hochauflösenden Ultraschalltechniken mit Frequenzen ab 15 Megahertz (MHz) konnte jedoch gezeigt werden, dass sich vor allem degenerative knöcherne Veränderungen sowie anteriore Diskusdislokationen mit reproduzierbarem Erfolg nachweisen lassen. Da hochfrequente Ultraschallsonden sehr teuer sein können, ist deren ubiquitärer Einsatz oft nicht an jeder Klinik gewährleistet. Nahezu unmöglich ist jedoch die sonografische Darstellung medialer und dorsaler Kiefergelenksanteile.
Da die Qualität einer sonografischen Untersuchung stark untersucherabhängig ist und nicht die Gesamtheit des Kiefergelenks sonografisch einsehbar ist, scheint die Sonografie als alleiniges Diagnostikum von Kiefergelenkserkrankungen derzeit ungeeignet.

Konventionelle Röntgenaufnahmen

Im Rahmen der täglichen Praxis werden die konventionellen Röntgenaufnahmen der Kiefergelenke sicherlich am häufigsten durchgeführt (→ Tab. 15.1). Sie sind nahezu ubiquitär und schnell durchführbar und liefern bereits erste Erkenntnisse über mögliche Pathologien. Es sei explizit darauf hingewiesen, dass konventionelle Röntgenaufnahmen lediglich zur Darstellung der knöchernen Strukturen geeignet sind. Zur Diagnostik weichgewebiger Pathologien (z. B. Diskusverlagerungen, Ergüsse) sind sie allenfalls indirekt geeignet, z. B. durch Darstellung eines verkleinerten oder vergrößerten Gelenkspalts. Bei Fragestellungen, die die Gelenkkapsel oder den Discus articularis selbst betreffen, ist die MRT Methode der Wahl.

Orthopantomogramm

Das Orthopantomogramm (OPT) wurde bereits in → Kap. 8 erläutert. Im Rahmen der Kiefergelenksdiagnostik dient es als

Übersichtsaufnahme, um die Kontinuität des gesamten Unterkiefers mitsamt der Kiefergelenke in einer Aufnahme zu beurteilen. Zudem können Schalt- und Freiendsituationen der Zahnreihe, die mit Kiefergelenksschmerzen einhergehen können, beurteilt werden (→ Abb. 15.2). Zu den **Indikationen** des OPT im Rahmen der Kiefergelenkdiagnostik zählen daher vor allem **Kiefergelenkluxation, kondyläre Hypo- und Hyperplasien** sowie **Frakturen.**

Kiefergelenksorientiertes OPT

Neuere OPT-Geräte ermöglichen die individuelle Aufnahme beider Kiefergelenke bei geschlossenem sowie geöffnetem Mund (→ Abb. 15.3). Somit ergeben sich insgesamt 4 Aufnahmen (2 Aufnahmen pro Seite) des Patienten. Diese Aufnahmetechnik ist vor allem zur Beurteilung einer adäquaten Mobilität des Kiefergelenks geeignet. Zu den **Indikationen** des kiefergelenksorientierten OPT zählen daher vor allem **Ankylosen** und **Arthrosen,** z. B. durch den Nachweis von **Geröllzysten, Osteophyten,** einer **subchondralen Sklerosierung** oder eines **verschmälerten Gelenkspalts.**

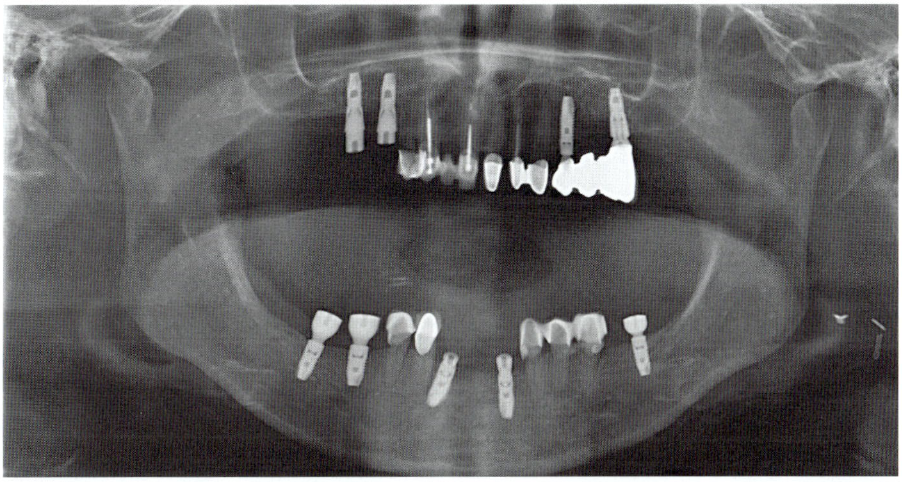

Abb. 15.2 OPT mit Kiefergelenkluxation beidseits. Deutlich zu erkennen ist die anteriore Luxation der Kiefergelenksköpfchen über das Tuberculum articulare. [T1077]

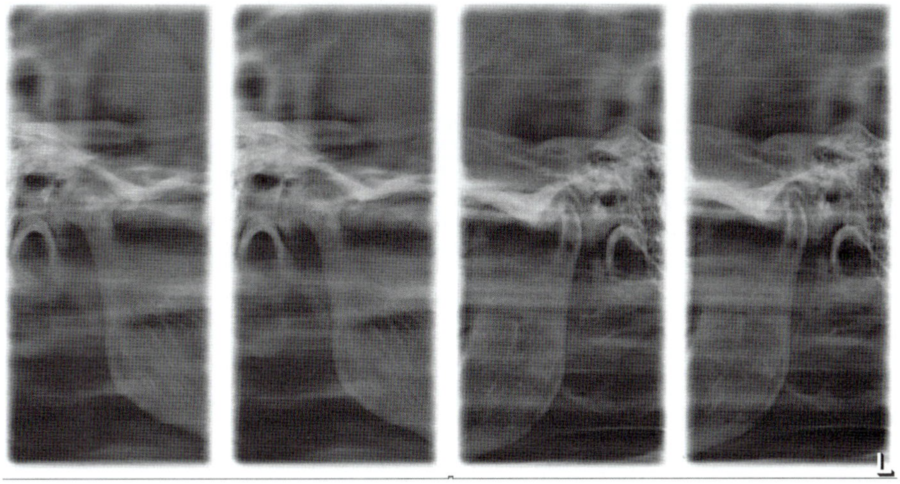

Abb. 15.3 Moderate Arthrose des rechten Kiefergelenks mit Gelenkspaltverschmälerung, subchondraler Sklerosierung sowie heterotopen Ossifikationen. Etwas geringer ausgeprägte arthrotische Veränderungen des ebenfalls deformierten linken Kieferköpfchens [T1077]

Tab. 15.1 Zusammenfassung der verschiedenen konventionellen radiologischen Aufnahmetechniken der Kiefergelenke mit den jeweils dargestellten Gelenkanteilen

Aufnahmetechnik	Dargestellter Gelenkanteil
Orthopantomogramm (OPT)	Schichtaufnahme des Capitulums beider Seiten inklusive Zahnstatus; Darstellung des gesamten Unterkiefers
Kiefergelenkorientiertes OPT	Laterales Capitulum beider Seiten bei geöffnetem und geschlossenem Mund
Aufnahme nach Clementschitsch	Posteriores Capitulum beider Seiten bei maximal geöffnetem Mund; Darstellung beider Gelenkfortsätze sowie des gesamten Unterkiefers
Aufnahme nach Schüller	Laterales Capitulum einer Seite in Schlussbisslage; Beurteilung der Kondylusstellung zur Schädelbasis

Aufnahme nach Clementschitsch

Die posterior-anterior durchgeführte Aufnahme nach Clementschitsch dient vor allem der Darstellung des kompletten Unterkiefers nach dorsal (→ Abb. 15.4). Sie kann zur Darstellung einer zweiten Ebene, z. B. zum Frakturausschluss im OPT, angewendet werden (→ Kap. 7). Indikationen für die Aufnahme nach Clementschitsch sind **Frakturen** und **kondyläre Hypo- und Hyperplasien.**

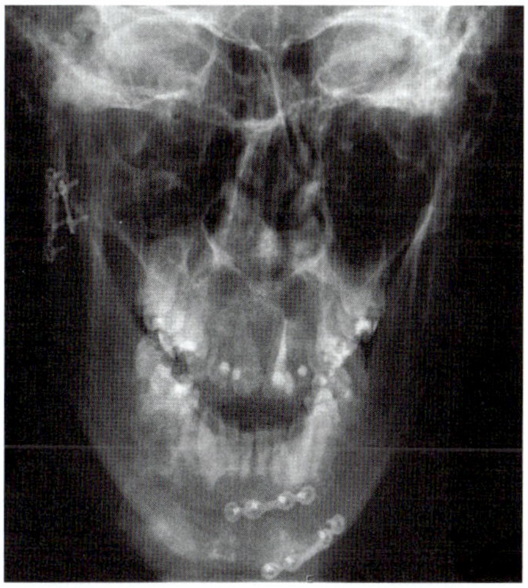

Abb. 15.4 Fraktur des Kiefergelenks in der Aufnahme nach Clementschitsch. Es zeigt sich eine Fraktur des rechten Gelenkfortsatzes sowie des linken paramedianen Unterkieferkorpus nach operativer Versorgung mittels Osteosynthese. [T1077]

Aufnahme nach Schüller

Bei der transkraniellen Aufnahme nach Schüller steht der Patient seitlich zur Filmebene. Der Zentralstrahl kommt von kraniolateral in einem Winkel von ca. 25°. Es wird immer nur ein Kiefergelenk pro Aufnahme dargestellt. In dieser Aufnahme können ebenfalls das Mastoid sowie der äußere knöcherne Gehörgang dargestellt werden. Zu den ursprünglichen **Indikationen** zählen die Darstellung von **Arthrosen** sowie **indirekte Zeichen der Diskusverlagerung** (z. B. verschmälerter Gelenkspalt). Diese Aufnahmetechnik wird jedoch im Rahmen der konventionellen Kiefergelenksdiagnostik kaum noch durchgeführt und wurde weitestgehend durch die dreidimensionale Bildgebung verdrängt.

Dreidimensionale Bildgebung

Zur dreidimensionalen Bildgebung der Kiefergelenke eignen sich die digitale Volumentomografie (DVT), die Computertomografie (CT) sowie die Magnetresonanztomografie (MRT). Vorteile der DVT gegenüber den anderen beiden Verfahren sind die Möglichkeit der eigenständigen Durchführung und Befundung durch den Behandler. Als nachteilig wird häufig die Anfälligkeit der DVT durch Verwacklungsartefakte bei sitzender Aufnahmeposition des Patienten angeführt. Näheres zu den Grundlagen von DVT, CT und MRT findet sich in → Kap. 8 und → Kap. 9.

Digitale Volumentomografie

Die DVT wird im klinischen Alltag zur Kiefergelenksdiagnostik vor allem zum **Frakturausschluss** eingesetzt (→ Abb. 15.5). Aufgrund des schlechten Weichteilkontrasts wird zur Abklärung anderer operationsbedürftiger Pathologien eher auf die CT und MRT zurückgegriffen.

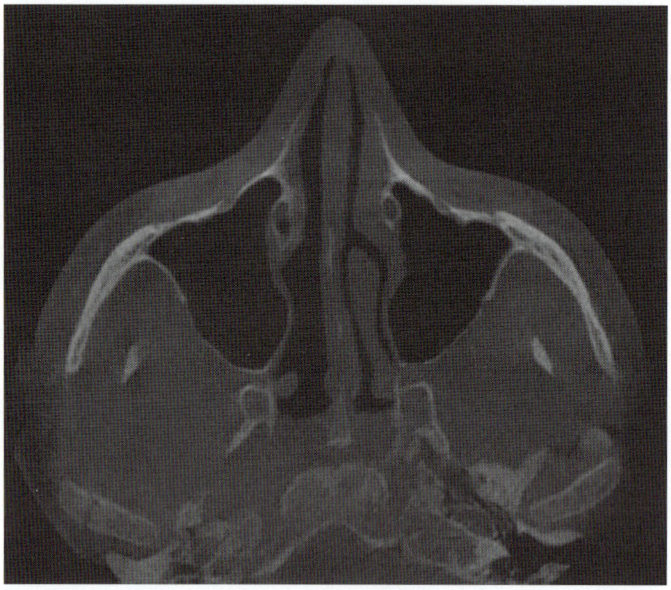

Abb. 15.5 DVT einer Kieferköpfchenfraktur. Es zeigt sich eine diakapituläre Fraktur des rechten Kiefergelenkköpfchens. [T1077]

Computertomografie

Vorteile der CT sind vor allem der **höhere Weichteilkontrast** und die **hohe Auflösung.** Im Rahmen der Kiefergelenksdiagnostik sollte auf eine **Schichtdicke von 0,75–1 mm** (Dünnschicht-CT) geachtet werden, da konventionelle Aufnahmen mit Schichtdicken von 2–3 mm oft kritische Details vermissen lassen. Die Dünnschicht-CT eignet sich zudem zur Herstellung patientenspezifischer Totalendoprothesen der Kiefergelenke.
Ein weiterer Vorteil liegt in der fachlichen Befundung der CT-Aufnahme durch einen Facharzt für Radiologie. Die CT eignet sich generell zur Diagnostik aller knöchernen Kiefergelenkserkrankungen (→ Abb. 15.6). Ein weiterer Vorteil der CT ist die Möglichkeit der Bildgebung unter intravenöser Gabe eines jodhaltigen Kontrastmittels. Die **Indikation** zur **Kontrastmittelgabe** liegt vor allem im Rahmen der Diagnostik von **benignen und malignen Kiefergelenkstumoren** (z. B. Osteosarkom, Osteochondrom).

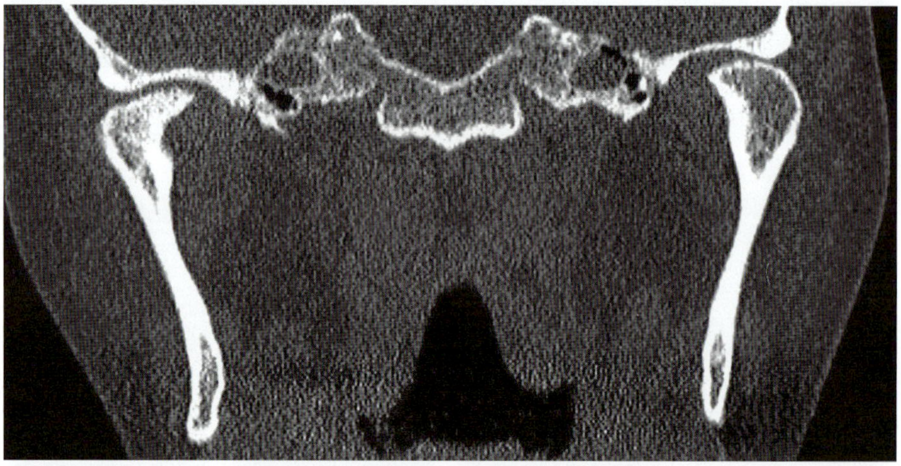

Abb. 15.6 CT-Aufnahme einer Kiefergelenksarthrose bds. mit links deutlicher Verschmälerung des Gelenkspaltes [T1077]

Magnetresonanztomografie

Zur Darstellung des weichgewebigen Kapselapparats der Kiefergelenke eignet sich die MRT. Die Untersuchung wird wie bei der CT in Rückenlage durchgeführt. Bei der funktionellen MRT-Untersuchung wird eine spezielle Spule (zur Kontrastverstärkung) verwendet, wobei der Patient den Mund nacheinander öffnet und wieder schließt. Hierdurch können anteriore oder posteriore Diskusdislokationen mit und ohne Reposition erkannt werden (→ Abb. 15.7). Auch eine Atrophie oder ein Einriss des Diskus können sichtbar werden. Die Dauer der Untersuchung beträgt ca. 30 Minuten. Da der Patient mit dem Kopf zuerst in die MRT-Röhre geschoben wird, kann Klaustrophobie ein ernstzunehmendes Problem darstellen.

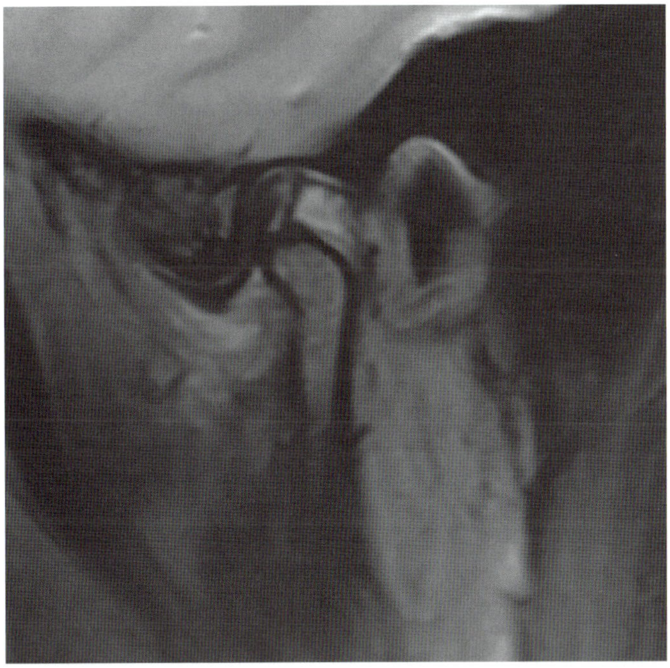

Abb. 15.7 MRT-Untersuchung der Kiefergelenke. Darstellung des weichgewebigen Kapselapparats des linken Kiefergelenks. Der Discus articularis ist bei Mundöffnung nach anterior verlagert. Bei Mundschluss kommt es nicht zur Reposition. Es zeigt sich somit das radiologische Bild einer anterioren Diskusdislokation ohne Reposition („anterior disc displacement without reduction", ADDwoR). [T1077]

Zusammenfassung

- Kenntnisse über Anatomie und Physiologie der Kiefergelenke sind zur fachgerechten Befundung bildgebender Diagnostik essenziell.
- Das Kiefergelenk ist ein Dreh-Gleit-Gelenk mit enger Interaktion zwischen Condylus, Fossa articularis und Discus articularis.
- Konventionelle Röntgenaufnahmen bieten eine gute und schnelle Diagnostik von knöchernen Kiefergelenkspathologien.
- Zur detailgetreuen Darstellung operationsbedürftiger Kiefergelenkspathologien ist die dreidimensionale Darstellung mittels CT oder MRT der Goldstandard.
- Die funktionelle MRT ermöglicht die Darstellung des kapsulären Bandapparats des Kiefergelenks unter Mundbewegung.

Die primär knöchernen Pathologien des Kiefers bzw. der Kopf-Hals-Region stellen eine heterogene Gruppe aus Neoplasien, tumorartigen Veränderungen und genetisch bedingten Entwicklungsstörungen dar. Sie werden ebenso wie die odontogenen Tumoren durch die aktuelle WHO-Klassifikation eingeteilt. Hierbei sind sie nicht von Geweben der Zahnleiste ausgehend. Im Folgenden werden die häufigsten dieser Pathologien beschrieben. Es lassen sich primär ossäre Kiefertumoren von primär nicht neoplastischen Veränderungen unterscheiden.

Ossäre Tumoren der Kiefer

Osteosarkom des Kiefers

Definition

Das Osteosarkom stellt einen Osteoid produzierenden, intramedullären und hochgradig bösartigen Tumor der Kiefer dar. Das sog. Tumorosteoid wird durch atypische Zellen gebildet, die von Mesenchym hervorgehen. Auch die Bildung von chondralen Anteilen, welche sekundär verknöchern, ist möglich.

Klinik

Während extrakranielle Osteosarkome, welche mit einer deutlich schlechteren Prognose einhergehen, im Kindes- und Jugendalter auftreten, hat das Osteosarkom des Kiefers keine eindeutige Altersprävalenz. Einige Autoren sprechen von einem gehäuften Auftreten in der 4.–5. Lebensdekade. Des Weiteren kommen Metastasierungen im Kieferosteosarkom deutlich seltener vor als beim extrakraniellen Osteosarkom. Für das Osteosarkom kommt eine Beteiligung des Unterkiefers mit 58 % etwas häufiger vor als im Oberkiefer.

Das klinische Bild der Erkrankung ist äußerst heterogen. Die Symptome reichen von schmerzhaften Schwellungen bis hin zu einer schmerzhaften Infiltration von umgebenden Weichgeweben (z. B. Nerven, Muskeln) mit der Folge funktioneller Einschränkungen. Auch Zahnverdrängungen oder Zahnlockerungen können beobachtet werden.

Radiologie

Ähnlich wie das klinische Bild ist auch das radiologische Bild anders als beim extrakraniellen Osteosarkom äußerst unspezifisch. Im Röntgenbild können osteosklerotische sowie auch osteolytische Läsionen sichtbar werden, welche mehr oder weniger unscharf begrenzt sind. In bestimmten Fällen können eher scharf begrenzte Osteolysen zystische Läsionen imitieren. Auch ein mottenfraßähnliches Bild ähnlich wie bei anderen malignen Veränderungen des Kieferknochens kann in der Röntgendiagnostik apparent werden. Zur genauen Abgrenzung der knöchernen Läsion sowie bei Verdacht auf eine Weichteilinfiltration sind Schnittbildverfahren wie die Computertomografie oder eine Magnetresonanztomografie am besten geeignet (→ Abb. 16.1).

Differenzialdiagnosen

Aufgrund des heterogenen klinischen und radiologischen Bildes von Kieferosteosarkomen kommen differenzialdiagnostisch nahezu alle Kieferläsionen von odontogenen Tumoren über Knochenzysten bis hin zur fibrösen Dysplasie in Betracht. Eine Diagnose kann daher nur mittels bioptischer Sicherung erfolgen.

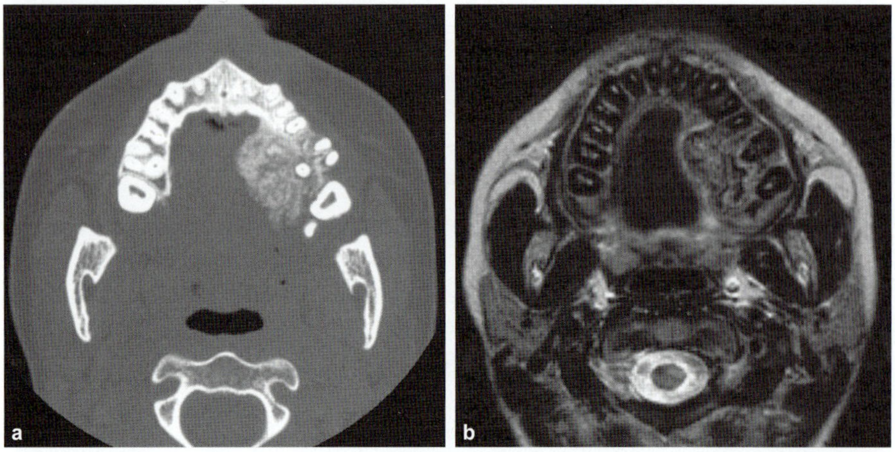

Abb. 16.1 Schnittbilddiagnostik beim Kieferosteosarkom im linken Oberkiefer [E1345]
a) CT-Darstellung (Knochenfenster) in axialer Schichtung mit unscharf begrenzter osteosklerotischer Knochenläsion. Darin befinden sich unregelmäßig verteilte osteolytische Areale.
b) MRT-Darstellung (T2-Wichtung) derselben Region und Schichtung mit unregelmäßig verteilten hyper- und hypointensen Knochenarealen sowie umgebener Kontrastmittelaufnahme

Ossifizierendes Fibrom

Definition

Das ossifizierende Fibrom ist eine fibroossäre Läsion, welche gut abgrenzbar gegenüber der Umgebung ist und aus unterschiedlich geformtem und mineralisiertem Material besteht.

Einteilung

Je nach histologischem Bild unterscheidet man das ossifizierende Fibrom mit vorwiegend ossärem Charakter vom zementierenden Fibrom, welches durch lineare oder gewellt trabekuläre Kalzifikationen gekennzeichnet ist. Treten beide pathologischen Erscheinungsbilder in Kombination auf, spricht man von einem zemento-ossifizierenden Fibrom. Darüber hinaus gibt es zwei weitere histologische Subtypen, welche als juveniles trabekuläres (JTOF) und juveniles psammomatoides (JPOF) ossifizierendes Fibrom bezeichnet werden und in den ersten beiden Lebensdekaden auftreten.

Klinik

Die Prävalenz des ossifizierenden Fibroms ist für Frauen drei- bis viermal so hoch wie für Männer. Zudem treten ossifizierende Fibrome am häufigsten in der 3. und 5. Lebensdekade auf. Die Mandibula ist dabei insgesamt häufiger betroffen als die Maxilla.
Die klinische Symptomatik ist geprägt von langsam fortschreitendem Wachstum mit schmerzlosen Schwellungen und Knochenauftreibungen vorwiegend im Unterkiefer. Im Oberkiefer werden ossifizierende Fibrome häufig spät durch Verlegung der Nasenatmung bzw. Verlegung der Nasennebenhöhlen klinisch apparent. Insgesamt handelt es sich oft um Zufallsbefunde in Röntgenübersichtsaufnahmen. Zahnverschiebungen und Kippungen ohne Lockerungen sind gelegentlich zu beobachten.

Radiologie

Radiologisch imponieren ossifizierende Fibrome initial als gut abgrenzbare rundliche Osteolysen, welche sekundär unter Bildung von irregulärem Material sklerosieren.
Ein transluzenter Randsaum bleibt in der Regel bestehen, wobei enge Lagebeziehungen zu Zahnwurzeln eher selten sind (→ Abb. 16.2).

Differenzialdiagnosen

Das ossifizierende Fibrom weist einen charakteristischen Röntgenbefund auf und ist somit per Blickdiagnose gut zu erkennen. Dieser kann im fortgeschrittenen Stadium einer fibrösen Dysplasie sehr ähneln. Häufig gelingt die Differenzierung anhand eines lytischen Randsaums, welcher bei der fibrösen Dysplasie praktisch nicht vorkommt, sowie aufgrund der besseren Abgrenzbarkeit von ossifizierenden Fibromen.

Nicht neoplastische Läsionen des Kieferknochens

Zentrales Riesenzellgranulom

Definition
Das zentrale Riesenzellgranulom macht ca. 7 % aller benignen Kiefertumoren aus und ist eine gutartige, teilweise aber auch aggressiv wachsende osteolytische Läsion des Kieferknochens. Histologisch besteht das zentrale Riesenzellgranulom aus Einblutungen, Hämosiderinablagerungen und osteoklastären Riesenzellen. Neben osteolytischen Arealen kann auch eine Knochenbildung auftreten. Die Ätiologie ist nicht sicher geklärt. Neben einer entzündlichen oder infektiösen Genese wird auch eine genetische Komponente diskutiert.

Klinik
Während es keine klare Altersprävalenz gibt, sind Frauen deutlich häufiger betroffen als Männer. Zu den häufigsten Lokalisationen zählt der anteriore Unterkiefer. Auch multiple synchrone oder zeitlich versetzte Läsionen sind möglich.
Klinisch macht sich das zentrale Riesenzellgranulom durch schmerzlose Schwellungen bis hin zu Parästhesien sowie bei fortgeschrittenem Wachstum durch Verdrängung oder Verlegung von Nachbarstrukturen bemerkbar.

Radiologie
Im Röntgenbild zeigen sich uni- bis multilokuläre Osteolysen, welche bei fortgeschrittener Größe als septiert charakterisiert werden können. Der Kieferknochen stellt sich aufgetrieben dar, wobei sowohl Verdrängungen als auch Resorptionen von Zahnwurzeln auftreten können. Teilweise werden milchglasartige Verschattungen sichtbar.

Differenzialdiagnosen
Alle Kieferläsionen, die mit uni- oder multilokulären Osteolysen des Knochens einhergehen, sollten differenzialdiagnostisch in Betracht gezogen werden. Eine histologische Sicherung ist daher unumgänglich. Das histologische Erscheinungsbild eines zentralen Riesenzellgranuloms ist identisch mit dem des „braunen Tumors". Hierbei handelt es sich um eine vorwiegend durch osteolytische Prozesse gekennzeichnete knöcherne Manifestation bei Patienten mit Hyperparathyreoidismus, welche prinzipiell auch im Kiefer auftreten kann. Aus diesem Grund ist eine Bestimmung des Parathormonspiegels neben der histologischen Aufarbeitung für eine verlässliche Diagnosesicherung notwendig.

Fibröse Dysplasie

Definition
Bei der fibrösen Dysplasie handelt es sich um eine genetisch bedingte Erkrankung des Knochens, welche einen einzelnen Knochen (monoostotischer Befall) oder mehrere Knochen (polyostotischer Befall) betreffen kann. Ein Vorkommen in angrenzenden kraniofazialen Knochen wird hierbei als monoostotisch bezeichnet. Die fibröse Dysplasie basiert auf einer genetischen Mutation des GNAS-I-Gens, welche für einen Funktionsverlust präosteoblastärer Zellen sorgt. Somit führt sie letztlich zu einer Förderung der Proliferation und gehemmter Differenzierung von Osteoblasten. Die Erkrankung kann Teil des sog. McCune-Albright-Syndroms sein.

Klinik
Die fibröse Dysplasie betrifft häufig junge Patienten, wobei die Erkrankung oft mit Abschluss der Pubertät zum Stillstand kommt. Es zeigt sich keine geschlechtsspezifische Häufung. In der Regel werden monoostotische Verläufe im Kieferbereich beobachtet, wobei der Oberkiefer häufiger betroffen ist. Ein polyostotischer Verlauf ist in 3 % der Fälle mit dem McCune-Albright-Syndrom vergesellschaftet. Dieses ist durch die typische Trias aus endokrinologischen Störungen, sog. Cafè-au-lait-Flecken und einer fibrösen Dysplasie gekennzeichnet. Die klinische Symptomatik ist charakterisiert durch eine langsam fortschreitende, häufig asymmetrische Schwellung, welche zu funktionellen Beeinträchtigungen führen kann.

Radiologie
Radiologisch sind eher schlecht abgrenzbare osteoblastische bis teils osteolytische Auftreibungen des Knochens zu erkennen. CT-morphologisch sind „milchglasartige" Auftreibungen charakteristisch (→ Abb. 16.3). Erst ab einem fortgeschrittenen Stadium sind funktionelle Beeinträchtigungen wie Parästhesien, Zahnverdrängungen oder Verlegungen von Nasennebenhöhlen möglich.

Differenzialdiagnosen
Fibröse Dysplasien im reifen Entwicklungsstadium können anhand des charakteristischen milchglasartigen Röntgenbefundes erkannt werden. Im frühen Erkrankungsstadium können die Läsionen allerdings auch osteolytisch imponieren, sodass sie mit anderen osteolytischen Kieferläsionen wie beispielsweise einem Ameloblastom, Riesenzellgranulom oder dentogenen Zysten verwechselt werden können.

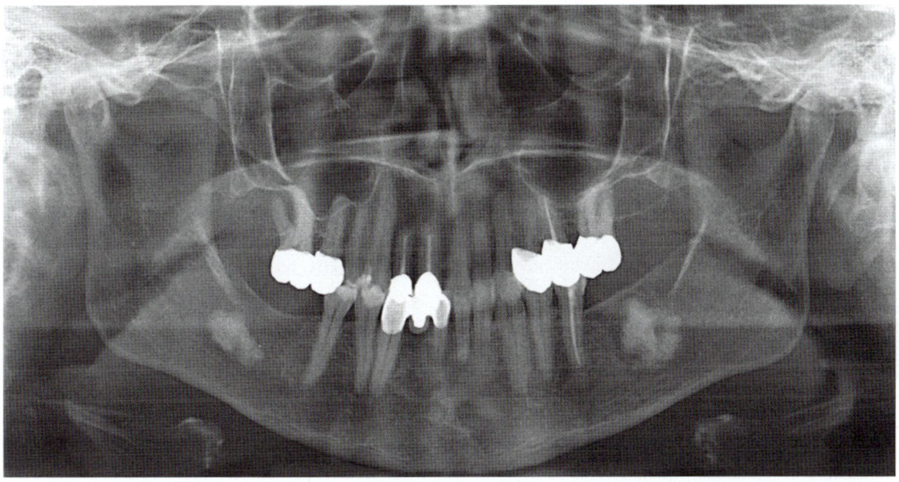

Abb. 16.2 OPT einer 43-jährigen Patientin mit ossifizierendem Fibrom des Unterkiefers regio 37 und 47. Es zeigen sich jeweils gut abgrenzbare osteosklerotische Läsionen mit umliegendem osteolytischem Randsaum. [T1409]

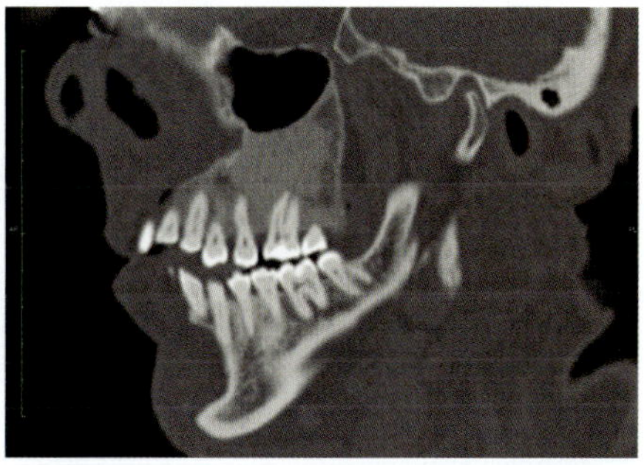

Abb. 16.3 CT eines jungen Erwachsenen mit fibröser Dysplasie des linken posterioren Oberkiefers. Es zeigt sich eine unscharf begrenzte milchglasartige Verdichtung der Knochensubstanz. [P1247]

Cherubismus

Definition

Der Cherubismus ist eine autosomal-dominant vererbte Erkrankung des Knochens, welche mit symmetrischen Auftreibungen der Kiefer einhergeht und daher mit einem krankheitsspezifischen Gesichtsausdruck assoziiert ist. Ursächlich für die Erkrankung ist unter anderem eine Mutation im SH3BP2-Gen, welches vermutlich für die Genese von Osteoklasten verantwortlich ist. Man unterscheidet die familiäre von der sporadischen Form. Während Letztere durch Neumutationen entsteht, weist die familiäre Form eine vollständige Ausprägung in männlichen Nachkommen und eine ca. 50-prozentige Ausprägung in weiblichen Nachkommen auf.

Klinik

Patienten mit Cherubismus weisen häufig symmetrische, nicht schmerzhafte Auftreibungen der Kiefer auf. Besonders die Kieferwinkel sind hierbei schon im Kleinkindalter betroffen. Die Läsionen führen zudem häufig zu Störungen der Dentition und daraus resultierend zu Zahnverlagerungen und Retention.

Radiologie

In der dentalen Röntgenaufnahme zeigen sich bilateral-multilokuläre, seifenblasenartige Osteolysen, welche insbesondere im Bereich der dorsalen Maxilla und der Kieferwinkel bzw. der aufsteigenden Mandibularäste auftreten (→ Abb. 16.4). CT-morphologisch kommt vorwiegend eine charakteristische Auftreibung der bukkalen Kortikalis zur Darstellung.

Differenzialdiagnosen

Die Kombination aus dem oben genannten typischen Röntgenbefund zusammen mit dem klinischen Erscheinungsbild der Erkrankung kann als pathognomonisch bezeichnet werden, sodass eine Abgrenzung gegenüber anderen Kieferläsionen auch ohne bioptische Sicherung möglich ist. Die Diagnosesicherung kann durch eine unmittelbare molekulargenetische Untersuchung erfolgen.

Pseudozysten des Knochens

Pseudozystische Läsionen der Kiefer stellen seltene Entitäten dar und sind von echten zystischen Läsionen wie beispielsweise den odontogenen Zysten abzugrenzen. Dies gelingt bei den sog. Pseudozysten histologisch durch den Nachweis einer bindegewebigen Schicht, welche die Läsion zum umliegenden Knochen hin abgegrenzt. Die einfache bzw. solitäre Knochenzyste ist hierbei von der aneurysmatischen Knochenzyste zu unterscheiden.

Einfache Knochenzyste (solitäre Knochenzyste)

Definition

In der Literatur finden sich zahlreiche Synonyme für diese Läsion. Weitere gängige Bezeichnungen sind die „solitäre", die „traumatische" oder auch die „hämorrhagische" Knochenzyste. Laut WHO ist die einfache Knochenzyste definiert als intraossäre Pseudozyste ohne Epithelauskleidung, welche mit blutiger oder seröser Flüssigkeit gefüllt ist oder leer sein kann.

Klinik

Bei einer insgesamt etwa gleichmäßigen Geschlechterverteilung kommt die einfache Knochenzyste gehäuft im jugendlichen bzw. jungen Erwachsenenalter vor. Besonders die zahntragenden Anteile der Mandibula sind dabei betroffen. In der Regel ist die Symptomatik äußerst dezent ausgeprägt, sodass einfache Knochenzysten häufig als Zufallsbefunde auftreten. Es können leichte Auftreibungen und selten Schmerzen beschrieben werden. Eine Verdrängung von Zähnen oder Kieferfrakturen selbst bei ausgedehnten Befunden treten praktisch nicht auf. Auch Rezidive sind äußerst selten.

Radiologie

Der Röntgenbefund von einfachen Knochenzysten zeigt in der Regel eine unilokuläre gut abgrenzbare Osteolyse mit girlandenförmigem Verlauf im Bereich der umliegenden Zahnwurzeln (→ Abb. 16.5).

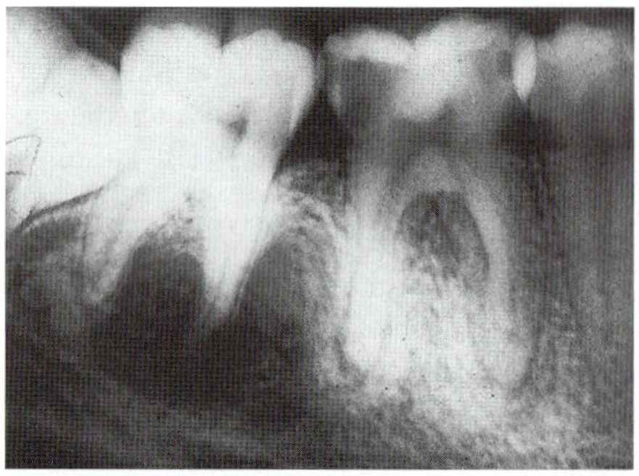

Abb. 16.5 Zahnfilmaufnahme einer solitären Knochenzyste regio 47. Es zeigt sich eine gut abgrenzbare unilokuläre osteolytische Läsion. [R467]

Differenzialdiagnosen

Die einfache oder solitäre Knochenzyste ist gegen alle unilokulären osteolytischen Läsionen der Kiefer abzugrenzen. Hier können unilokuläre Keratozysten oder Ameloblastome sowie auch radikuläre Zysten in Betracht kommen. Die bioptische Sicherung ist obligat. Intraoperativ ist hierbei die Eröffnung eines leeren oder blutgefüllten Hohlraums charakteristisch.

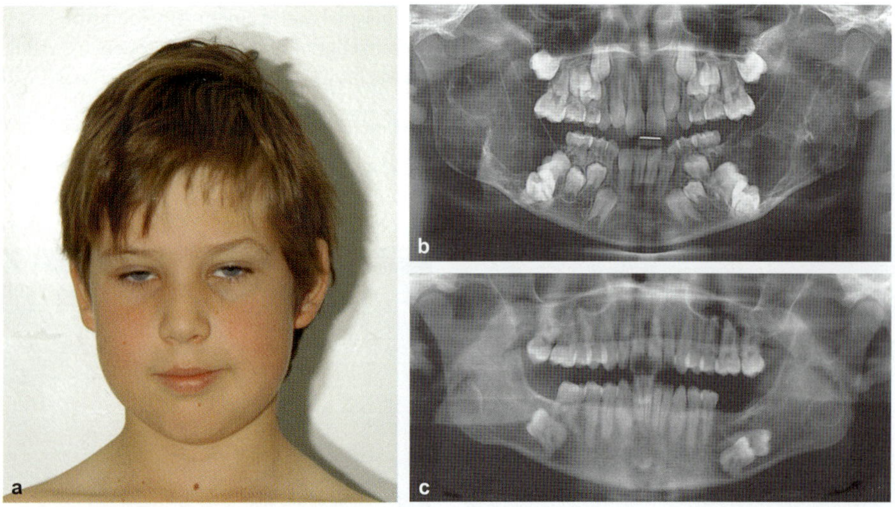

Abb. 16.4 8-jähriger Patient mit Cherubismus [E1346]

a) Typischer Habitus mit bilateraler Auftreibung der Kieferwinkelregion
b) Orthopantomogramm mit charakteristischem Röntgenbefund während der Wechselgebissphase. Man erkennt neben seifenblasenartigen Osteolysen im Bereich der Kieferwinkel und Mandibularäste bereits die vertikale Verlagerung der Zähne 36, 37 und 47.
c) Orthopantomogramm im jungen Erwachsenenalter mit Retention der Zähne 36, 37 und 47

Aneurysmatische Knochenzyste

Definition

Bei der aneurysmatischen Knochenzyste handelt es sich um eine expansive osteolytische Läsion, welche im Inneren häufig Bindegewebssepten aufweist und multilokulär erscheint. Die Hohlräume sind in der Regel blutgefüllt, wobei Riesenzellen sowie neu gebildeter Knochen enthalten sein können. Die Erkrankung ist sehr selten und tritt sowohl peripher wie zentral mit Beteiligung der Kiefer auf.

Klinik

Aneurysmatische Knochenzysten kommen weniger häufig als einfache Knochenzysten vor. Es sind Schwellungen des Kieferknochens, Zahnlockerungen und Wurzelspitzenresorptionen möglich. Die Vitalität der umliegenden Zähne bleibt in der Regel jedoch häufig erhalten. Eine Manifestation im Kieferbereich ist zu 1–3 % beschrieben. Die Genese ist noch weitgehend ungeklärt. Angaben zur alters- oder geschlechtsspezifischen Verteilung fehlen ebenso.

Radiologie

Das radiologische Bild ist gekennzeichnet durch uni- oder multilokuläre Osteolysen, welche wabenartigen Charakter haben können. Die Läsion ist insgesamt scharf begrenzt und kann zu Knochenauftreibungen führen. Die begrenzende Kortikalis kann hierbei stark ausgedünnt sein (→ Abb. 16.6).

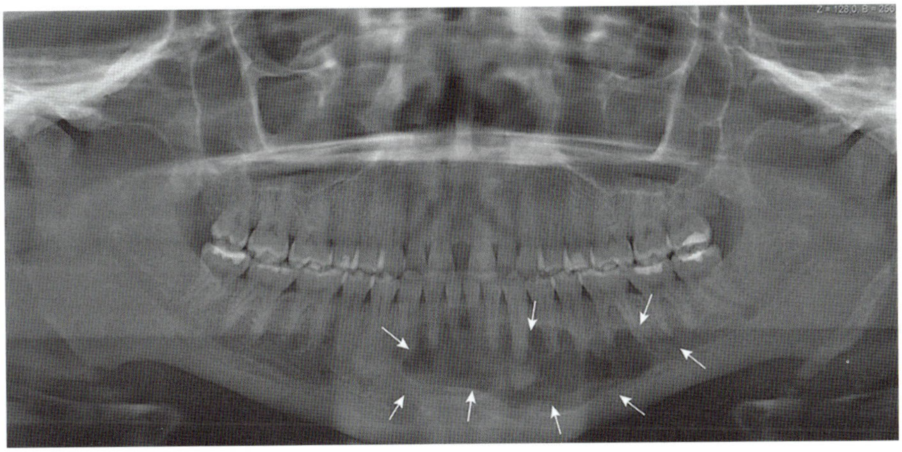

Abb. 16.6 OPT eines erwachsenen Patienten mit aneurysmatischer Knochenzyste des Unterkiefers. Die Läsion stellt sich als teilweise septierter osteolytischer Befund dar. In Bezug auf die Zahnwurzeln ist ein sog. girlandenförmiger Verlauf sichtbar. [P132]

Differenzialdiagnosen

Das radiologische Erscheinungsbild der aneurysmatischen Knochenzyste ist unspezifisch. Das osteolytisch-septierte expansive Wachstum kann wie eine Keratozyste oder ein Ameloblastom imponieren. Auch eine weit fortgeschrittene Ausdünnung und Verdrängung der begrenzenden Kortikalis kann eine Kortikalisdestruktion, wie sie bei malignen Kieferläsionen vorkommt, imitieren. Auch in diesem Falle ist eine bioptische Sicherung unumgänglich. Hierbei muss bedacht werden, dass die histologische Differenzierung zu einem zentralen Riesenzellgranulom teilweise nicht möglich ist. Es sollte zur richtigen Diagnosestellung einer korrekten Korrelation mit dem Röntgenbefund besondere Aufmerksamkeit geschenkt werden.

Zusammenfassung

- Primär knöcherne Pathologien im Kopf-Hals-Bereich werden in ossäre Tumoren und nicht neoplastische Läsionen unterschieden.
- Unter den ossären Tumoren werden sowohl maligne (z. B. Osteosarkom oder Chondrosarkom) sowie primär benigne Neubildungen (z. B. ossifizierendes Fibrom) zusammengefasst.
- Zu den häufigsten nicht neoplastischen Läsionen gehören riesenzellhaltige Läsionen, Dysplasien und genetische (bis syndromale) Erkrankungen sowie Pseudozysten der Kiefer, welche oft einen ähnlichen Röntgenbefund aufweisen.
- Die Diagnosestellung ist häufig nur mittels bioptischer Sicherung bis hin zu molekulargenetischen Analysen und unter Berücksichtigung klinischer Kriterien möglich.

17 Pathologien der großen Kopfspeicheldrüsen

Es gibt drei große, paarig angelegte Kopfspeicheldrüsen und zusätzlich 700–1.000 kleine Speicheldrüsen innerhalb der Mundhöhle. Zusammen produzieren sie jeden Tag 500–1500 ml Speichel. Dabei kommen über 90 % von den großen und weniger als 10 % von den kleinen Speicheldrüsen.
Die Aufgabe der zahlreichen kleinen Speicheldrüsen (Glandulae salivariae minores) besteht vorrangig darin, die Mundhöhle feucht zu halten. Die großen Kopfspeicheldrüsen – Glandula parotidea, Glandula sublingualis und Glandula submandibularis – sezernieren Speichel hauptsächlich bei Bedarf oder Anregung.

Grundlagen

Anatomie

→ Abb. 17.1 zeigt die Anatomie der Kopfspeicheldrüsen im Überblick.

Glandula parotidea

Die Glandula parotidea ist die größte der Speicheldrüsen. Sie ist eine rein seröse Drüse und produziert bis zu 50 % der täglichen Speichelmenge. Ihr Ausführungsgang, der Ductus parotideus (Stenon-Gang), endet innerhalb der Mundhöhle auf Höhe des oberen 2. Molaren in der Papilla parotidea. Ein großer Teil der Drüse ist von einer Faszie, der Fascia parotidea, umhüllt.

Die Glandula parotidea breitet sich über dem M. masseter aus, reicht kranial bis zum Arcus zygomaticus, die dorsale Begrenzung bildet der Ramus mandibulae, kaudal umfasst sie den Unterrand des Unterkiefers und reicht bis in die Fossa retromandibularis. Dieser Teil (Pars profunda) ist faszienlos. Die arterielle Versorgung erfolgt über die A. temporalis superficialis (A. transversa faciei, Rami parotidei) und kleineren Äste aus der A. carotis externa und über die A. maxillaris. Der venöse Abfluss verläuft über die V. retromandibularis in die V. jugularis interna. Die parasympathische Innervation erfolgt über viszeroefferente Fasern des N. glossopharyngeus. Die sympathische Innervation erfolgt aus dem Ganglion cervicale superius. Es gibt eine Vielzahl von Strukturen, welche durch die Glandula parotidea ziehen: der N. facialis und der N. auricularis magnus, die A. temporalis superficialis, Äste der A. maxillaris und der A. carotis externa und die V. retromandibularis.

Glandula submandibularis

Die Glandula submandibularis ist eine gemischt mukoseröse Drüse. Sie kann in einen oberflächlichen Anteil und in einen tiefen Anteil gegliedert werden. Der größere, oberflächliche Anteil liegt etwas kaudal an der Innenseite des Corpus mandibulae, wird kranial vom M. mylohyoideus und medial vom M. hyoideus begrenzt. Der tiefe Anteil umgreift von dorsal den M. mylohyoideus und kommt auf seinem Muskelbauch zu liegen. Der Ductus submandibularis (Wharton-Gang) zieht nach ventral und mündet lateral des Frenum linguae über die Caruncula sublingualis in die Mundhöhle.

Glandula sublingualis

Die Glandula sublingualis ist überwiegend mukös und kann in mehrere kleineren Drüsen aufgeteilt sein. Die Drüse liegt auf dem M. mylohyoideus und wird zum Cavum oris durch die Mundbodenschleimhaut bedeckt. Medial der Drüse verlaufen der N. lingualis, die A. lingualis und der Wharton-Gang. Die Glandula sublingualis sezerniert ihr Sekret über zahlreiche kleine Ausführungsgänge (Ductus sublingualis minores) in die Mundhöhle, ihr Hauptgang, der Ductus sublingualis major, mündet ebenfalls in die Caruncula sublingualis.
Die arterielle Versorgung beider Kopfspeicheldrüsen erfolgt über A. fascialis und die A. sublingualis. Den venösen Abfluss übernehmen die V. sublingualis und die V. submentalis, die wiederum in die V. facialis oder direkt in die V. jugularis interna ableiten. Die Lymphe passiert die Nodi lymphatici submentales und sublinguales. Die viszeroefferenten Fasern stammen aus dem parasympathischen Kern, Nucleus salivatorius superior des N. facialis.

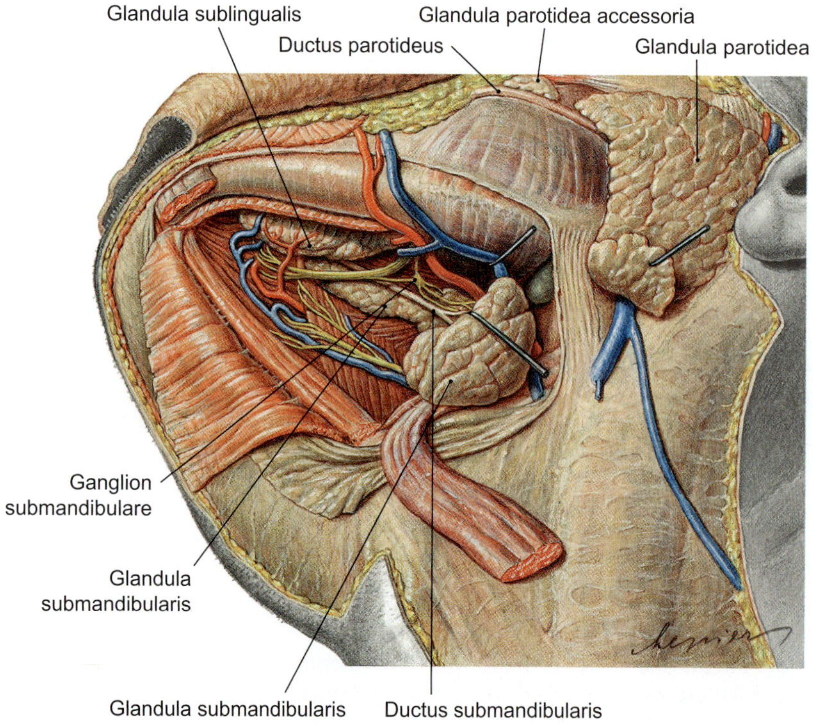

Abb. 17.1 Anatomie der Kopfspeicheldrüsen [S700]

Bildgebende Diagnostik der großen Kopfspeicheldrüsen

Sialografie

Die Sialografie ist ein früher oft angewendetes und hier nur der Vollständigkeit halber erwähntes Verfahren. Hierbei wird mittels eines Rabinov-Katheters der Ausführungsgang der zu untersuchenden Speicheldrüse sondiert und sehr behutsam ein wasserlösliches, jodhaltiges Kontrastmittel (KM) gespritzt. Die Sialografie ermöglicht eine detailgetreue, sehr hoch aufgelöste Darstellung der Speicheldrüsengänge. Nachteile dieser Methode sind die Strahlenbelastung der Patienten, die Gefahr der iatrogenen Dislokation von Steinen in die Tiefe der Drüse, welche dann durch die Sialoendoskopie nicht mehr erreicht werden können, und die Verschleppung von Keimen und Ausbreitung einer möglichen Entzündung.

Sonografie

Ein Sialogogum (Bonbons, Kaugummis, Zitrone etc.) verbessert die Beurteilbarkeit der Ausführungsgänge.

Tab. 17.1 Setting Speicheldrüsensonografie

Presetting	Schallkopf	Größenbestimmung	Strukturen	FKDS
Speicheldrüsen/Schilddrüse (Strukturen immer in 2 Ebenen durchmustern!)	7–18 MHz Linear	Gesamte Speicheldrüse Raumforderung Konkrement Gegenseite!	Speicheldrüse Zervikale Lymphknoten Gegenseite Ggf. Schilddrüse Ggf. Gefäße	Immer im Seitenvergleich Speicheldrüse und Lymphknoten

FKDS = farbkodierte Duplexsonografie

Für die Darstellung der Speicheldrüsen eignet sich am besten ein Linearschallkopf (z. B. 12 MHz). Ein speziell voreingestelltes Programm für Speicheldrüsen besitzen wenige Ultraschallgeräte, das Presetting der Schilddrüse ist hier geeignet (→ Tab. 17.1). Die Untersuchung der Speicheldrüsen sollte immer in einer transversalen und longitudinalen Schallkopfausrichtung und im Vergleich mit der Gegenseite erfolgen. Die Ausführungsgänge der Speicheldrüsen lassen sich sonografisch nur im Falle einer Dilatation gut darstellen. Zur Vollständigkeit werden beidseits auch die zervikalen Lymphknoten gründlich untersucht. Auffällige Lymphknoten müssen dokumentiert, gemessen und ebenfalls auf ihre Perfusion untersucht werden. Für Follow-up-Untersuchungen gehört in jeden Befund auch die Angabe des jeweiligen zervikalen Lymphknotenlevels.

Computertomografie

Zur Detektion von Entzündungen oder Raumforderungen sollte die intravenöse Gabe eines jodhaltigen Kontrastmittels erfolgen. Bei einem Delay von ca. 90 Sekunden nach Kontrastmittelgabe zeigt sich eine arteriovenöse und Weichteil-Kontrastierung. Die zervikalen Strukturen sind klein, daher empfiehlt sich eine niedrige Kollimation, das ermöglicht ausreichend gute dünnschichtige Rekonstruktionen. Die Ausspielung im Knochen- und Lungenfenster sollte ebenfalls standardmäßig erfolgen.

Magnetresonanztomografie

Das Kontrastmittel Gadolinium wird häufig sehr gut vertragen, allergische Reaktionen sind äußerst selten. Doch auch beim Gadolinium sollte eine Nierenfunktionsstörung oder -erkrankung vor der Untersuchung erfragt werden. Ebenso sollten Implantate wie z. B. ein Herzschrittmacher, Eventrecorder und Insulinpumpen. auf ihre MRT-tauglichkeit geprüft werden. Gegenstände aus Metall sind unbedingt abzulegen. Die Untersuchung wird in einer Kopfspule, ggf. einer Kombination aus Kopf- und Halsspule durchgeführt. Generell ist für alle Untersuchungsmethoden ein Sialologum zur Anregung der Speicheldrüsen von Vorteil.

Für die MR-Sialografie, also die Darstellung der Speicheldrüsen im MRT, eigenen sich dünnschichtige T2w-Sequenzen, die eine 3D-Rekonstruktion zulassen, oder 2D-Haste-Sequenzen.

Erkrankungen der Speicheldrüsen

Die Erkrankungen der Speicheldrüsen lassen sich in nicht entzündliche, entzündliche, benigne, systemisch bedingte und tumoröse Pathologien einteilen. Zu den tumorösen Pathologien → Kap. 19.

Nicht entzündliche Erkrankungen der Speicheldrüsen

Ektopie, Hypo- oder Aplasie von Speicheldrüsengewebe

Speicheldrüsenektopien oder akzessorisches Drüsengewebe der Glandula parotidea zeigen in der Bildgebung oft eine Verbindung zum Ductus parotideus und können daher symptomlos bleiben. Sie sind meistens ein Zufallsbefund im Rahmen anderer Kopfuntersuchungen. Ein häufiger Fehler ist besteht darin, diese Ektopien als Weichteiltumoren oder -metastasen fehlzudeuten. Ektopien von Drüsengewebe sollten bei jeder Kopf-Hals-Bildgebung als Differenzialdiagnose im Hinterkopf behalten werden, im Zweifel kann eine Gewebebiopsie zur Befundsicherung erwogen werden. 1–7 % der insgesamt seltenen Neoplasien der Glandula parotis entstehen in ektopem Gewebe.
Eine isolierte **Speicheldrüsenaplasie** der Glandula parotidea kann einseitig asymptomatisch bleiben. Eine beidseitige Aplasie mit zusätzlicher Dysgenesie oder ein vollständiges Fehlen der Glandula submandibularis oder Glandula submentalis führen zu einer mangelnden Benetzung der Mundschleimhaut mit Speichel (Xerostomie). Folge davon sind Ess- und Schluckschwierigkeiten. Die mangelnde Befeuchtung kann zu einer Atrophie der Mundschleimhaut und ggf. einer Begünstigung von Fehlbesiedlungen durch Pilze etc. führen. Bei länger bestehender Xerostomie kann es zu verfrühtem und vermehrtem Karies- und Wurzelkaries kommen sowie Foetor ex ore.

Aufgrund des hohen Weichteilkontrastes ist die **MRT** der CT als Schnittbildgebung überlegen. Ektopes Speicheldrüsengewebe zeigt in den T1- und T2-gewichteten Sequenzen die gleiche Intensität wie die Speicheldrüsen und erscheint in der T1w als scharf begrenztes, lobuliertes und im Vergleich mit dem M. masseter hyperintenses Gewebe.
In der **CT** zeigt sich ebenfalls eine scharf begrenzte, lobulierte und homogen KM-aufnehmende Formation. Bei Aplasie der Speicheldrüsen befindet sich meist Fettgewebe mit den charakteristischen Bildeindrücken (T1w und T2w hyperintens, CT hypodens) in dem jeweiligen Drüsenlager.
Eine **asymptomatische Hypo- oder Aplasie** von Speicheldrüsen sowie **ektopes Speicheldrüsengewebe** bedürfen **keiner Therapie. Komplikationen** bei Ektopien wie z. B. Fistelbildungen und Mukozelen, Abszesse oder Tumoren (pleomorphe Adenome oder Mukoepidermoidkarzinome, siehe unten) sollten **leitliniengerecht therapiert** werden.
Xerostomie ist ein Symptom vieler verschiedener Ursachen. Im Falle von A- oder Dysplasien von Speicheldrüsen wird sie mit vermehrter Trinkmenge, Sialologa und künstlichem Speichel behandelt.

Ranula

Die Ranula entsteht bei einer Gangobstruktion, in 50 % der Fälle nach einem Trauma der Mundhöhle oder aber aufgrund von Speichelsteinen (Sialolithiasis) oder Schleimpfropfen. Die Prävalenz der Ranula liegt bei 0,2/1000. Das Manifestationsalter reicht vom Teenager bis zum jungen Erwachsenen. Männer und Frauen sind gleichermaßen betroffen.
Die Ranula geht in 90 % von der **Glandula sublingualis** aus, in Einzelfällen entstammt sie der Glandula submandibularis. Sie liegt als große (0,1–4 cm) zystische Geschwulst meist unilateral am Mundboden und schimmert transparent bis blau. Damit ähnelt sie optisch einem Froschbauch, weshalb sie auch „Fröschleingeschwulst" genannt wird. Die Ranula ist schmerzlos, besitzt eine weicht Konsistenz und ist verschieblich.
Man unterscheidet die **einfache Ranula** (simple Ranula) von der **abgetauchten Ranula.** Die einfache Ranula entspricht

einer Retentionszyste des Speichelgangs, ist mit einer Epithelschicht ausgekleidet und beschränkt sich auf den sublingualen Raum. Im Falle einer Kapselruptur, Überschreitung der Faszie und Ausdehnung in den submandibulären Raum spricht man von einer abgetauchten Ranula.
Für die **Ultraschalluntersuchung** der Speicheldrüsen eignet sich ein Linearschallkopf mit einer Frequenz von 7–12 MHz. Der Vorteil ist eine gute **Ortsauflösung,** der Nachteil die **sehr niedrige Eindringtiefe** und die erforderliche Expertise des Untersuchers.
Die einfache Ranula stellt sich in typischer Lokalisation als glatt begrenzte und echofreie Struktur dar (→ Abb. 17.2).
Bei einer **CT** können sanierte Zähne zu starken **Bildartefakten** führen. Davon abgesehen stellt sich die Ranula als hypodense, glatt begrenzte Formation dar, die nach einer Kontrastmittelgabe eine Wandanreicherung zeigt.
Die **Methode der Wahl** ist die **MRT.** Die Ranula ist in der T1-Wichtung als hypointense, glatt begrenzte und homogene Raumforderung abgrenzbar (→ Abb. 17.3). Für die Post-KM-Sequenz eignet sich eine fettgesättigte T1 sehr gut. In der T2-Sequenz weist die Ranula ein hyperintenses Signal auf.
Die abgetauchte Ranula besitzt die gleichen Signaleigenschaften, sie reicht jedoch um die posteriore Grenze des M. mylohyoideus und breitet sich im submandibulären Raum aus.

Die Bildgebung soll in erster Linie die Ausdehnung und die Unterscheidung zwischen einfacher oder abgetauchter Ranula klären.
Es gibt **mehrere Therapieoptionen.** Chirurgisch kann sowohl eine Exstirpation der Glandula sublingualis erfolgen als auch eine Marsupialisation. Bei Letzterer wird die Ranula eröffnet und die Epithelränder werden an eine Nachbarstruktur genäht. Dadurch entsteht eine offene Tasche, aus der der Ranulainhalt drainiert. Weiter Methoden, die bei kleineren Ranulae oder präoperativ genutzt werden, sind die Laserablation, Kryo- oder Elektrokauter-Verfahren.

Sialolithiasis

Die symptomatische Sialolithiasis macht sich beim Essen bemerkbar, da zu diesem Zeitpunkt die höchste Salivation stattfindet. Speichelsteine treten oft einseitig und in der **Glandula submandibularis** auf (80 % Glandula submandibularis, 15 % Glandula parotidea). Als Gründe hierfür werden unter anderem die tiefe Lage der Glandula submandibularis, der lange Ausführungsgang und die Steigung bis zur Caruncula submandibularis genannt. Ein weiterer Grund ist der gemischt mukoseröse Speichel dieser Drüse. Speichelsteine können von **1 mm bis zu 50 mm groß** werden. Steine ab 4–5 mm lassen sich bei der körperlichen Untersuchung gut tasten.

Ca. 80 % der Speichelsteine sind **röntgendicht** und werden bei fehlender Symptomatik häufig als **Nebenbefund** in einer Röntgen-Zahndiagnostik entdeckt (→ Abb. 17.4a).
In den Händen eines erfahrenen Untersuchers ist der **Ultraschall** eine gute Methode, Gangerweiterungen und intraduktale Konkremente zu diagnostizieren.
In der **CT** stellen sich röntgendichte Konkremente als scharf begrenzte, hyperdense Formation dar (→ Abb. 17.4b). Ein aufgestauter Drüsengang erscheint hypodens. Bei entzündlichen Veränderungen der Speicheldrüse ist diese vergrößert, unscharf zur Umgebung abgrenzbar und weist im Vergleich mit der Gegenseite ein erhöhtes KM-Enhancement auf. Der Abszess erscheint in der CT-Bildgebung als hypodense Formation mit randständig kräftigem KM-Enhancement.
Für die Steinsuche ist eine native Phase ausreichend. Zur Diagnostik einer begleitenden akuten Sialadenitis sollte eine venöse Phase (mit KM) ergänzt werden. Um die strahlenempfindlichen Augenlinsen und Schilddrüse der Patienten zu schonen, sollten diese außerhalb des Untersuchungsfeldes liegen.
In der MRT sind dünnschichtige T2-Sequenzen und T1-Sequenzen ausreichend (→ Abb. 17.5). Ggf. können noch die Sequenzen der MR-Sialografie (z. B. T2-Haste) ergänzt werden.

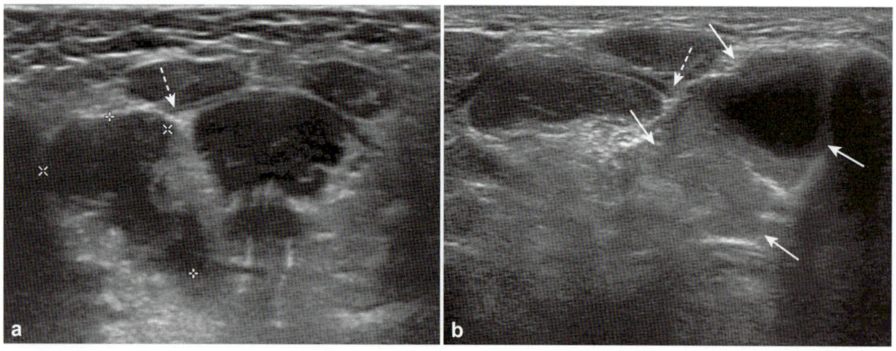

Abb. 17.2 Ranula im Ultraschall (ausgemessene, markierte Struktur) [G752-002]

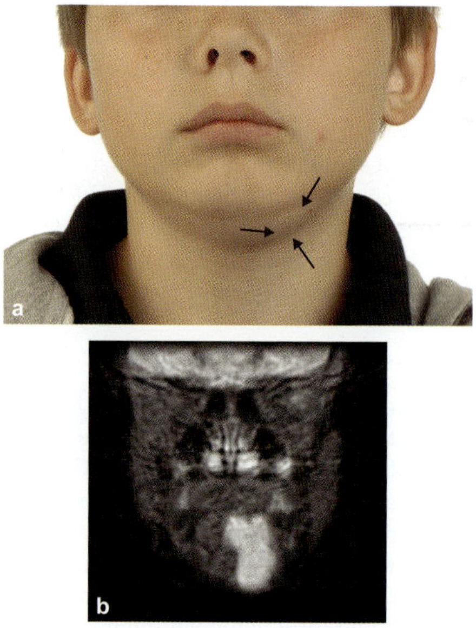

Abb. 17.3 Ranula im MRT, koronare Ansicht [G1298]

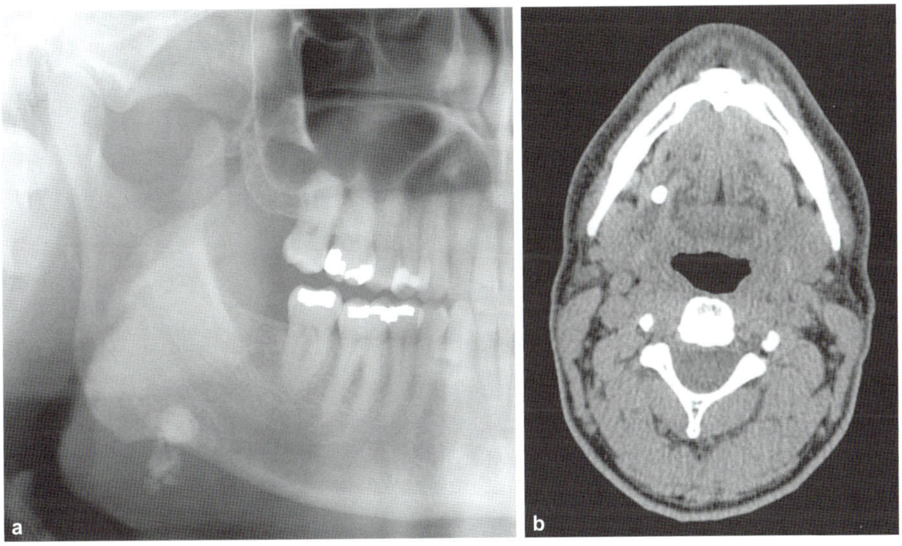

Abb. 17.4 Speichelstein [G1299]
a) im Röntgen
b) im CT

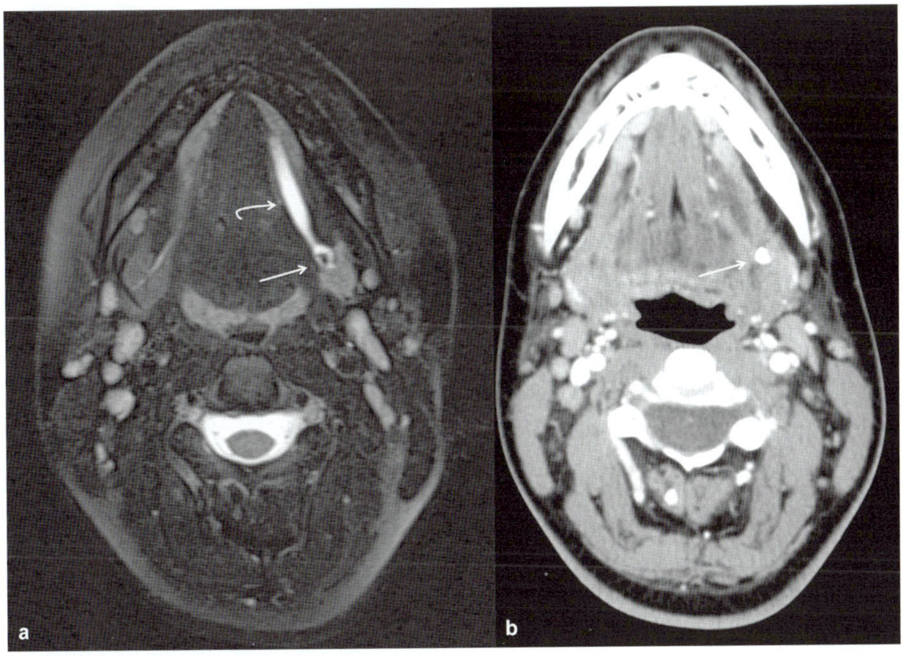

Abb. 17.5 Speichelstein [T1408]
a) Speichelstein (gerader Pfeil) im MRT mit Aufstau des Speicheldrüsengangs (geschwungener Pfeil)
b) Korrespondierende axiale CT-Aufnahme

Entzündliche Erkrankung der Speicheldrüsen

Sialadenitis

Man unterscheidet die **akute** von der **chronischen Sialadenitis.** Die Ursache einer akuten Entzündung können virale oder bakterielle Erreger sein. Die typischen bakteriellen Vertreter sind Staphylococcus aureus, Streptococcus pyogenes, Streptococcus pneumoniae und Haemophilus influenzae, die viralen Vertreter sind häufig der Mumps-, Coxsackie- oder (Para-)Influenza-Virus.

Die **Bildgebung** dient im Falle von Entzündungen zur **Diagnostik eines zugrunde liegenden Risikofaktors** (Speicheldrüsenkonkrement, Gangstenosen etc.) und zum Ausschluss und bzw. zur Bestimmung des Ausmaßes von Komplikationen (Abszess, Ausdehnung in den Parapharyngealraum und/oder die benachbarten Faszienlogen).

Im **Ultraschall** stellt sich die Speicheldrüse bei einer akuten Entzündung vergrößert und unscharf berandet dar. Das Drüsengewebe ist im Vergleich mit der Gegenseite echoarm und weist im Farbdoppler eine Hyperperfusion auf. Zusätzlich können zervikal reaktiv vergrößerte und vermehrte Lymphknoten abgrenzbar sein. Abszesse stellen sich als echoarme, randständig hyperäme Formationen dar.

Bei einer akuten Speicheldrüsenentzündung stellt sich die Drüse in der **CT** ebenfalls vergrößert dar, die Drüsenbegrenzung kann unscharf sein, nach der KM-Gabe zeigt sich eine vermehrte Anreicherung in der (dafür ausreichenden) venösen Phase. Auf vergrößerte perifokale Lymphknoten, die ebenfalls in der venösen Phase am meisten KM-Aufnahme zeigen, ist zu achten. Abszesse können in der betroffenen Speicheldrüse abgrenzbar sein, pharyngeal und bei ausgeprägtem Befund entlang der Halsfaszien. Kleinere Abszesse können sich aber auch in benachbarten eingeschmolzenen Lymphknoten befinden. Abszesse stellen sich in der CT hypodens mit starker Randkontrastierung dar.

Auch im **MRT** ist die betroffene Speicheldrüse vergrößert und unscharf abgrenzbar. In den T2-gewichteten Sequenzen ist die Speicheldrüse hyperintens, in den T1-gewichteten, nativen Sequenzen hypointens. Nach KM-Gabe weist die Speicheldrüse ein hyperintenses Signal in der T1 auf. Abszesse zeigen ein hyperinteses Signal in der T2-Sequenz, ein hypointenses Signal in der T1-Sequenz und ein deutlich hyperintenses Signal in der STIR-Sequenz. Zusätzlich sollte immer eine diffusionsgewichtete MRT (DWI) angefertigt werden, in der eine Diffusionsrestriktion erkennbar ist (b-Werte 200–800). Nach KM-Gabe zeigt sich ein deutliches Enhancement in der T1-post-KM-Sequenz.

Im Falle wiederkehrender Speicheldrüsenentzündungen kann auch die Sialadenitis chronifizieren. In dem Fall ist die Speicheldrüse in der Bildgebung verkleinert anstatt vergrößert und das Gewebe weist fibrotische Veränderungen auf, ist also von Bindegewebssepten durchzogen, und es können sich Gewebeverkalkungen zeigen. In der Bildgebung sind chronische Veränderungen meist ein Zufallsbefund, die Diagnose wird hier anhand der Klinik (wiederkehrende Entzündung, bekannte Autoimmunerkrankung) gestellt.

Benigne Speicheldrüsentumoren

Die drei wichtigsten benignen Speicheldrüsentumoren sind das pleomorphe Adenom, das Zystadenolymphom (Warthin-Tumor) und das Onkozytom.

Pleomorphes Adenom

Das pleomorphe Adenom ist ein **gutartiger Tumor** der Speicheldrüsen, der jedoch **karzinoid entarten** kann. Er macht 70–80 % der benignen Speicheldrüsentumoren aus. Sie stellen sich in allen Modalitäten glatt begrenzt dar.

Im **Ultraschall** erscheint ihre Binnenstruktur homogen echoarm, kann jedoch bei sehr großen Adenomen auch inhomogen wirken. Ebenfalls kann oft eine dorsale Schallauslöschung bestehen.

In der **CT**-Bildgebung stellt sich ein pleomorphes Adenom in der nativen Phase isodens zur Halsmuskulatur und den Speicheldrüsen dar. Nach KM-Gabe zeigt sich eine homogene Anreicherung in der portalvenösen Phase, welche bei größeren Adenomen auch etwas inhomogen erscheinen kann aufgrund von zentralen Nekrosen (→ Abb. 17.6). Ebenso können hier kleinere Verkalkungen sichtbar sein.

Auch in der **MRT**-Bildgebung stellen sich die kleinen pleomorphen Adenome sich sehr homogen dar und die größeren können inhomogen sein. In der nativen T1-gewichteten Sequenz weisen die pleomorphen Adenome ein hypointenses Signal auf und nach der KM-Gabe zeigen sie ein homogenes Enhancement. In der T2-Sequenz haben sie oft ein stark hyperintenses Signal, die fibröse Kapsel hingegen ist hypointens in der T2.

Warthin-Tumor

Der Warthin-Tumor ist nach dem pleomorphen Adenom der zweithäufigste gutartige Speicheldrüsentumor. Er macht 10 % der Parotistumoren aus, tritt zweimal häufiger beim männlichen Geschlecht auf und ist ein Tumor des älteren Mannes (60+). Da der Warthin-Tumor sehr oft bilateral auftritt, muss die Gegenseite immer gründlich mit untersucht werden. Innerhalb der Glandula parotidea liegt er oft im kaudalen Anteil der Drüse, er kann jedoch auch in der Glandula submandibularis und auch in ektopem Speicheldrüsengewebe gefunden werden.

Der **Ultraschall** zeigt einen glatt begrenzten ovalären Tumor mit starker Vaskularisation und Inhomogenität (→ Abb. 17.7). Größere Warthin-Tumore besitzen häufig zystische Anteile und erscheinen dadurch schwammartig.

In der **CT** stellen sich die o. g. Zysten hypodens dar und nach KM-Gabe zeigt sich in der venösen Phase eine moderate Kontrastierung (→ Abb. 17.8). Verkalkungen zeigen sich nicht. In den Zystenwänden können sich vereinzelte noduläre Verdickungen zeigen, die pathognomonisch für einen Warthin-Tumor sind.

In der **MRT** besitzt der Warthin-Tumor in der T1-gewichteten Sequenz ein zur Speicheldrüse iso- bis hypointenses Signal (→ Abb. 17.9). Eingeblutete oder proteinreiche Zysten zeigen eine Signalalteration in der T1. Das T2-gewichtete Signal ist sehr heterogen und kann eine variable Intensität haben. Nach der Kontrastmittelgabe (Gadolinium) zeigt sich ähnlich der CT nur eine mäßiges Enhancement.

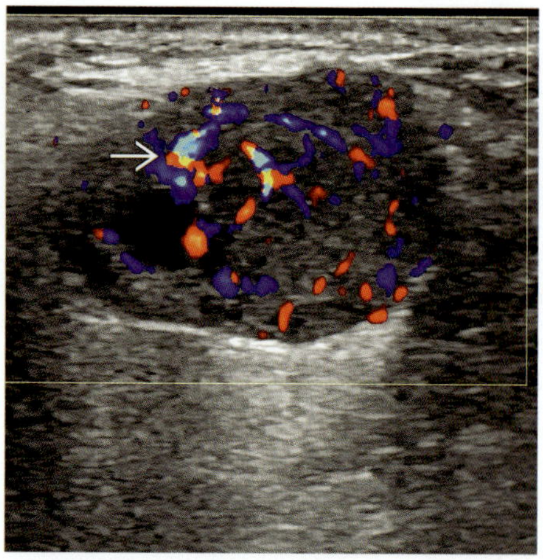

Abb. 17.7 Warthin-Tumor im Ultraschall [E1286]

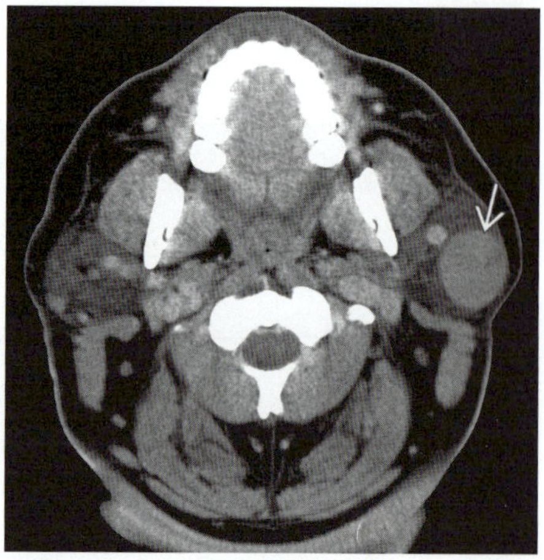

Abb. 17.8 Warthin-Tumor im CT (Pfeil) [E1286]

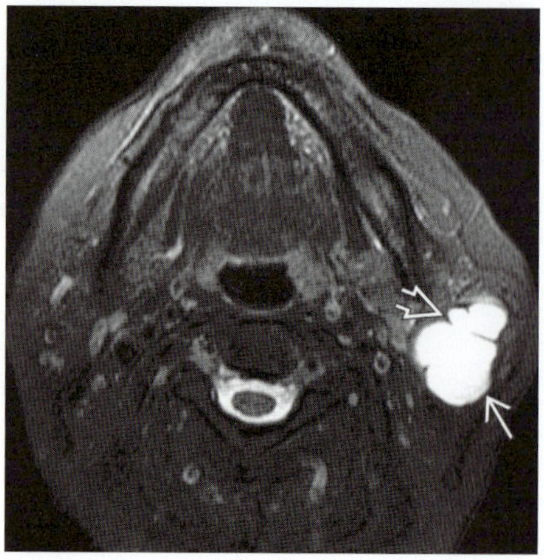

Abb. 17.9 Warthin-Tumor im MRT (Pfeile) [E1286]

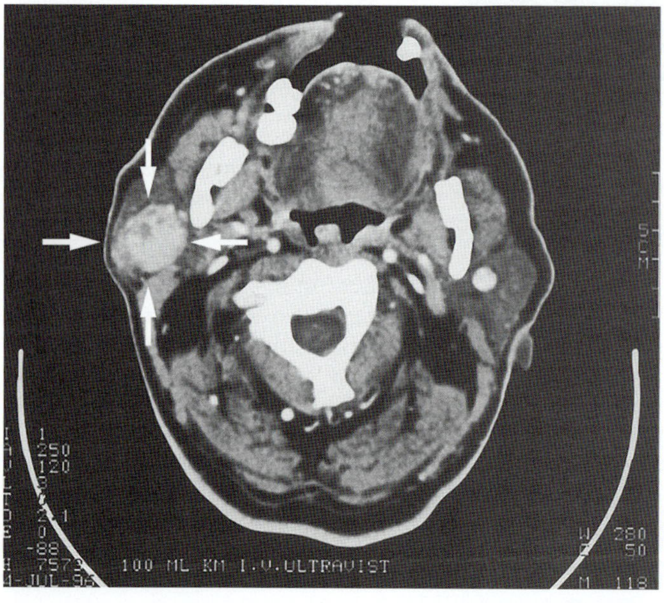

Abb. 17.6 Pleomorphes Adenom im CT mit KM [G1300]

Onkozytom

Das Onkozytom macht etwa 1 % der Speicheldrüsentumoren aus und kommt vorwiegend in der Glandula parotidea vor. Es handelt sich eher um einen Tumor des älteren Menschen (60–80), eine Geschlechterpräferenz gibt es nicht. Das Onkozytom kann multifokal auftreten. Eine maligne Entartung ist möglich.
Im **Ultraschall** zeigt sich eine glatt begrenzte, ovale Raumforderung mit einem homogenen, echoarmen Schallsignal. Es ist ein gut vaskularisierter Tumor. Da ein Onkozytom sich jedoch auch sehr heterogen und selten lobuliert darstellen kann (→ Abb. 17.10), ist die alleinige Diagnose im Ultraschall kaum möglich. Hier ist die Indikation für ein CT oder MRT zu stellen.
Auch im **CT** stellt das Onkozytom sich als scharf abgrenzbare Raumforderung mit homogener KM-Anreicherung in der venösen Phase dar.
In der **MRT**-Bildgebung kann die Erscheinung ebenfalls variabel sein. In den T1-gewichteten Sequenzen zeigt sich ein hypointenses Signal. In der T2-gewichteten Sequenz kann das Onkozytom iso- bis hypointens zur Speicheldrüse erscheinen und nach der Gabe von Kontrastmittel ist es hypointens zum umliegenden Speicheldrüsengewebe.
Da das Onkozytom sich in jeder Bildgebung sehr unterschiedlich präsentieren kann, wird die endgültige Diagnose oft erst durch eine Biopsie und den pathologischen Befund geklärt.

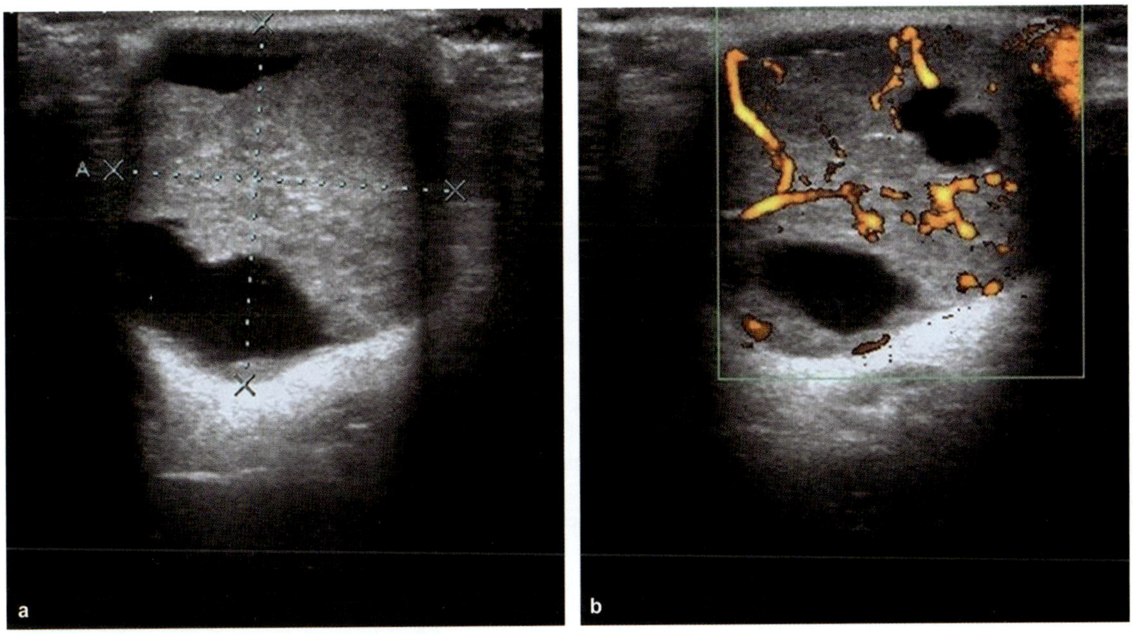

Abb. 17.10 Onkozytom im Ultraschall [F1184-001]
a) Im Farbdoppler weist das Onkozytom eine kräftige Perfusion auf.
b) Im B-Bild zeigt sich eine glatt begrenzte, inhomogene Formation.

Systemische Erkrankung der Speicheldrüsen

Sjögren-Syndrom (myoepitheliale Sialadenitis)

Die häufigste und wichtigste Systemerkrankung mit Beteiligung der Speicheldrüsen ist das Sjögren-Syndrom. Dabei handelt es sich um eine sehr heterogene Erkrankung mit vielen Erscheinungsformen.
Ganz allgemein unterscheidet man zunächst eine **primäre** und eine **sekundäre Form** des Sjögren-Syndroms. Die primäre Form ist eine chronisch-entzündliche Autoimmunerkrankung mit bisher unbekannter Genese. Die sekundäre Form tritt als Begleiterscheinung anderer Autoimmunerkrankungen auf, insbesondere bei Lupus erythematodes (15–36 %), rheumatoider Arthritis (20–32 %) und der progressiven systemischen Sklerose (11–24 %).
Die **Leitsymptome** des Sjögren-Syndroms sind die Keratokonjunktivitis und die Xerostomie (Sicca-Symptomatik). Es sind 9-mal mehr Frauen als Männer betroffen. In Deutschland beträgt die Prävalenz 0,4 %.

> Da bei etwa 5 % der Patienten mit Sjögren-Syndrom ein malignes Non-Hodgkin-Lymphom auftreten kann, sei hier erwähnt, dass bei der diagnostischen Abklärung einer **Sicca-Symptomatik** mit chronisch oder episodisch geschwollenen Ohrspeicheldrüse immer auch gesondert die Halslymphknoten betrachten werden sollten.

Im frühen Stadium kann die betroffene Speicheldrüse normal bis vergrößert sein und sich im **Ultraschall** etwas echoreicher präsentieren (→ Abb. 17.11). In einem späten Stadium zeigt die Speicheldrüse zahlreiche zystische Läsionen, ein retikuläres Parenchymmuster und eine verminderte Echogenität. Die Drüse ist im späten Stadium hypo- bis atroph.
In der **CT** stellen sich die zystischen Läsionen der betroffenen Speicheldrüsen hypodens dar, im Falle von Verkalkungen sind diese in der CT durch ihr stark hyperdenses Aussehen sehr gut zu detektieren. Darüber hinaus zeigt sich auch hier eine wabenartige Struktur.
Im **MRT** zeigt sich ein hypointenses Signal in den T1-gewichteten Sequenzen. In den T1-post-KM-Sequenzen richtet sich die Gadolinium-Aufnahme nach der Ausprägung der Fibrose und dem klinischen Aktivitätsgrad (→ Abb. 17.12). In der T2-gewichteten Sequenz zeigt sich das für das Sjögren-Syndrom charakteristische „Salt-and-Pepper"-Muster: Salz = hyperintense Zysten, Pfeffer = hypointense Fibrose/Gewebe.

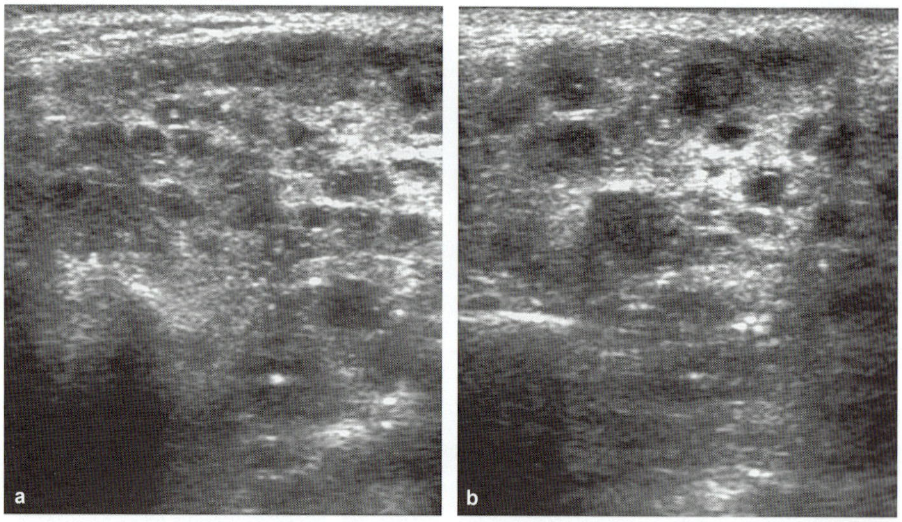

Abb. 17.11 Sjögren-Syndrom im Ultraschall [H042-002]

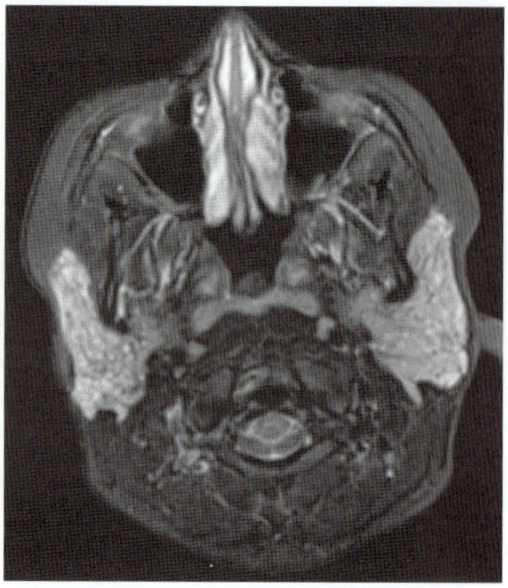

Abb. 17.12 Sjögren-Syndrom im MRT [H423-001]

Zusammenfassung

- Es gibt 3 große, paarig angelegte Speicheldrüsen: die Glandula parotidea, die Glandula submandibularis und die Glandula sublingualis.
- Eine Speicheldrüsenentzündung (Sialadenitis) entsteht häufig auf der Grundlage von Speichelsteinen.
- Die wichtigsten gutartigen Tumoren der Speicheldrüsen sind das pleomorphe Adenom, der Warthin-Tumor und das Onkozytom (zu den malignen Tumoren → Kap. 19).
- Das Sjögren-Syndrom ist eine Autoimmunerkrankung mit Beteiligung der Speicheldrüsen, ihre Ursache ist ungeklärt. Es gibt eine primäre und eine sekundäre Form.
- Die sekundäre Form des Sjögren-Syndroms tritt im Rahmen von Lupus erythematodes, rheumatoider Arthritis und progressiver systemische Sklerose auf.

Die radiologische Nasennebenhöhlendiagnostik aus zahnärztlicher Sicht umfasst in erster Linie die Diagnostik der dem Oberkiefer kranial anliegenden Sinus maxillares. Bei entsprechenden klinischen Symptomen bei Vorstellung beim Zahnarzt (Zahnschmerz, Schwellung etc.) oder im Rahmen von zahnärztlichen Routineuntersuchungen erfolgt häufig zunächst ein OPT. Umgekehrt ist es möglich, dass hausärztlich oder beim HNO-Arzt Symptome festgestellt werden, die auf eine Pathologie der Nasennebenhöhlen (NNH) hinweisen können und aufgrund derer dann eine NNH-Aufnahme (→ Kap. 6) erstellt wird. Wenn in dieser Aufnahme eine dentogene Pathologie festgestellt wird, erfolgt häufig die Überweisung zum Oral- oder Kieferchirurgen (→ Abb. 18.1). Aufgrund des ungünstigen Kosten-Nutzen-Profils der NNH-Aufnahme (sowohl zur Diagnosefindung als auch zum Ausschluss) wird diese heutzutage nicht mehr als primäres radiologisches Diagnostikum in der HNO-Heilkunde empfohlen und kommt daher in der Praxis nur noch selten zur Anwendung.

Klinische Symptome mit Hinweis auf eine Affektion der Nasennebenhöhlen (insb. der Sinus maxillares)

- Nasenatmungsbehinderung und Ausfluss aus dem Nasenloch
- Schmerzen über der betroffenen Gesichtsregion
- Druckschmerzen im Bereich der Nervenaustrittpunkte und ausstrahlende Schmerzen in die Zähne der betroffenen Kieferhälfte (häufig als primäre Zahnschmerzen verkannt)
- Hypästhesie/Dysästhesie im Ausbreitungsgebiet des N. infraorbitalis
- Nicht selten ist eine Schmerzverstärkung beim Bücken **(Beugeschmerz).**
- Allgemeinsymptome: Fieber und Abgeschlagenheit

Typische **Nativröntgenbefunde,** die entsprechend eingeordnet und beurteilt werden müssen, sind:

- Gleichmäßige Transluzenz beider Kieferhöhlen im Seitenvergleich: physiologischer Befund
- Totale Verschattung einer (oder beider) Kieferhöhlen: Hinweis auf akute/chronische Kieferhöhlenentzündung mit starker Schleimhautschwellung, Kieferhöhlenempyem, ausgeprägter Mukozele, totalem Hämatosinus oder Zyste (mit Ausbreitung in die gesamte Kieferhöhle)

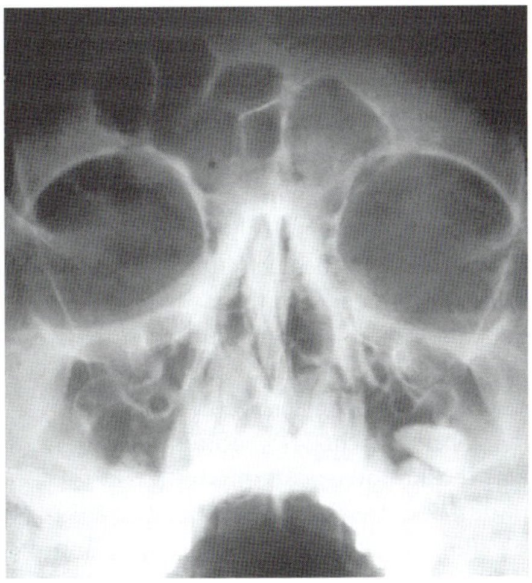

Abb. 18.1 NNH-Aufnahme bei sinusitischen Beschwerden. Zu erkennen ist eine chronisch dentogene Sinusitis maxillaris links auf dem Boden eines retinierten und verlagerten Zahnes 28 mit begleitender infizierter follikulärer Zyste. [R498]

- Subtotale Verschattung eines Sinus maxillaris mit knochen- bis metalldichtem Zentrum: V. a. dentogenes Aspergillom (→ Abb. 18.2)
- Leichte Opazitäten können das Anfangsstadium einer akuten Sinusitis darstellen.
- Spiegelbildungen (mit lateralem und medialem Anstieg der Flüssigkeitssäule): seröse/blutige oder eitrige Flüssigkeitsansammlung
- Zum Kieferhöhlenlumen konvexe Schleimhautpolster:
  - Polypen/Mukozelen: potenziell von jeder Kieferhöhlenwand ausgehend
  - Dentogene Zysten: von basal ausgehend und gern, aber nicht zwingend von einem dünnen knochendichten Ring umgeben
- Girlandenförmige Schleimhautkonfiguration, polypöse Opazitäten mehrerer Nebenhöhlen und der Nasenhaupthöhle: Hinweis für allergisches Geschehen

Cave: Falsch positive und negative Röntgenbefunde sind im konventionellen Summationsröntgenbild nicht nur möglich, sondern häufig, weshalb z. B. bei subjektiver Beschwerdepersistenz mit Hinweis auf eine Affektion der Nebenhöhlen eine 3D-Bildgebung indiziert werden sollte!

Ultraschalldiagnostik der Kieferhöhlen

Die Ultraschalluntersuchung beruht auf dem Prinzip, dass bei (ausgeprägter) pathologischer Flüssigkeitsansammlung oder kompletter Verlegung mit reaktivem oder neoplastischem Material in der Kieferhöhle der Schall nicht mehr total an der Grenze Knochen zu Luft der Kieferhöhle reflektiert wird, sondern ein zweites Echo an der Kieferhöhlenhinterwand entsteht **(A-Mode-Verfahren)** oder die pathologische Füllung der Kieferhöhle sichtbar wird **(B-Mode-Verfahren)** (→ Abb. 18.3). Es handelt sich um ein stark benutzerabhängiges Verfahren, das bei zu geringer Füllung zur Vorderwand auch gern nicht gelingt. Die Ultraschalluntersuchung ist dennoch ein weiterführendes diagnostisches Verfahren v. a. **für Kinder und Schwangere** im Rahmen akuter Entzündungen oder Neoplasien (wegen der fehlenden Strahlenexposition) und eignet sich als **Verlaufskontrolle von voroperierten Kieferhöhlen.**

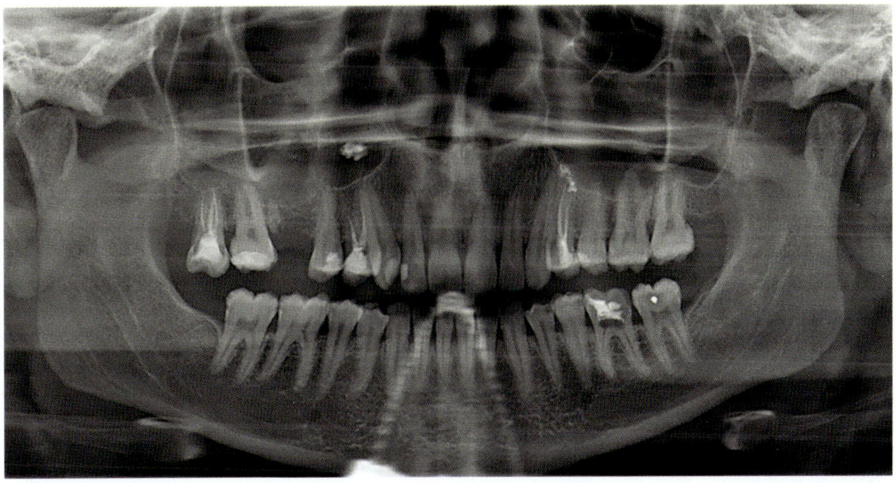

Abb. 18.2 Knochen- bis metalldichte Verschattungen in Projektion auf beide Kieferhöhlen als bildmorphologischer Hinweis für Aspergillome beider Kieferhöhlen in regio 14 und 24 mit ätiologischem Bezug zu den beiden wurzelkanalbehandelten Zähnen 14 und 24 (OPT) [R467]

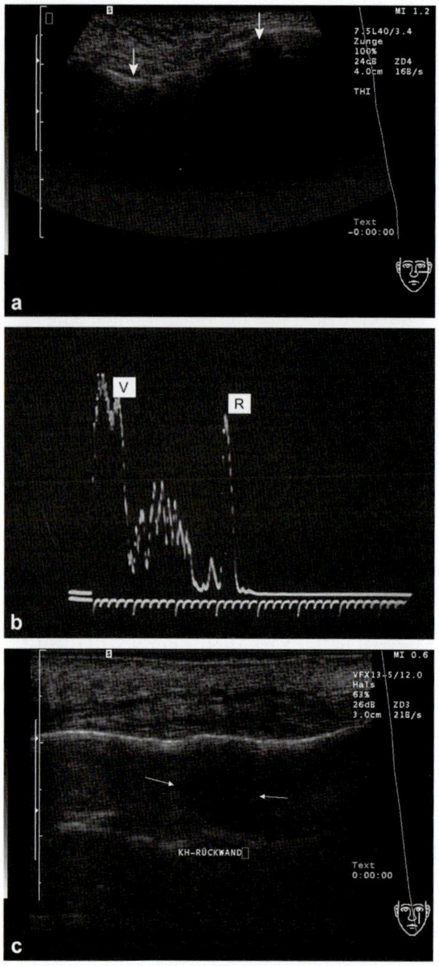

Abb. 18.3 Ultraschalluntersuchung des Sinus maxillaris [P1244]

a) Normalbefund mit isoliertem Vorderwandecho der Kieferhöhlenwand und aufgrund des Impedanzunterschiedes von Knochen zu Luft des Lumens an der Vorderwand komplette Reflektion des Echos (B-Mode-Verfahren, Linearschallkopf, 7,5-MHz-Schallkopf, axialer Schnitt)

b) Vorderwand (V)- und Rückwandecho (R) mit zwischenliegenden Binnenechos als Hinweis für eine weichgewebige Füllung des Sinus bei Sinusitis maxillaris (A-Mode-Sonografie, 8 MHz)

c) Selber Befund wie in b) als B-Mode-Verfahren (Linearschallkopf, 7,5-MHz-Schallkopf, sagittaler Schnitt, Pfeile markieren die Binnenechos)

CT zur Nasennebenhöhlendiagnostik

Die Nasennebenhöhlen-CT (**NNH-CT**) ist ein häufiges weiterführendes radiologisches Diagnostikum bei suspekten Befunden aus dem OPT, die eine weiterführende dreidimensionale Beurteilung benötigen. In der HNO-Heilkunde hat sie die konventionelle NNH-Aufnahme (→ Kap. 6) als primäres Diagnostikum bei entsprechender klinischer Symptomatik verdrängt. Die NNH-CT wird in der Regel als **Low-Dose-CT** (CT in Niedrigdosistechnik) durchgeführt. Die effektive Dosis einer Low-Dose-Aufnahme schwankt zwischen einer ähnlichen Dosis und bis zum Faktor 10 einer konventionellen NNH-Aufnahme. Die Dosisreduktion führt zwar zu einem höheren Bildrauschen, welches aber bei der Darstellung von Hochkontraststrukturen wie den Nebenhöhlen zu keiner relevanten Beeinträchtigung der diagnostischen Aussagekraft führt. Sollen tumoröse oder entzündliche Strukturen detailliert und in genauem Bezug zur anatomischen Umgebung dargestellt werden, wird das Low-Dose-Konzept verlassen und es werden **Dünnschicht-CT-Aufnahmen** erstellt. Das **Indikationsspektrum der NNH-CT** umfasst generell folgende Indikationen:

- Differenzialdiagnostik zwischen **odontogenen Sinusitiden** und **rhinogenen Sinusitiden**
- **Ausdehnungsdiagnostik von Entzündungen der Nasennebenhöhlen:** isolierte Sinusitis einer Nebenhöhle einer/beider Seiten (z. B. Sinusitis maxillaris), Sinusitis einer Gesichtshälfte bis hin zur **Pansinusitis** aller Nebenhöhlen beider Seiten. **Mukozelen** sind erkennbar ebenso wie eine **Polyposis nasi.** Eine radiologische **Unterscheidung zwischen akuter und chronischer Entzündungsform** ist dabei ebenfalls möglich: Erguss-/Empyembildung bei akuter Form, Verdickung der knöchernen Nebenhöhlenwände bei chronischer Form. (Zur Erläuterung der Entzündung der Nasennebenhöhlen siehe Kasten)
- Unterscheidung zwischen **nichtinvasiven und invasiven Mykosen** (bei reduziertem Immunsystem): Die nichtinvasive Form ist gekennzeichnet von einer Verschattung einer oder mehrerer Nebenhöhlen ohne Flüssigkeitsspiegel und von fakultativen zentralen knochen- bis metalldichten Ablagerungen. Wird Kontrastmittel gegeben, findet sich eine randliche Kontrastmittelaufnahme. Die invasive Form ist gekennzeichnet durch knöcherne Destruktionen und Infiltrationen in benachbarte Strukturen (Cave: Differenzialdiagnose tumoröses Geschehen).
- In der weiterführenden **Lagediagnostik retinierter und (iatrogen) verlagerter Zähne** vor Entfernung
- In der weiterführenden Diagnostik von odontogenen und nicht odontogenen Zysten, die in die Kieferhöhlen vorragen:
  - **Dentogene Zysten:** am häufigsten radikuläre Zysten, gefolgt von follikulären Zysten
  - **Nichtdentogene Zysten:** dysontogenetische Zysten (nasopalatinale Zyste, Dermoid- und Epidermoidzyste, globulomaxilläre Zyste)
- Vor geplanten **Augmentationen** und **Implantationen** im Oberkiefer (Knochenangebot: Lage des Kieferhöhlenbodens > notwendiger Sinuslift?) und **navigierten Operationen,** die Oberkiefer- und Nebenhöhlensystem einschließen
- In der weiterführenden oder direkten Diagnostik (ohne vorausgehende konventionelle Bildgebung bei hinreichenden klinischen Symptomen) von **Mittelgesichtsfrakturen** (sofern keine gleichzeitigen Symptome eines Schädel-Hirn-Traumas bestehen und eine CCT mit sicherem Ausschluss einer intrakraniellen Blutung notwendig ist)
- Zur weiterführenden Diagnostik von **medianen Nasenfisteln,** der **fibrösen Dysplasie** und **Granulomatosen,** die gern die Nebenhöhlen befallen (z. B. Morbus Wegener, eine nekrotisierende granulomatöse Vaskulitis)
- In der weiterführenden Diagnostik von **odontogenen** (Keratozyste, Ameloblastom, Odontom, etc.) und **nichtodontogenen Tumoren** mit Ausdehnung in die Nebenhöhlen (Osteom, ossifizierendes Fibrom, invertiertes Papillom, Nebenhöhlenkarzinom [→ Abb. 18.7], Mundhöhlenkarzinom mit Durchbruch in die Nebenhöhlen, Non-Hodgkin-Lymphom, juveniles Nasen-Rachen-Fibrom, Ästhesioneuroblastom)

Sollen tumorverdächtige Befunde in ihrer genauen anatomischen Lage zu kritischen Strukturen dargestellt werden (Infiltration von Schädelbasis oder Orbita?) oder werden infektiöse Komplikationen befürchtet (Durchbruch einer Entzündung in die Orbita, Schädelbasis? Abszessbildung?), wird die CT mit zusätzlichem intravenös verabreichtem Kontrastmittel durchgeführt.

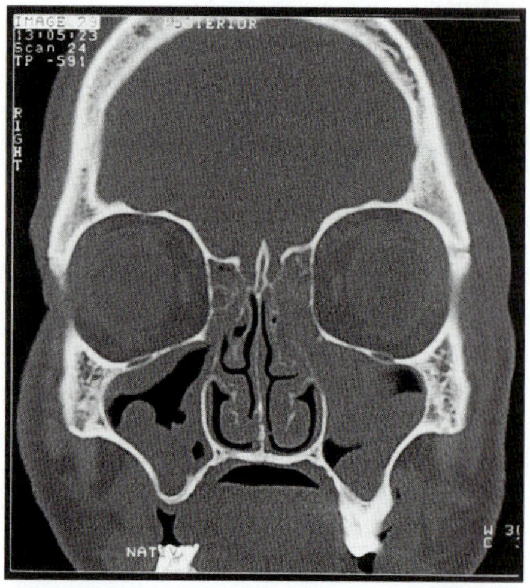

Abb. 18.4 CT bei Polyposis nasi maxillaris et ethmoidales. Erkennbar sind v. a. die multiplen, sich konvex in die Kieferhöhlen vorbuchtenden weichteildichten Raumforderungen mit Verschattung der kraniomedialen Ethmoidalzellen (koronarer Schnitt, Low-Dose-CT). [T407]

Differenzialdiagnostik entzündlicher Veränderungen der Nasennebenhöhlen

Unter einer **Mukozele** versteht man eine Schleimansammlung umgeben von einem dünnen Zellsack in einem Hohlraum, dessen Abfluss behindert ist. Man findet sie innerhalb der Nasennebenhöhlen besonders in den Kieferhöhlen, gefolgt von den Stirnhöhlen. Sie entstehen gern posttraumatisch und postoperativ. Je nach Entzündungskomponente und Bakterienzutritt kann auch eine **Pyozele** entstehen. In der CT sind bei der Pyozele im Vergleich zur Mukozele erhöhte Dichtewerte messbar und (bakteriell bedingt) Lufteinschlüsse sichtbar. Durch zunehmendes Wachstum der Zele kommt es druckbedingt zur Ausdünnung der benachbarten Knochen, nicht jedoch zu Destruktionen (→ Abb. 18.5).

Die **Polyposis nasi** bezeichnet die benigne Hyperplasie der Nebenhöhlenschleimhaut. Ursächlich wird eine chronische Rhinosinusitis vermutet, ebenso wie Allergien, nichtallergisches Asthma und ASS-Intoleranz. Wächst ein solcher Polyp aus dem Sinus maxillaris über das Infundibulum ethmoidale in die Nasenhaupthöhle oder sogar bis in die Choanen oder den Nasopharynx vor, so spricht man von einem **Antrochoanalpolypen**.

Mukozelen und die Polyposis lassen sich bildmorphologisch in CT und DVT (präoperativ) nicht immer sicher unterscheiden (→ Abb. 18.4; → Abb. 18.5).

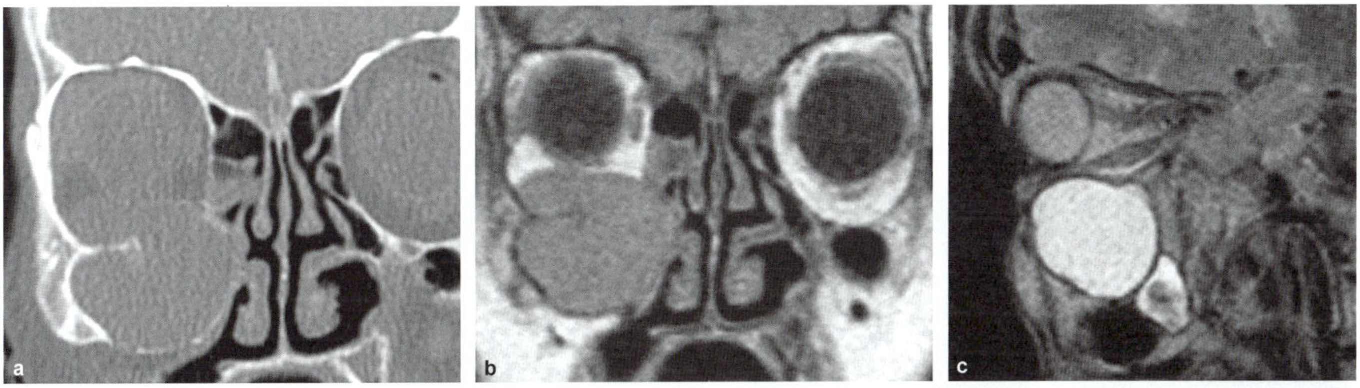

Abb. 18.5 CT bei ausgedehnter Mukozele der rechten Kieferhöhle. Das Lumen der rechten Kieferhöhle ist durch die homogene Raumforderung verlegt, die laterofaziale Kieferhöhlenwand und der Orbitaboden erscheinen (durch den Druck der Mukozele) knöchern ausgedünnt und die mediale Kieferhöhlenwand ist zur Nasenhaupthöhle hin verlagert. [M776]

a) Im koronaren Schnitt der Low-Dose-CT ist eine Unterscheidung bezüglich Dichte zur Polyposis nicht möglich, eine die Nebenhöhle komplett verlegende Polyposis ist ebenfalls nicht sicher unterscheidbar.

b) Die zum selben Zeitpunkt durchgeführte MRT der Nebenhöhlen zeigt in der T1-Wichtung eine mittlere Intensität.

c) Der sagittale T2-gewichtete Schnitt zeigt die Raumforderung aufgrund des hohen Wassergehaltes im Schleim stark hyperintens.

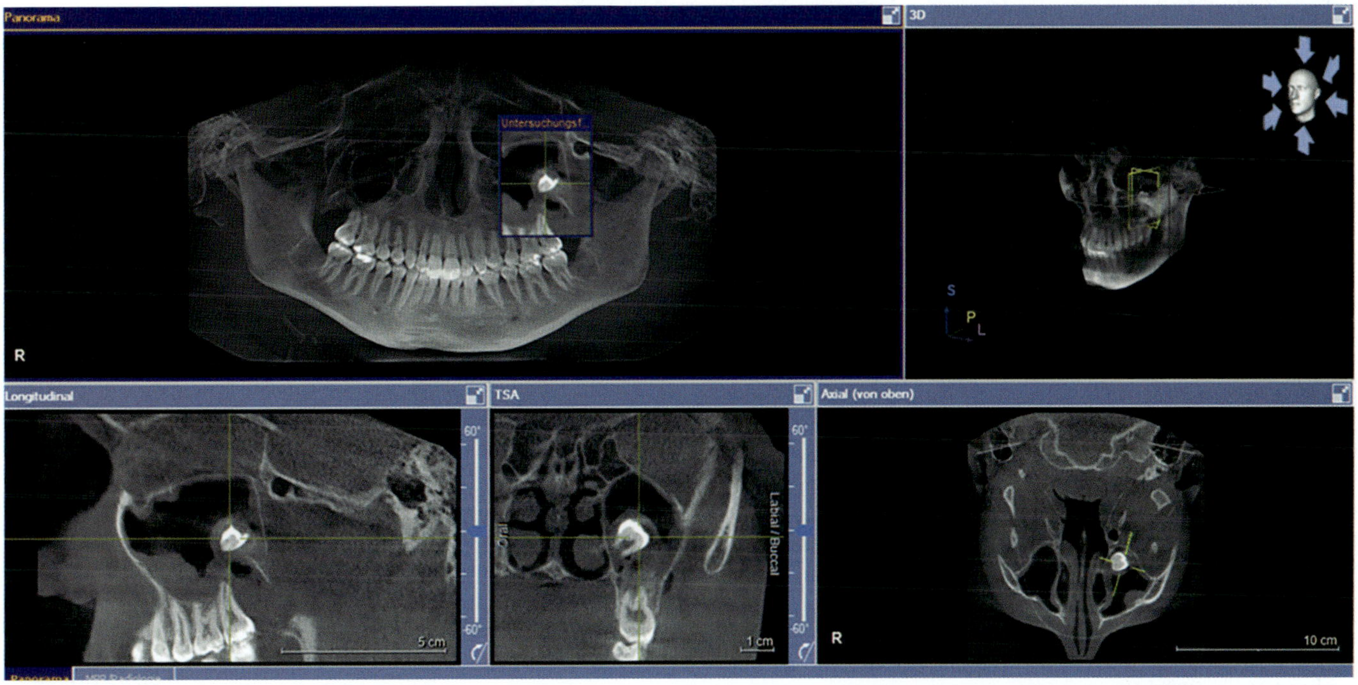

Abb. 18.6 Multiplanare DVT bei iatrogen in die linke Kieferhöhle verlagertem Weisheitszahn 28 im Rahmen eines Entfernungsversuches durch Osteotomie. Der Zahn zeigt sich von Sekret mittlerer Dichte umgeben (a. e. Blut), im Bereich des Alveolenfachs 028 zeigt sich eine knöcherne Mund-Antrum-Verbindung in der DVT. [T1409]

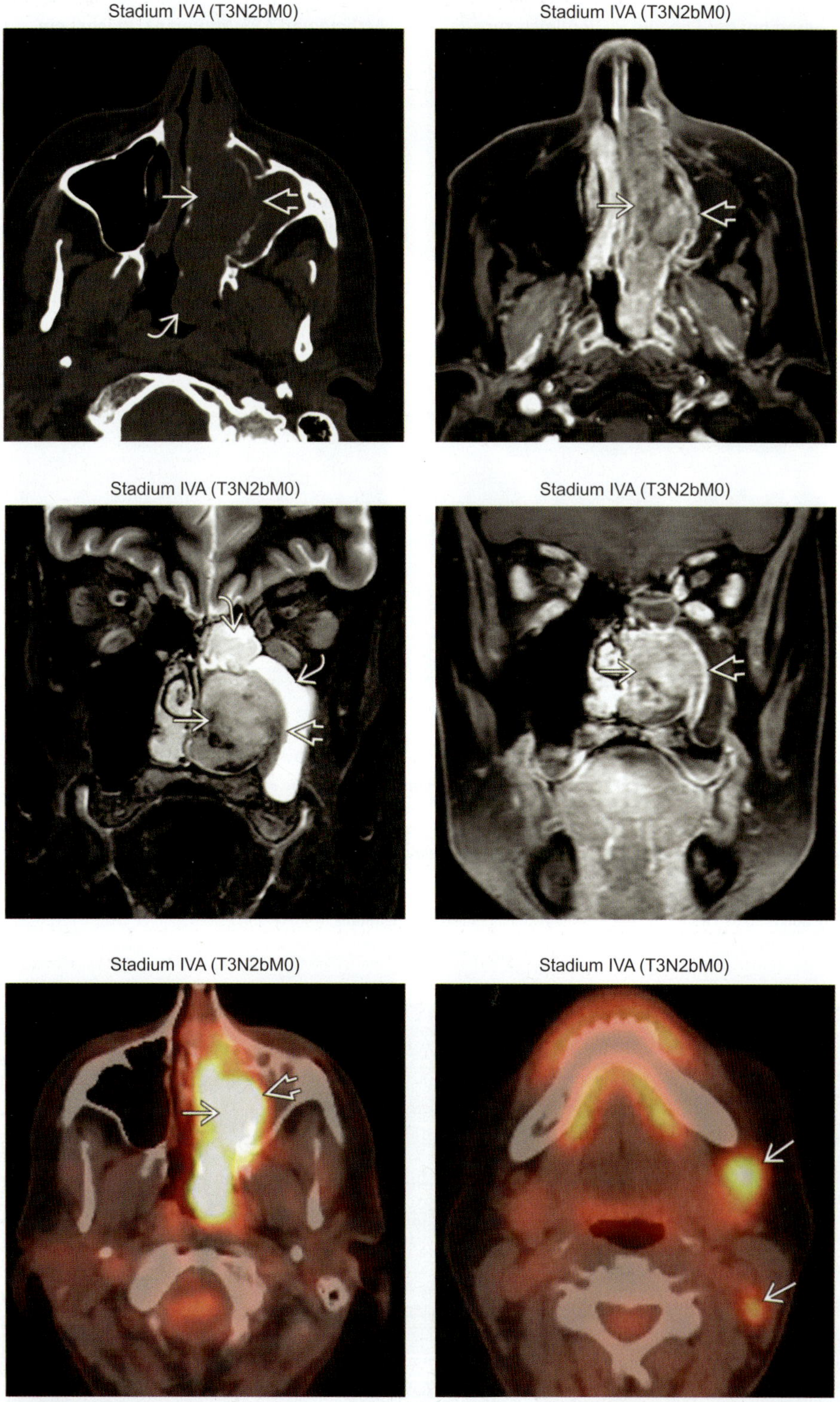

Abb. 18.7 Ausgedehntes Nasennebenhöhlenkarzinom in CT, MRT und PET-CT: In der nativen Dünnschicht CT (links oben) zeigt sich eine homogene, weichteildichte Raumforderung, die sich dem Nasenseptum anlegt (dünner Pfeil), die mediale Wand des Sinus maxillaris ist arrodiert und der Prozess dehnt sich dorthin aus (breiter Pfeil). Außerdem wölbt sich der Prozess in den Nasopharynx vor (gebogener Pfeil). Rechts oben (T1-gewichtete MRT nach KM-Gabe, Fettsättigung) zeigt sich die Raumforderung deutlich heterogener, die Kieferhöhle eindeutig infiltriert (dicker Pfeil) und die Raumforderung legt sich dem Septum an, infiltriert es jedoch nicht (dünner Pfeil). Die mittigen Aufnahmen zeigen koronare MRT-Aufnahmen: Die T2-gewichtete Aufnahme (mittig links) zeigt deutlich die flüssigkeitsgefüllten Anteile des Tumors. Gut zu erkennen ist hier insbesondere die Ausdehnung des Tumors nach kranial, ohne die Schädelbasis zu infiltrieren. Die KM-unterstützte T1-Sequenz (mittig rechts) zeigt nochmal deutlich die Infiltration des linken Sinus maxillaris. Die beiden unteren Aufnahmen zeigen PET-CT-Bilder desselben Patienten nach FDG-Gabe: Links unten ist der Tumor deutlich leuchtend zu erkennen, rechts unten sind zusätzlich regionäre Lymphknotenmetastasen im Bereich des linken Kieferwinkels und unterhalb des linken M. sternocleidomastoideus visualisiert. [R499]

DVT als weiterführendes Diagnostikum

Aufgrund des guten Hartgewebskontrastes und der inzwischen verfügbaren Darstellungsvolumina (aktuell bis zu 19 × 24 cm) hat die DVT (→ Abb. 18.6) ein ähnliches Indikationsspektrum wie die NNH-CT. Insbesondere hat die DVT in der Zahnmedizin (und neuerdings auch in der HNO-Heilkunde) den **Vorteil,** dass sie selbst und ohne zwischengeschalteten Radiologen erstellt werden kann. Des Weiteren zeigt die DVT **weniger Metallartefakte** als vergleichbare CT-Aufnahmen (bei metallischen Restaurationen der Oberkieferzähne und Beurteilung der basalen Kieferhöhlen relevant).

DVT in der HNO-Heilkunde

Insbesondere wegen des guten Hartgewebskontrastes, der geringen Strahlenbelastung (durchschnittlich 1,5–12,5fach geringere Strahlenbelastung als ein vergleichbares CT) und der Möglichkeit, ohne zwischengeschalteten Radiologen selbst ein DVT machen zu können (bei zusätzlich erworbener ärztlicher Fachkunde hierfür) hat die DVT nach dem Einzug in die Zahnmedizin nun auch Eingang in die HNO-Diagnostik gefunden. Indikationen für die Anfertigung der DVT sind neben der Nebenhöhlendiagnostik:

- Differenzialdiagnose zwischen einer chronisch-mesotympanalen Otitis media und einem Cholesteatom
- Diagnostik von Erkrankungen des Innenohrs und des Felsenbeins inklusive der postoperativen Lagekontrolle von Cochlea-Implantaten sowie Mittelohrprothesen
- Nichttraumatische periphere Fazialisparesen (bildmorphologisch erkennbare Gründe für die Kompression des Nervs?)

Einige wenige **Einschränkungen im Indikationsspektrum** der Nebenhöhlen-DVT bleiben aber bestehen:

- **Größeres Untersuchungsvolumen der CT:** Wenngleich die Untersuchungsvolumina der DVT immer größer werden, so gibt es dennoch Limitationen in der gleichzeitigen Darstellung von gesamter Orbita, Schädelbasis, Wirbelsäule etc.
- **Weichteilprozesse wie Tumoren, Entzündungen, Granulomatosen:** Mit der parallel möglichen Gabe eines Kontrastmittels in der CT lassen sich Prozesse vom umgebenden Gewebe besser demarkieren

und deren Infiltration ins gesunde Gewebe besser aufzeigen sowie beispielsweise Abszesshöhlen abgrenzbarer machen. Zusätzlich kann über die Dichte des Gewebes bzw. deren Hounsfield-Einheit in der CT häufig genauer dessen Inhalt bereits bildmorphologisch identifiziert werden

Bezüglich Strahlenexposition und effektiver Dosis ist die DVT der Low-Dose-NNH-CT vergleichbar. Während bis vor kurzem eine Weichteildiagnostik komplett ausgeschlossen war, besitzen neue Geräte inzwischen eine **Hounsfield-Kalibrierung,** die eine orientierende Beurteilung möglich machen. Dennoch bleiben dezidierte Fragestellungen zu Weichteilprozessen und insbesondere das unterschiedliche Kontrastmittelverhalten verschiedener Gewebe CT und MRT vorbehalten.

Weitere Verfahren

MRT

Die MRT ist nach wie vor das Verfahren mit dem **höchsten Weichteilkontrast** und der höchsten diagnostischen Aussagekraft. Weitere **Vorteile** sind die **fehlende Strahlenexposition** und die Möglichkeit zur Kontrastmittelgabe. **Nachteil** ist die **hohe Geräteanforderung** und der **erhöhte Zeitaufwand** beim Erstellen der Aufnahmen, weswegen die MRT in der Nebenhöhlendiagnostik speziellen Fragestellungen vorbehalten bleibt:

- Prä- und posttherapeutische Tumordiagnostik (→ Abb. 18.7)
- V. a. granulomatöse Erkrankungen
- Weiterführende Untersuchung bei V. a. zystische Fibrose der Nasennebenhöhlen
- Weiterführende Untersuchung bei Osteonekrose und Osteomyelitis des Oberkiefers mit Übergreifen auf das Mittelgesicht
- Bei Verdacht bzw. zum Ausschluss eines Fortschreitens einer Entzündung nach intrakraniell (→ Abb. 18.5)
- Untersuchung bei Kindern (um eine Untersuchung mit ionisierenden Strahlen zu vermeiden)

Nuklearmedizinische Diagnostik der Nebenhöhlen

Die **Szintigrafie** und die **PET-CT** bleiben noch mehr als die MRT **Sonderfällen** vorbehalten. Die Knochenszintigrafie wird beispielsweise (nur noch selten) in folgenden Fällen eingesetzt:

- **Chronisch entzündliche Erkrankungen:** z. B. zum Ausschluss oder zur Bestätigung kleinster osteomyelitischer Bezirke des Oberkiefers mit Übergang zur Kieferhöhle (wenn CT/DVT und sogar ein weiterführendes MRT nicht zielführend sind)
- **Maligne Grunderkrankungen:** z. B. zur Ausdehnungsdiagnostik beim multiplen Myelom (Herde im Mittelgesicht?)

Die PET-CT wird im Bereich der Nebenhöhlendiagnostik lediglich eingesetzt im **Staging** (→ Abb. 18.7) und der **posttherapeutischen Kontrolle von Kopf-Hals-Tumoren.** In strittigen Fällen (ausgeprägte posttherapeutische Veränderungen wie z. B. Narben oder zum Ausschluss minimalster Tumorzellverbände) kann die PET-CT (oder neuerdings noch moderner die **PET-MRT**) der CT oder MRT mit Kontrastmittel überlegen sein bzw. einen diagnostischen Mehrwert leisten.

Zusammenfassung

- Aufgrund des ungünstigen Kosten-Nutzen-Profils der NNH-Aufnahme (sowohl zur Diagnosefindung als auch zum Ausschluss) wird die **NNH-Aufnahme** heutzutage nicht mehr als primäres radiologisches Diagnostikum in der HNO-Heilkunde empfohlen und kommt daher in der Praxis nur noch selten zur Anwendung.
- Die **Ultraschalluntersuchung** zur bildgebenden Diagnostik der Kieferhöhlen ist ein stark benutzerabhängiges und fehleranfälliges Verfahren, dennoch ein probates Mittel bei akuten Entzündungen, Neoplasie und zur Verlaufsuntersuchung voroperierter Nebenhöhlen bei Kindern und Schwangeren.
- Üblicherweise erfolgt die Nebenhöhlen-**CT** als Lowe-Dose-Aufnahme. Sollen Entzündungen oder Tumoren umfangreicher dargestellt werden, wird eine Dünnschichtaufnahme mit KM durchgeführt.
- Insbesondere wegen des guten Hartgewebskontrastes, der geringen Strahlenbelastung (durchschnittlich 1,5–12,5fach geringere Strahlenbelastung als ein vergleichbares CT) und der Möglichkeit, ohne zwischengeschalteten Radiologen selbst ein DVT machen zu können (bei zusätzlich erworbener ärztlicher Fachkunde hierfür), hat die **DVT** nach dem Einzug in die Zahnmedizin nun auch Eingang in die HNO-Diagnostik der Nebenhöhlen gefunden.
- Der Stellenwert der **MRT** für die Nebenhöhlen liegt im hohen Weichteilkontrast und der fehlenden Strahlenexposition
- **Szintigrafie, PET-CT und PET-MRT** zur Nebenhöhlendiagnostik bleiben Sonderfällen vorbehalten (Rezidivverdacht Tumorerkrankung, durch andere Modalitäten nicht auffindbare entzündliche Prozesse).

19 Bildgebende Malignomdiagnostik

Bildgebung ist essenzieller Bestandteil der Diagnostik und Therapie in allen Phasen einer malignen Tumorerkrankung, d. h. in der Erkennung, bei der prätherapeutischen Ausbreitungsdiagnostik (Staging), in der Planung operativer oder radiotherapeutischer Maßnahmen und schließlich in der Nachsorge und Rezidivkontrolle. In der klinischen Praxis geben Leitlinienempfehlungen eine Orientierungshilfe für den Umfang bildgebender Diagnostik in der Onkologie. Diagnostische Defizite oder gar Befunderhebungsfehler gilt es genauso zu vermeiden wie eine Überdiagnostik, die Ressourcen und wertvolle Zeit kostet.

Erkennung maligner Läsionen

Bildmorphologische Kriterien für gutartiges, aggressives oder offensichtlich malignes Verhalten einer Läsion gleichen und überschneiden sich über die verschiedenen Bildgebungsverfahren hinweg.

Bildmorphologische Kriterien gutartiger Prozesse

Gutartige Prozesse und Tumoren weisen in der Regel bildmorphologisch klar umschriebene Grenzen auf, wachsen langsam und verdrängend und respektieren anatomische Grenzen. Auch bei expansiver oder verdrängender Verlagerung der Knochenkonturen ist die Kortikalis **ohne Periostreaktion** erhalten. Gutartige intraossäre lytische oder sklerotische Prozesse sind **scharf umschrieben,** Osteolysen bzw. Zysten weisen eine **zirkumferenzielle Randsklerosierung** auf. Der Parodontalspalt wird respektiert.
Eine Ausnahme bilden entzündliche dentogene Befunde (z. B. Parodontitis apicalis), für die eigene, typische Bildgebungsmerkmale verinnerlicht werden müssen und typische klinische Konstellationen vorliegen (→ Kap. 11). Kommt es durch die Expansion zu Resorptionsvorgängen, z. B. an Zahnwurzeln, sind die Grenzen ebenfalls glatt konturiert. Nach Kontrastmittelgabe bleibt eine Anreicherung aus oder folgt typischen Mustern, die aufgrund der Vielzahl benigner Differenzialdiagnosen (z. B. vaskulärer Genese) nicht allgemeingültig zusammengefasst werden können.

Bildmorphologische Kriterien maligner Prozesse

Maligne Läsionen haben in der Regel schlecht definierte Grenzen, wachsen schnell und arrodierend, infiltrierend und schließlich destruierend. Anatomische Grenzen werden nicht respektiert. Schnelles Tumorwachstum bedingt eine Neubildung tumorversorgender Gefäße im Randbereich und häufig eine zentrale Nekrose, besonders bei großen Malignomen. Diese Eigenschaften korrelieren mit typischen bildmorphologischen Veränderungen. Die Grenzen sind unabhängig vom Bildgebungsverfahren **unscharf.** Es kann zu Kortikalisdurchbruch und zu einer Periostreaktion kommen, d. h. zu einer ungeordneten und unvollständigen Knochenneubildung im Tumorrandbereich. Das **Überschreiten nichtknöcherner anatomischer Grenzen** wie z. B. Muskelfaszien, unregelmäßig begrenzte **Arrosionen und Infiltrationen** angrenzender Zähne, in der CT- und MRT-Bildgebung auch von Weichgewebe sprechen für Malignität. Die **Kontrastmittelaufnahme** ist variabel, häufig knotig und aufgrund der Tumorneoangiogenese randständig betont.
Eine Herausforderung stellen **benigne Läsionen mit aggressivem Verhalten** dar und entzündliche Veränderungen, die mit den Malignomen die unscharfen Grenzen und Markrauminfiltration bis hin zu Knochendestruktionen teilen können.

> Für die zahnärztliche Praxis ist zu empfehlen, dass jeder Befund, der nicht eindeutig als benigne eingeordnet werden kann, einer weiteren Abklärung zugeführt wird.

Malignomverdächtige Befunde in der Routinediagnostik

In der dentalradiologischen Routinediagnostik mittels OPT und Zahnfilm stellt die **Osteolyse** die häufigste Manifestation eines primären Malignoms oder einer ossären Metastase dar. Unscharf begrenzte sklerotische Herde in Form **osteoblastischer Metastasen** können allerdings auch vorkommen, z. B. beim Prostatakarzinom, beim Mammakarzinom, beim papillären Schilddrüsenkarzinom oder bei Lymphombefall des Knochens (→ Abb. 19.1, → Abb. 19.2). Eine sichere Beurteilung osteoblastischer oder osteolytischer Herde ist nur bei vollständiger Abbildung möglich und erfordert ggf. die Anfertigung von Zusatzaufnahmen.

> Mit nur teilweise abgebildeten Läsionen, z. B. auf einem Zahnfilm, darf man sich nicht zufriedengeben.

Osteolysen der Kiefer und angrenzender knöcherner Skelettabschnitte sind malignomsuspekt, wenn sie nicht allseits eine scharfe Begrenzung mit Randsklerose aufweisen, den Parodontalspalt nicht respektieren oder Arrosionen verursachen. Bei primär intraossären malignen Osteolysen kann sich eine Arrosion durch unregelmäßig begrenzte Auflösung von Zahnwurzeln, unregelmäßige Kortikalisausdünnung, verwaschenee Grenzen des Alveolarkanals

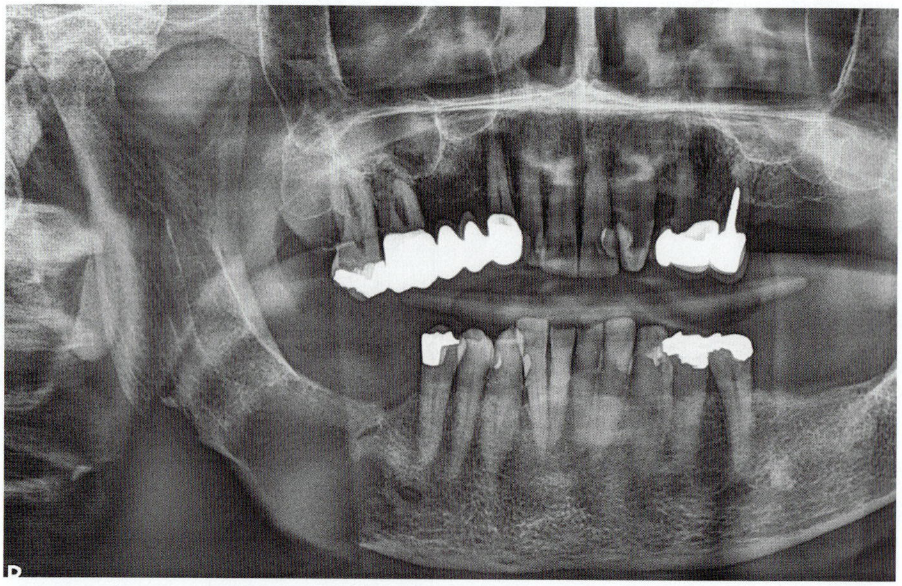

Abb. 19.1 Osteolytische Metastase eines malignen Melanoms bei unbekanntem Primarius im Unterkieferkörper rechts (OPT) [M1381]

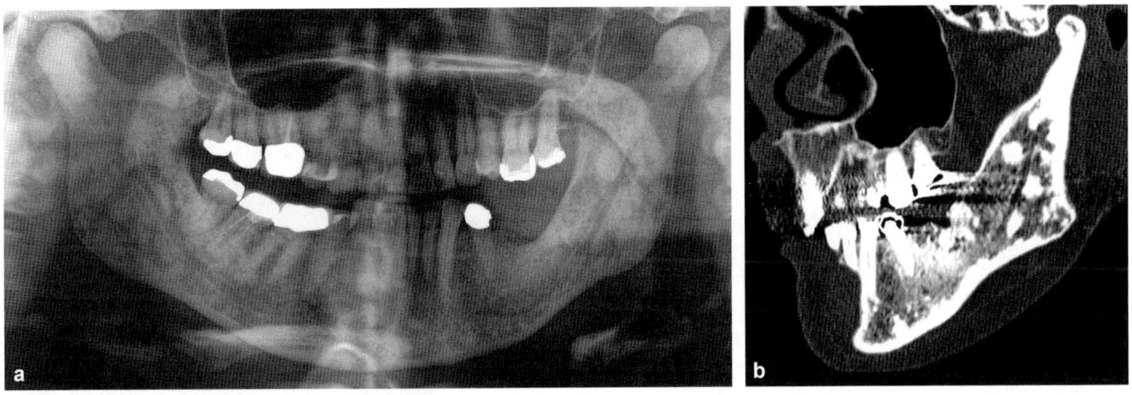

Abb. 19.2 a, b Osteoblastische Metastasierung im dorsalen Unterkieferbereich beidseits bei Mammakarzinom [T1272]
a) OPT
b) Parasagittale CT-Schicht mit gut erkennbaren sklerotischen Herden

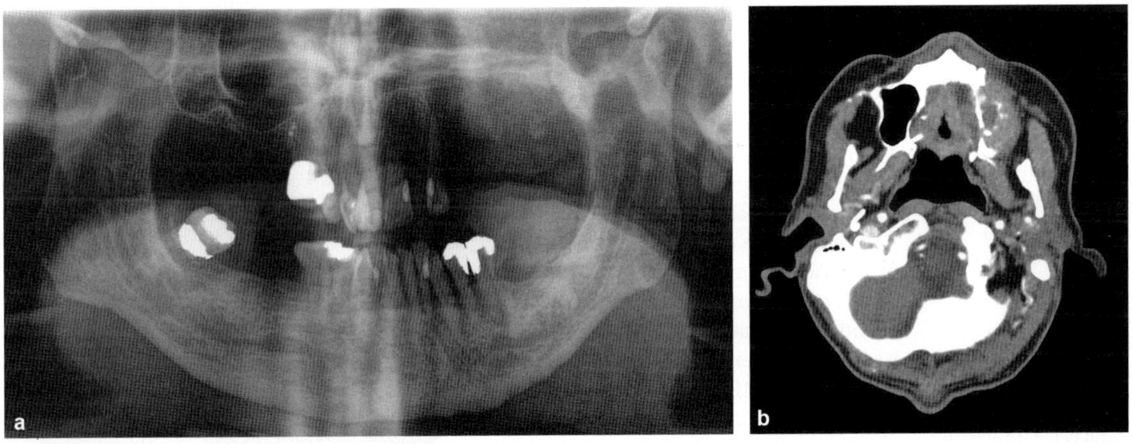

Abb. 19.3 a, b [T1272]
a) Auflösung der anatomischen Konturen am Alveolarfortsatz und Kieferhöhenboden links sowie diffuse Verschattung der sichtbaren Anteile des Sinus maxillaris links bei einem ausgedehnten Nebenhöhlenkarzinom. Klinisch Auftreibung im Bereich des Oberkieferalveolarfortsatzes links, keine Ulzeration (OPT)
b) Korrespondierende CT-Schicht

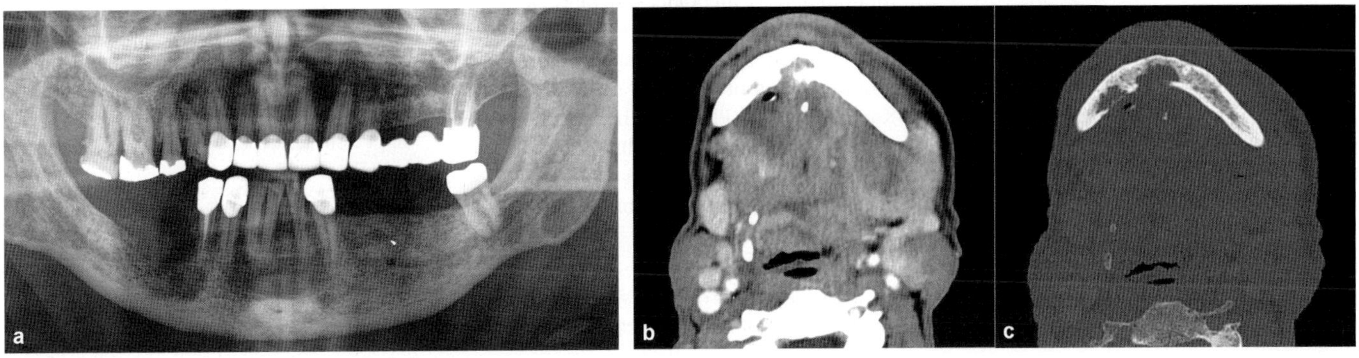

Abb. 19.4 Ausgedehnter tumoröser Prozess im Zungen-Mundboden-Bereich rechts mit Unterkieferinfiltration und fortgeschrittener Metastasenformation am Kieferwinkel links [T1272]
a) Die frontale Knochendestruktion imponiert im OPT als zentrale Osteolyse, es handelt sich ausweislich des CT um eine von lingual ausgehende Infiltration und Destruktion.
b, c) Weder im Weichgewebe- (b) noch im Knochenfenster (c) ist die tatsächliche Infiltration des Markraums abgrenzbar. Lediglich die Knochendestruktion ist als indirekter Befund zu erkennen, unterschätzt aber das Ausmaß der tatsächlichen Tumorinfiltration.

und Kortikalisdurchbrüche manifestieren. Im OPT gilt es, durch sorgfältige Analyse des ganzen Bilds die Intaktheit aller dargestellten Knochengrenzen zu prüfen. Ein Malignom kann vermutet werden, wenn die knöchernen Begrenzungen der Kieferhöhlenwände, des Recessus alveolaris, des Nasenseptums, des Hartgaumens und der Nasenmuscheln unscharf werden oder nicht mehr zur Abbildung kommen (→ Abb. 19.3).

Malignome der Mundschleimhaut können von krestal aus Osteolysen mit unscharf begrenztem vertikalem Knochenverlust verursachen, aber auch seitlich den Alveolarkamm infiltrieren, sodass die Osteolyse im OPT projektionsbedingt intraossär erscheint (→ Abb. 19.4). Eine einseitige Verbreiterung der Grenzen des Mandibularkanals kann auf eine perineurale Tumorausbreitung hinweisen.

Bei bekanntem malignem Grundleiden muss jede neu aufgetretene osteoblastische oder osteolytische Läsion niederschwellig der weiteren Abklärung zugeführt werden, wenn nicht eindeutig eine benigne Ursache zu belegen ist (z. B. im zahnärztlichen Behandlungszusammenhang).

Spezielle bildgebende Tumordiagnostik beim Mundhöhlenkarzinom

Das Plattenepithelkarzinom der Mundhöhle ist der häufigste maligne Tumor im Kiefer-Gesichts-Bereich. Im Folgenden werden die grundlegenden Prinzipien der bildgebenden Malignomdiagnostik an dieser Entität geschildert.

Ausbreitungsdiagnostik

Die Ausbreitungsdiagnostik dient der Festlegung eines Stadiums (**Staging**) auf der Basis der TNM-Klassifikation, also der Kategorien Tumorgröße/-ausdehnung (T), Lymphknotenbefall (N) und Fernmetastasierung (M). Die Zuordnung zu einem Tumorstadium erlaubt eine prognostische Einschätzung, anhand derer ein Therapievorschlag erarbeitet wird. Bei Karzinomen der Mundhöhlenschleimhaut umfassen die Staging-Maßnahmen ein Kopf-Hals-CT oder -MRT, Hals-Sonografie und im fortgeschrittenen Stadium ein CT von Thorax und Abdomen.

Mit dem kontrastmittelverstärkten **Kopf-Hals-CT** oder **-MRT** werden Größe, Ausdehnung und Lokalisation des Primärtumors einschließlich der Beteiligung oder Infiltration von Nachbarstrukturen erfasst und der Lymphknotenstatus am Hals untersucht. Die Schnittbildgebung muss den Bereich zwischen Schädelbasis und Thoraxapertur erfassen. Der Befund nimmt Bezug auf die Definitionen der TNM-Klassifikation (→ Tab. 19.1), um daraus in Zusammenschau mit dem klinischen Untersuchungsbefund die klinische T- und N-Kategorie ableiten zu können.

Schnittbildgebung des Primärtumors

In der Darstellung des Primärtumors sind kontrastmittelverstärkte **MRT** und **CT** in etwa gleichwertig mit verfahrensspezifischen Vor- und Nachteilen: Die MRT stellt den Tumor aufgrund der Miterfassung der ödematösen Randzone eher etwas größer dar, die CT eher etwas kleiner. Vorteil der CT ist die schnelle Untersuchungszeit, womit sie sich besser bei älteren und unruhigen Patienten eignet. Dies gilt insbesondere für Zungentumoren, deren Beurteilbarkeit im MRT durch Bewegungsartefakte erschwert sein kann. Auch für klaustrophobische Patienten ist die CT besser geeignet. Hingegen kann bei umfangreichem Kronen- und Brückenersatz die Beurteilbarkeit von Mundboden und Zungenkörper in der CT durch Metallartefakte stark eingeschränkt sein, hier ist die MRT zu bevorzugen. In der MRT werden Tumoranteile insbesondere in T2-gewichteten mit Fettsättigung hervorgehoben.

Bei unterkiefernahen Plattenepithelkarzinomen stellt sich die Frage der **Knocheninfiltration**. Während eine **Arrosion** oder der Durchbruch der Unterkieferkortikalis im CT oder DVT gut erkannt werden können, ist das Ausmaß einer **Markrauminfiltration** besser mit der MRT (fettgesättigte T2-gewichtete Sequenzen) zu erkennen (→ Abb. 19.4, → Abb. 19.5). Problematisch ist die Früherkennung beginnender Arrosion oder Infiltration am Unterkiefer. Die Bewertungen von OPT (hohe Spezifität) und MRT (Markinvasion) sind in der Kombination hilfreich.

Bestimmte Tumorentitäten (adenoidzystische Karzinome, auch Plattenepithelkarzinome) neigen zu **perineuraler Infiltration** entlang der Nervenstämme. Diese ist prognostisch wichtig und am besten im kontrastmittelverstärkten MRT zu erkennen (→ Abb. 19.6).

Bei Tumoren mit Unterkieferbezug kann der N. alveolaris inferior betroffen sein. Die Infiltration kann durch die Neuroforamina nach intrakraniell ziehen. Bei Verdacht ist der

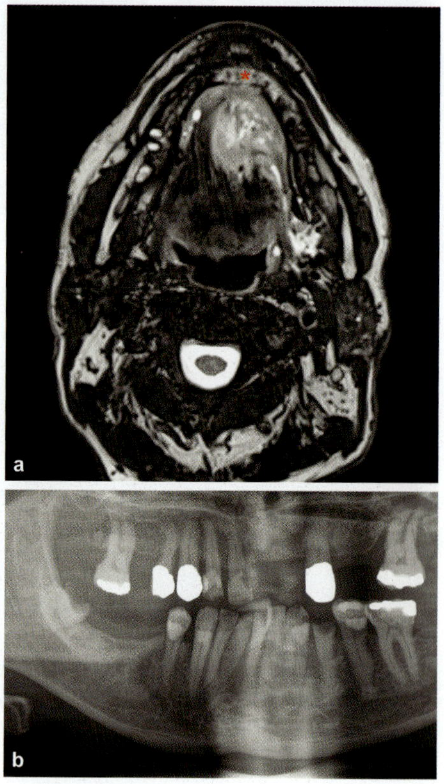

Abb. 19.5 [T1272]
a) MRT-Bildgebung (T2w ohne Fettsättigung) eines Zungen-Mundboden-Karzinoms mit Infiltration des Unterkiefers frontal. Das Ausmaß der Infiltration des Markraums ist im MRT gut zu erkennen. Bei Einbruch durch die linguale Kortikalis (Stern) ist der Tumor als T4 zu klassifizieren.
b) Zugehöriges OPT mit korrespondierender Aufhellung und Rarefizierung der Spongiosastruktur paramedian rechts

Tab. 19.1 Wesentliche Definitionen der T- und N-Kategorien der TNM-Klassifikation für Plattenepithelkarzinome der Mundhöhle und Lippe (nach Brierley et al., 2017)

T-Kategorie	Definition	
T1	Durchmesser < 2 cm, Invasionstiefe < 5 mm	
T2	Durchmesser < 2 cm, Invasionstiefe 5–10 mm oder Durchmesser 2–4 cm, Invasionstiefe < 10 mm	
T3	Durchmesser > 4 cm oder > 10 mm Invasionstiefe	
T4	Infiltration Nachbarstrukturen: T4a, mäßig fortgeschritten: Tumor > 4 cm, mit DOI* > 10 mm oder Tumor infiltriert benachbarte Strukturen (z. B. durch die Kortikalis des Unter- oder Oberkiefers hindurch, in die Kieferhöhle oder die Haut des Gesichts, für Lokalisation Zunge: Infiltration der extrinsischen Zungenmuskulatur) T4b, weit fortgeschritten: Der Tumor infiltriert in den Mastikatorraum, das Pterygoid oder die Schädelbasis und/oder umschließt die A. carotis interna	
N-Kategorie	**Definition**	
N1	LK-Metastase < 3 cm ipsilateral ohne ENE	
N2	N2a	LK-Metastase 3–6 cm ipsilateral ohne ENE
	N2b	Multiple LK-M < 6 cm ipsilateral ohne ENE
	N2c	Bilaterale oder kontralateral LK-M < 6 cm ohne ENE
N3	N3a	LK-Metastasen > 6 cm ohne ENE
	N3b	LK-Metastasen mit ENE

Invasionstiefe (DOI, depth of invasion), nicht Tumordicke!
ENE – extranodal extension, extrakapsuläres Wachstum

Seitenvergleich des Nervverlaufs im Unterkiefer und im pterygomandibulären Raum angezeigt. Bei Infiltration stellt sich der Nerv verdickt und kontrastmittelaffin dar. Zu Verdachtszeichen im OPT siehe „Malignomverdächtige Befunde“ oben.

Darstellung von Lymphknotenmetastasen

Lymphknotenmetastasen werden in **MRT, CT** und **Sonografie** zunächst aufgrund ihrer **Größe** erfasst. Lymphknoten größer als 1 cm im kleinsten Durchmesser (Kurzachsen-Diameter) entlang der Halsgefäßloge gelten als verdächtig. Größe allein ist allerdings ein unscharfes Kriterium, um sie von der häufigen reaktiv-entzündlichen Lymphadenopathie abzugrenzen.

Ein weiteres Kriterium ist die **Form.** Gesunde Lymphknoten sind ovalär oder nierenförmig mit einem **Solbiati-Index** (sonografisch ermitteltes Verhältnis von Längs- zu Querdurchmesser) > 2. Metastatische Lymphknoten sind eher rund mit einem Solbiati-Index ≤ 2. Ausnahmen von diesen Regeln bilden intraparotideale und retropharyngeale Lymphknoten, für die bereits Kurzachsdiameter > 5 mm als verdächtig gelten, und submandibuläre/submentale Lymphknoten, die sich auch im Normalbefund rundlich und lobuliert zeigen können.

Sichere Kriterien für Lymphknotenmetastasen sind die Darstellung von

- kontrastmittelaffinem Tumorgewebe,
- Zysten bzw. Nekrosen im Lymphknoten,
- Konglomeratbildung mehrerer Lymphknoten und
- die **extrakapsuläre Infiltration** angrenzender Strukturen.

Nekrosen zeigen sich als sog. „**Ring-Enhancement**“: Eine kontrastmittelaffine Randzone des Lymphknotens umschließt die zentrale, nicht KM aufnehmende Nekrose (→ Abb. 19.8c). Extrakapsuläres Wachstum entzieht sich im Initialstadium der Bildgebung. Wenn zwischen dem metastatischen Lymphknoten und angrenzenden anatomischen Strukturen kein trennendes Fettgewebe mehr erkennbar ist, ist extrakapsuläres Wachstum möglich. Eindeutig ist es, wenn kontrastmittelaffines Tumorgewebe in Kontinuität mit dem angrenzenden Gewebe sichtbar wird, z. B. Muskeln, Faszien oder Halsgefäße direkt infiltriert werden. Extrakapsuläres Wachstum ist prognostisch ungünstig.

Mit modernen Geräten sind unter Anwendung methodenspezifischer Zusatzinformationen (z. B. Diffusionsbildgebung in MRT, farbkodierte Duplexsonografie) Metastasen ab einer Größe von 0,5 cm mit akzeptabler Sensitivität und Spezifität zu erkennen.

Die Zuordnung von metastatischen Lymphknoten zu den Hals-Levels erfolgt nach der Robbins-Klassifikation von 2008, die darauf ausgerichtet ist, die Levelgrenzen auch in der Schnittbildgebung eindeutig nachvollziehen und auf den OP-Situs übertragen zu können (→ Abb. 19.7).

Ergänzend wird in der Primärsituation eine **Halssonografie** durchgeführt, die den Schnittbildverfahren in der Erkennung von Lymphknotenmetastasen mindestens ebenbürtig ist. Tumorgewebe und -nekrose können im Ultraschall von gesundem Lymphknotengewebe gut differenziert werden. Ein relativ sicheres sonografisches Kriterium des gesunden Lymphknotens ist das sog. **Hiluszeichen,** nämlich die farbdopplersonografische Darstellung perfundierter Gefäße im Lymphknotenhilus. Eine zonale Perfusion im Lymphknoten und außerhalb des Hilus einsprossende Gefäße sind Malignitätszeichen.

Keine der heutzutage verfügbaren Schnittbildtechniken (CT, MRT, Ultraschall, PET) ist in der Lage, **Mikrometastasen** im Lymphknoten zuverlässig zu identifizieren. So verbleiben z. B. bis zu 20 % der Lymphknotenmetastasen bei einem klinisch als T1N0 diagnostizierten Plattenepithelkarzinom der Mundhöhle unentdeckt (sog. **okkulte Metastasierung**). Diese Rate okkulter Metastasen liefert die Rationale für die elektive Neck Dissection bei klinisch und bildgebend nodal negativen oralen Plattenepithelkarzinomen. Eine Alternative bietet heutzutage die Sentinelbiopsie (siehe unten).

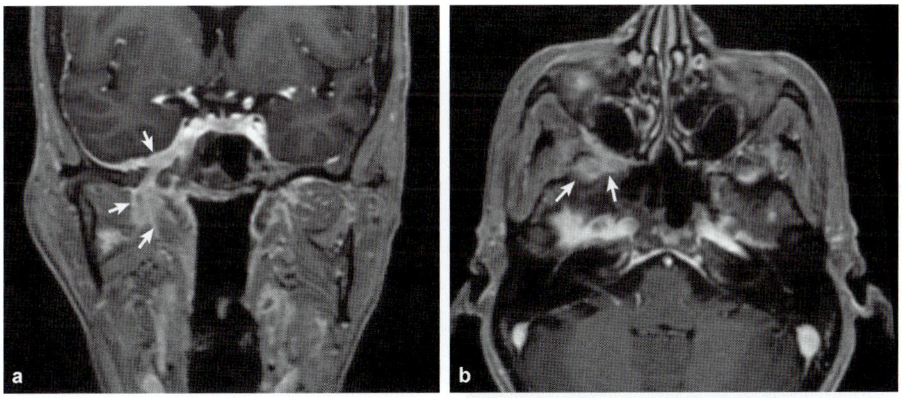

Abb. 19.6 Coronare (a) und axiale (b) MRT-Schicht (kontrastverstärkte T1w) bei adenoidzystischem Karzinom im Oberkiefer rechts: perineurale Infiltration entlang des von ventral kommenden N. maxillaris. Pfeile in b über das Foramen rotundum in den Bereich des Ganglion trigeminale am Boden der Schädelbasis (Pfeile in a) [T1272]

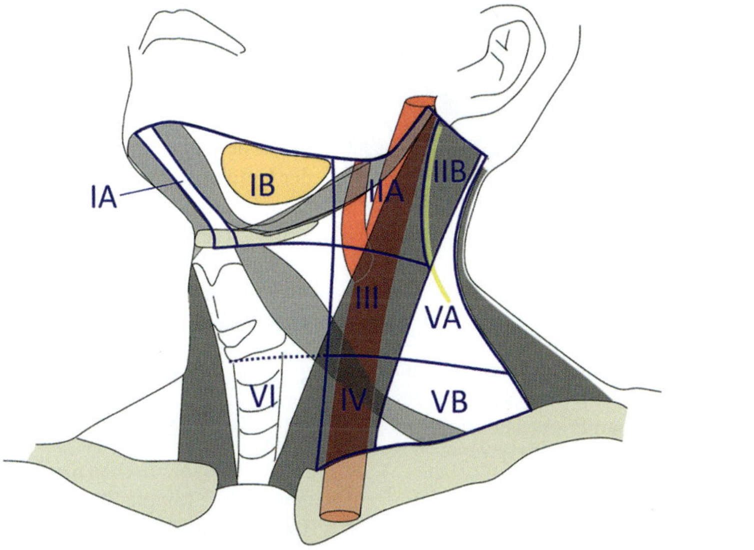

Abb. 19.7 Levels und Sublevels am Hals nach der Robbins-Klassifikation (Academy‘s Committee for Head and Neck Surgery and Oncology). Wesentliche anatomische Landmarken der vertikalen Etagen sind eine horizontale Linie entlang dem Unterrand des Hyoids als kaudale Begrenzung der Level I und II und eine horizontale Linie durch den Unterrand des Cricoids als Grenze zwischen Level II und IV bzw. VA und VB. Die Grenze zwischen Level I und II wird durch eine vertikale Ebene entlang dem hinteren Pol der Gl. submandibularis definiert. Die vordere Grenze von Level II und IV markiert der laterale Rand des M. sternohyoideus. Alle anderen Grenzen ergeben sich durch die dargestellten anatomischen Strukturen. [H424-001]

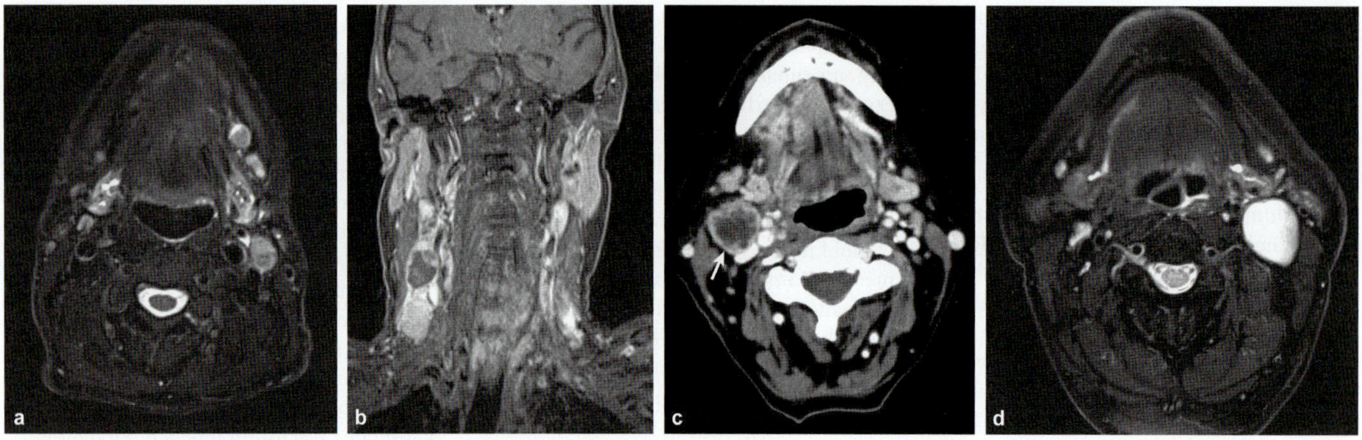

Abb. 19.8 Beispiele für die Darstellung von Lymphknotenmetastasierung in CT und MRT [T1272]
a) MRT (axial, T2w, fettsupprimiert) mit einzelnen metastasentypischen Lymphknoten im Level IB und IIA links bei Zungen-Mundboden-Karzinom aus → Abb. 19.5 (cN2b)
b) MRT (koronar, T1w, kontrastverstärkt und fettsupprimiert): Bilaterale Lymphknotenmetastasen Level IIA bei Zungenkarzinom rechts, ipsilateral als Konglomerat (cN2c)
c) Level-IIA-Metastasen bei Mundbodenkarzinom im KM-CT, „Ring-Enhancement" bei zentraler Nekrose der großen Metastase (Pfeil) dorsal der Gl. submandibularis, lateral ebenfalls metastasentypische Formation (Kontrastmittelaufnahme in 1 cm großem Lymphknoten)
d) Typische zystische Metastase bei p16-assoziiertem Oropharynxkarzinom (MRT axial, T2w, fettsupprimiert)

Darstellung distanter Metastasierung

Die **CT von Thorax und Abdomen** ist bei fortgeschrittenen Tumoren (Stadium III und IV) zur Detektion von Fernmetastasen im Rahmen des prätherapeutischen Staging indiziert. Die hoch aufgelöste Thorax-CT hat eine hohe Sensitivität und Spezifität zum Nachweis bzw. Ausschluss pulmonaler Metastasen und synchroner pulmonaler Zweitmalignome (→ Abb. 19.9a). Wenn sie kontrastmittelgestützt in Kombination mit der Abdomen-CT durchgeführt wird, ist auch eine Beurteilung der mediastinalen, axillären und retrokruralen Lymphknotenstationen möglich. Pulmonale Metastasen manifestieren sich typischerweise als glatt begrenzte Rundherde. Dadurch unterscheiden sie sich von primären pulmonalen Malignomen, die häufig streifige, spikulierte Ausläufer zeigen. Eine diagnostische Schwierigkeit stellen pulmonale Mikronoduli (< 3 mm) dar. Wenn sie nicht die für postentzündliche Granulome typische Verkalkungen enthalten, ist eine Verlaufskontrolle notwendig.

Mit der kontrastmittelgestützten Abdomen-CT können Metastasen der abdominalen Parenchymorgane, insbesondere Lebermetastasen, aber auch die seltene abdominale lymphogene Metastasierung sensitiv nachgewiesen werden. Lebermetastasen von Kopf-Hals-Malignomen sind in der CT typischerweise als unscharf begrenzte hypodense Herde erkennbar und können von benignen Leberläsionen (z. B. Leberzysten) in der Regel gut unterschieden werden.

Weitere Staging-Untersuchungen

Ein **OPT** gehört ebenfalls zum Staging von Mundhöhlenkarzinomen, um eine eventuelle Knocheninfiltration, die Durchführbarkeit von Kasten- oder Segmentresektionen präoperativ beurteilen zu können, und zur präradiotherapeutischen Festlegung des zahnärztlichen Sanierungsbedarfs.

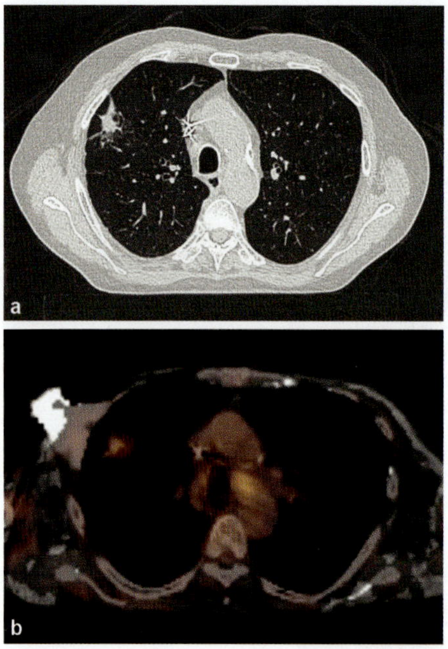

Abb. 19.9 Pulmonale Metastase bei einem Weichgaumenkarzinom [M1381]
a) im Thorax-CT (Lungenfenster) und
b) im korrespondierenden PET/CT

Sentinelbiopsie

Die Sentinelbiopsie (Sentinel Node Biopsy, SLNB) ist ein diagnostisches Verfahren, mit dem der bzw. die Lymphknoten identifiziert werden, die das Tumorareal drainieren und somit auch die ersten Lymphknoten sind, in denen ggf. eine Metastase auftritt (die Sentinel- oder Wächterlymphknoten, SLN). Wenn die SLN tumorfrei sind, kann rückgeschlossen werden, dass eine Metastasierung im weiteren Lymphabflussgebiet unwahrscheinlich ist und eine Neck Dissection entfallen kann.

Die Darstellung des SNL erfolgt über **Farbmarkierung** oder **szintigrafisch** mittels schwach radioaktiver Tracer. Gängig sind heutzutage die radioszintigrafischen Verfahren. Der Tracer ist ein nanokolloidales Albuminpräparat, das mit dem Technetiumisotop 99 m gelabelt wird. Es wird am Vortag der Operation peritumoral (z. B. an 4 Injektionsstellen in die Haut bzw. Schleimhaut um den Tumor) injiziert. Innerhalb von Minuten bis zu einer halben Stunde erfolgen der Transport und die Anreicherung in dem nächstgelegenen drainierenden Lymphknoten. Die Darstellung erfolgt zunächst mit **dynamischer planarer Szintigrafie,** bei der in rascher Folge wiederholter Aufnahmen der **Uptake** gemessen und die Dynamik des Lymphtransports erfasst wird. Szintigrafische Kriterien für den bzw. die SLN sind:

- Eigene, direkte Lymphbahn vom Tumor zum Lymphknoten
- Erscheinungszeit als erste/erster Lymphknoten
- Anatomische Lage zum Tumor
- Relativer Uptake gegenüber der Umgebung

Nach den dynamischen Szintigrafien wird eine SPECT (Single Photon Emission Tomography) bzw. in der Kombination mit einem CT eine SPECT-CT angefertigt. Mit der SPECT wird der Uptake räumlich erfasst und mit dem CT überlagert (fusioniert). Damit können die SLN anatomisch exakt den Halslevels zugeordnet werden. Intraoperativ erfolgt eine zusätzliche Identifikation mit einer handgeführten Gammasonde. Eine besondere Schwierigkeit liegt bei Tumoren des Mundbodens darin, dass der Uptake der Primärtumorregion das Signal unmittelbar benachbarter SLN überlagern kann und sie dadurch übersehen werden (sog. **Shine-through-Effekt**).

Bildgebung in der Therapie

Auch in der unmittelbaren Therapieplanung spielt radiologische Bildgebung eine wichtige Rolle. Bei Oberkiefer- und Orbitatumoren leistet die chirurgische Navigation basierend auf den dreidimensionalen Datensätzen einer hochauflösenden **CT** oder eine **MRT** einen wichtigen Beitrag in der Kontrolle der Einhaltung von Resektionsgrenzen und Sicherheitsabständen. Grundlage der **virtuellen Planung** der knöchernen Resektion und Rekonstruktion des Unterkiefers mit **patientenspezifischen Schablonen und Implantaten** ist ebenfalls eine hochauflösende CT (→ Kap. 21). Auch die Planung der Strahlentherapie in der **IMRT (intensitätsmodulierte Strahlentherapie)** und der **VMAT (Volumetric Intensity Modulated Arc Therapy)** erfolgt dreidimensional CT-basiert.

Verlaufsdiagnostik und Nachsorge, Rezidivkontrolle

Intervalle und Frequenz der peri- bzw. posttherapeutischen Verlaufsdiagnostik sind abhängig von Tumorstadium und -lokalisation und vom gewähltem Therapieverfahren. Im Falle primärer Strahlen- und/oder Chemotherapie ist 8–12 Wochen nach Therapieabschluss eine erneute Schnittbildgebung zum Ausschluss residuellen Tumorgewebes oder residueller Metastasen in jedem Fall notwendig. Nach operativer Therapie wird das Intervall in Abhängigkeit vom histologisch bestätigten Tumorstadium festgelegt. Anders als in der Primärdiagnostik ist die **MRT** der **CT** bei der Verlaufskontrolle der Primärtumorregion überlegen. Insbesondere bei operativ behandelten Tumoren ist in der CT ein Rezidivtumor von einer postoperativen Narbenbildung nicht sicher zu differenzieren. Wegweisende Befunde sind Kontrastmittelaufnahme oder Größen- bzw. Formveränderungen gegenüber Voruntersuchungen. Besondere Bedeutung kommt der Bildgebung nach Rekonstruktionen mit Lappenplastiken zu, da Rezidive sich dann unter dem transplantierten Lappen in der Tiefe des ehemaligen Tumorbetts manifestieren.

In der Beurteilung des lokoregionären Lymphabflussgebiets hat die **Ultraschalldiagnostik** einen hohen Stellenwert in der Nachsorge, da sie niederschwellig im Rahmen einer Tumorsprechstunde ohne Strahlenbelastung verfügbar ist und eine hohe Sensitivität zur Erkennung pathologisch veränderter Lymphknoten aufweist (siehe oben, „Ausbreitungsdiagnostik").

Rolle der PET-CT

Die PET-CT besitzt eine sehr hohe Sensitivität für pathologische Stoffwechselvorgänge (bzw. je nach Tracer auch für Rezeptorstatus oder Oberflächen-Antigen-Eigenschaften), die auch für Malignome typisch sind, aber eine etwas geringere Spezifität, da eine Überlappung mit physiologisch und z. B. durch entzündliche Vorgänge gesteigertem Stoffwechsel möglich ist.

Ihr großer Vorteil ist der sehr hohe negativ prädiktive Wert, d. h., eine negative PET-CT kann das Vorhandensein vitalen Tumorgewebes nahezu ausschließen. Die PET-CT ist in Deutschland seit 2017 in bestimmten Indikationen ein Verfahren der Regelleistung bei Kopf-Hals-Tumoren, z. B. bei Patienten mit fortgeschrittenen Kopf-Hals-Tumoren oder mit Halslymphknotenmetastasen eines unbekannten Primärtumors, mit der Fragestellung, ob eine Neck Dissection durchgeführt werden muss (→ Abb. 19.9b).

Bildgebende Diagnostik weiterer Tumorentitäten des Kopf-Hals-Bereichs

Pharynx und NNH

Außer den direkt einsehbaren Oropharynxkarzinomen der Seiten- und der Hinterwand des Pharynx entziehen sich kleine Tumore dieser Regionen der klinischen Inspektion und fallen erst dann auf, wenn sie durch ihre Größe verdrängen oder funktionelle Probleme und Beschwerden verursachen. Insbesondere im Bereich der Kieferhöhle können Tumoren beträchtliche Größe erreichen, bevor sie klinisch symptomatisch werden. Es gibt charakteristische Symptome, bei denen zwingend eine Schnittbildgebung indiziert ist, um ein klinisch okkultes Malignom auszuschließen. Dazu gehören derbe, schmerzlose Schwellungen bzw. Größenzunahmen im Bereich des Oberkiefers oder im Infraorbital-/Wangenbereich, plötzlich nicht mehr passende Prothesen, der **„blutige Schnupfen"** (blutig tingierte Rhinorrhoe) als Hinweis auf einen Tumor im Bereich von Epipharynx sowie Nasenhaupt- und Nebenhöhlen und anderweitig nicht erklärbare **Sensibilitätsstörungen** im Gebiet des N. infraorbitalis. Zu Anzeichen für Malignome der Nasenhaupt- und -nebenhöhlen in der OPT-Routinediagnostik siehe „Malignomverdächtige Befunde" oben. Bei diesen klinischen und radiologischen Verdachtsmomenten ist grundsätzlich eine Schnittbildgebung (MRT oder CT, mit Kontrastmittel) indiziert, um ein Malignom auszuschließen.

Symptom eines okkulten **Zungengrundkarzinoms** können Schmerzen sein, die gelegentlich als Neuropathie oder als Glossopharyngeusneuralgie missdeutet werden. Allein deshalb ist bei jedem dieser Schmerzsymptome bzw. bei unklaren Schmerzen oder Schluckbeschwerden eine Schnittbildgebung (kontrastmittelverstärkte MRT oder CT) indiziert. Gleiches gilt für jede Form von **Dysphagiesymptomen** oder **Bolusgefühlen,** die ebenfalls ein Frühsymptom von Tumoren im Bereich der Schluckstraße (Mundhöhle, Oropharynx, Hypopharynx/Larynx) sein können.

Die weiterführende und therapiebegleitende Diagnostik bei Tumoren der NNH und des Pharynx entspricht derjenigen der Mundhöhlenkarzinome.

Osteosarkom

Das Osteosarkom ist der häufigste maligne primäre Knochentumor der Kiefer. Kieferosteosarkome treten v. a. im 4. Lebensjahrzehnt auf, d. h. etwas später als die juvenilen Extremitätenosteosarkome. Typische Zeichen im **Röntgenbild** sind

- Aufhellungs- und Verschattungszonen entsprechend osteoblastischen und osteolytischen Bereichen des Tumors. Das Osteosarkom ist daher die wichtigste Differenzialdiagnose zum radiologischen Bild der chronischen Osteomyelitis, das bei irgendeinem Zweifel auszuschließen ist (→ Abb. 19.10a).
- Sonnenstrahlphänomen: knochendichte „Spiculae", die durch das radiäre Wachstum isolierter osteoblastärer Tumorzonen entstehen (in der konventionellen Röntgendiagnostik und im CT, → Abb. 19.10b)
- Codman-Dreiecke: in der konventionellen Röntgendiagnostik Abheben des Periosts und reaktiver dreiecksförmiger Knochenanbau in dem Winkel darunter – typisch für Extremitätenosteosarkome, am Kiefer weniger zu sehen

Weichteilsarkome

Weichteilsarkome sind selten, können aber an jeder Lokalisation auftreten und verursachen dementsprechend sehr unterschiedliche Symptomatik. Im Kopf-Hals-Bereich manifestieren sie sich in der Regel als schmerzlose Geschwulst.
Die meisten Weichteilsarkome des Kopf-Hals-Bereichs sind histologisch High-Grade-Tumoren. Das weite Spektrum der histologischen Subtypen, das histopathologische Grading und die Tumorausdehnung sind bestimmend für die Prognose. Insgesamt ist bei den Weichteilsarkomen von einer sehr niedrigen lokoregionären Metastasierungsrate auszugehen. Die Rate der Fernmetastasen korreliert mit dem histologischen Grading und der Größe des Tumors. Die mit Abstand häufigste Lokalisation für Fernmetastasen ist die Lunge, sodass man Fernmetastasierung fast ausschließen kann, wenn diese nicht befallen ist. Als bildgebende Verfahren werden kontrastmittelverstärkte Kopf-Hals-**CT** und/oder **MRT** und die **Thorax-CT** empfohlen. Zusätzlich hat sich im Kopf-Hals-Bereich die Sonografie bewährt. Bei Hinweis auf Metastasen in der Thorax-CT ist eine zusätzliche Screeningdiagnostik der Leber, der Knochen, des Abdomens und des Hirns zu empfehlen, heutzutage bevorzugt mit einer **PET** bzw. **PET-CT.**

Speicheldrüsentumoren

→ Kap. 17

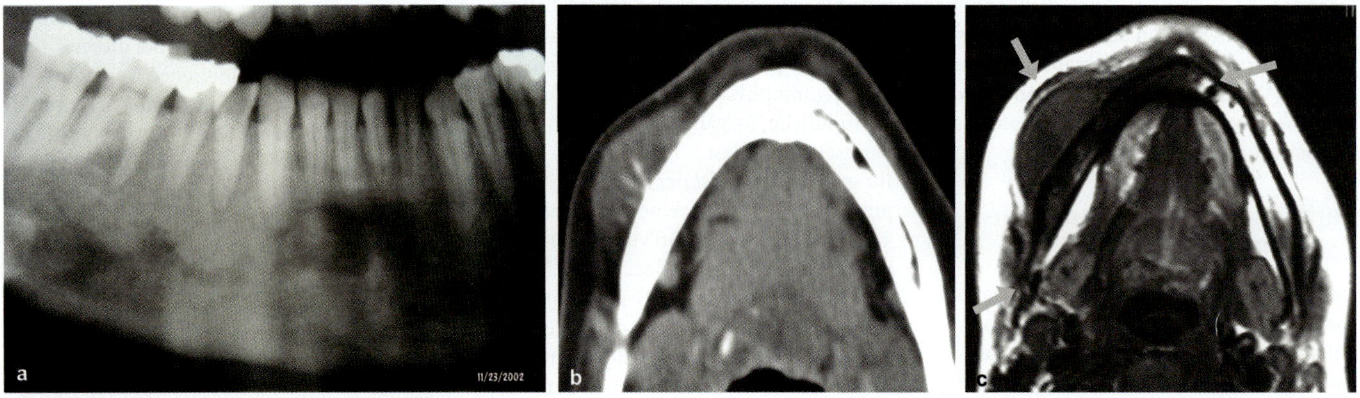

Abb. 19.10 Osteosarkom bei 29-jähriger Patientin [P1248]
a) OPT-Ansicht des Tumors mit osteolytischen und osteoblastischen Bezirken
b) CT-Ansicht mit „Spiculae" im Weichgewebsanteil des Tumors
c) MRT (axial, T1w ohne Fettsättigung) zeigt intraspongiöse Ausbreitung vom rechten Kieferwinkel in die links canine Region (Pfeile)

Gesichtshauttumoren

Für die Erkennung von Hauttumoren ist zunächst das klinische Bild, ggf. die Dermoskopie (Auflichtmikroskpie) maßgeblich. Die Ausbreitungsdiagnostik richtet sich nach den Entitäten, für viele Fragestellungen ist der **Ultraschall** ausreichend.

Basalzellkarzinom

Kleine Basalzellkarzinome bedürfen keiner bildgebenden Diagnostik. Die Verdachtsdiagnose wird klinisch gestellt und mit **Auflichtmikroskopie (Dermoskopie)** ergänzt. Die lokale Ausbreitung des Tumors wird durch die verschiedenen Methoden der Randschnittdiagnostik bzw. der **mikroskopisch kontrollierten Chirurgie** festgestellt. Bildgebende Diagnostik mit CT oder MRT kommt bei **lokal fortgeschrittenen Basalzellkarzinomen** ins Spiel, bei Infiltration der Orbita oder tiefer Infiltration in Gesichtsweichgewebe, in knorplige Strukturen des Nasengerüst oder bei V. a. auf Infiltration knöcherner Strukturen des Gesichtsschädels. Bei Infiltration der Orbita oder des Gesichtsschädels wird die Kombination von **CT** und **MRT** empfohlen. Hinweise auf lokal fortgeschrittenes Wachstum ergeben sich durch Größe, horizontalen Durchmesser und Fixierung des Tumors auf der Unterlage. Eine umfassende Ausbreitungsdiagnostik ist bei den sehr seltenen metastasierenden Basalzellkarzinomen erforderlich.

Kutanes Plattenepithelkarzinom

Bei Plattenepithelkarzinomen der Haut handelt es sich um überwiegend kleine, lokal begrenzte Tumoren mit geringer Metastasierungsrate. Eine generelle Schnittbildgebung wird nicht empfohlen. Grundsätzlich ist aber eine klinische Untersuchung der Lymphabflussregion einschließlich **Sonografie** zu empfehlen. Das (lymphogene) Metastasierungsrisiko steigt bei Tumoren ab 2 cm horizontalem Durchmesser und 6 mm Infiltrationstiefe stärker an, sodass eine Bildgebung ab dieser Tumorausdehnung empfehlenswert ist. Gleiches gilt bei lokaler Ausdehnung in tiefe Weichgewebsschichten, Knorpel oder Knochen, analog zum Vorgehen beim Basalzellekarzinom.
Bei fortgeschrittenen oder metastasierenden Plattenepithelkarzinomen und bei Rezidiven entspricht das diagnostische Vorgehen dem bei Mundhöhlenkarzinomen.

Malignes Melanom

Die Diagnostik ist stadienabhängig in Leitlinienempfehlungen konsentiert. Am Anfang der Diagnostik steht die Exzisionsbiopsie mit knappem Sicherheitsabstand von 2–3 mm, die der Diagnosesicherung und der Zuordnung zu einer T-Kategorie dient (Breslow-Dicke: bis 1,0 mm: T1; 1,01–2,0 mm T2; 2,02–4,0 mm T3; > 4,0 mm T4). Das weitere diagnostische Vorgehen ist stadienabhängig:

- Sonografie, S-100 im Serum, Lymphszintigrafie, Sentinelbiopsie ab 0,75 mm Dicke
- Ab Stadium IIC: PET/CT + MRT Kopf oder Ganzkörper-CT/-MRT, LDH im Serum

In der Verlaufsdiagnostik bei metastasierenden Melanomen spielt v. a. die PET-CT in Kombination mit einer MRT des Hirns eine tragende Rolle.

Merkelzellkarzinom

Aufgrund der häufigeren primären lymphogenen Metastasierung ist die Schnittbildgebung sinnvoll. Das Vorgehen besteht in Resektion mit großen Sicherheitsabständen und Sentinelbiopsie bei klinischen N0-Hals.

Zusammenfassung

- Der Zahnarzt spielt eine wichtige Rolle in der Früherkennung maligner Erkrankungen im Kopf-Hals-Bereich, der er durch fundierte Kenntnisse malignitätssuspekter Befunde in der Routinediagnostik gerecht werden muss.
- Typische allgemeine und spezifische Merkmale benigner und maligner Veränderungen in der bildgebenden Routinediagnostik sind zu verinnerlichen. In der klinischen Routine sollte jeder Befund, der nicht eindeutig benigne klassifiziert werden kann, einer weiterführenden Diagnostik zugeführt werden.
- Kontrastmittelgestützte MRT oder CT stellen die Standardverfahren für die primäre lokoregionäre Ausbreitungsdiagnostik (Staging) bei Malignomen im Kopf-Hals-Bereich dar, mit spezifischen Vor- und Nachteilen. Für die Beurteilung der nodalen Metastasierung hat die ergänzende Sonografie einen hohen Stellenwert. Fernmetastasen werden durch kontrastmittelgestützte CT diagnostiziert, die PET-CT ist speziellen Indikationen vorbehalten.
- Das Osteosarkom der Kiefer ist die wichtigste radiologische Differenzialdiagnose entzündlicher Knochenveränderungen.
- Bei Gesichtshauttumoren erfolgt eine differenzierte Anwendung bildgebender Verfahren je nach Entität, eine Überdiagnostik sollte vermieden werden.

Grundlagen

Definition

Als **Fraktur** bezeichnet man die **vollständige Kontinuitätsunterbrechung** eines Knochens, die durch Krafteinwirkungen über seine Elastizitätsgrenze hinaus hervorgerufen wird. Dem gegenüber steht die **Infraktion** oder **Infraktur,** welche eine **unvollständige Kontinuitätsunterbrechung** des Knochens beschreibt. Eine **Fissur** oder **Haarlinie** meint eine dünne Frakturlinie ohne Dislokation (gleich ob sich dahinter eine vollständige oder eine unvollständige Fraktur verbirgt).

Ätiologie

Bezüglich des Entstehungsmechanismus unterscheidet man:

- **Direkte Frakturen:** entstehen durch äußere Krafteinwirkungen auf den Knochen am Ort der Fraktur (z. B. Unterkiefermedianfraktur bei Sturz auf Kinn)
- **Indirekte Frakturen:** Auslösung der Fraktur durch Hebelkräfte, welche entfernt der Krafteinwirkung auftreten (z. B. Collumfraktur bei Sturz auf Kinn)
- **Pathologische Frakturen:** entstehen ohne adäquates Trauma bei veränderter Knochenqualität oder -quantität (z. B. Metastasen, Kieferzysten, nach Weisheitszahnentfernung)

Weiterhin kann als Sonderform die **Ermüdungsfraktur** genannt werden, welche durch eine dauerhafte mechanische Überlastung des Knochens auftritt (z. B. Marschfraktur). Eine weitere Sonderform bei Kindern ist die **Grünholzfraktur.** Diese bezeichnet eine Biegungsfraktur des Knochens bei intaktem Periostschlauch. Durch das dicke kindliche Periost bleibt die Fraktur geschient, obwohl die Kontinuität vollständig unterbrochen ist.

Frakturformen

Im Rahmen der Kontinuitätsunterbrechung des Knochens kann es zur Dislokation der Knochenfragmente kommen. Ist dies nicht der Fall, handelt es sich um eine **nicht dislozierte Fraktur.**

Dem gegenüber stehen **dislozierte Frakturformen**:

- Fraktur mit Verkürzung des Knochens („Dislocatio ad longitudinem cum contractione")
- Fraktur mit Verlängerung des Knochens („Dislocatio ad longitudinem cum distractione")
- Fraktur mit Achsabweichung („Dislocatio ad axim")
- Fraktur mit seitlicher Fragmentdislokation („Dislocatio ad latus")
- Fraktur mit Rotation des Fragments („Dislocatio ad peripheriam")

Am Gesichtsschädel sind diese Kategorisierungen in reiner Form nur auf den Unterkieferkörper anwendbar (→ Abb. 20.1).

Frakturzeichen

Im Rahmen der klinischen Untersuchung unterscheidet man zwischen **sicheren** und **unsicheren Frakturzeichen** (→ Tab. 20.1).

Diagnostik

Liegt nach Anamnese, zielgerichteter klinischer Untersuchung und Prüfung der sicheren und unsicheren Frakturzeichen der Verdacht auf eine knöcherne Fraktur vor, besteht die Indikation zur **röntgenologischen Diagnostik** in mindestens zwei Ebenen. Frakturen zeigen sich hierbei als **Kontinuitätsunterbrechungen der knöchernen Strukturen** mit **Stufenbildungen oder Dislokation.** Nicht dislozierte Frakturen demarkieren sich gelegentlich radiologisch erst im Verlauf, da die Aufhellungslinie der Fraktur im Rahmen der ersten Phase der Knochenheilung durch die frakturnahe Knochenresorption eine Verbreiterung erfährt und der Frakturspalt im Röntgenbild dadurch besser sichtbar wird. Bei persistierenden Beschwerden mit klinischem Verdacht **ist daher eine erneute Bildgebung im Verlauf sinnvoll.**

In manchen Fällen kann hierbei nicht sicher eine Fraktur ausgeschlossen werden. In diesem Fall oder auch zur Mitbeurteilung von Nachbarstrukturen kann eine erweiterte Diagnostik mittels **dreidimensionaler Bildgebung (CT/DVT)** erforderlich sein.

Zahntraumata

Definition

Als **Zahntrauma** werden akute Krafteinwirkungen auf den Zahn sowie den Zahnhalteapparat definiert. Man unterscheidet

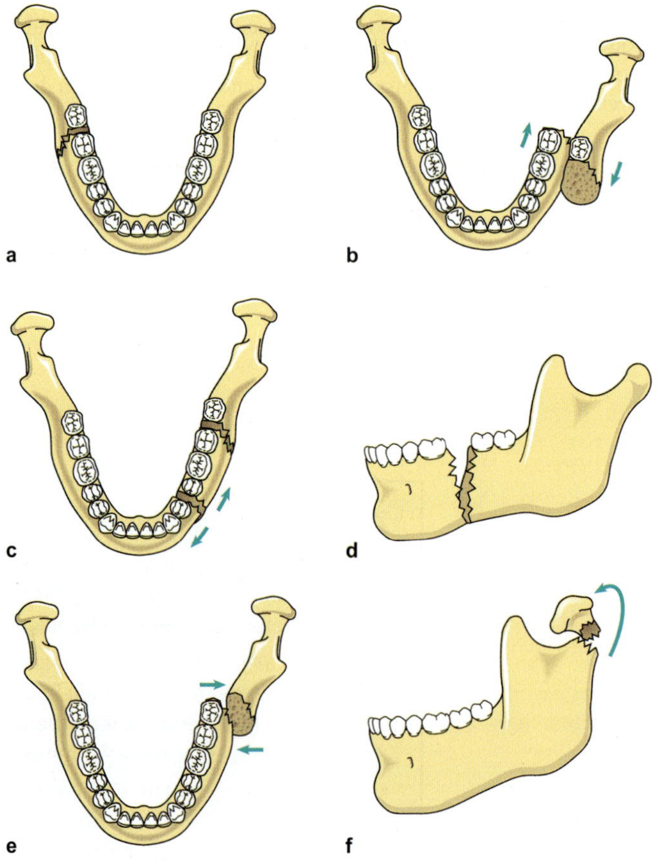

Abb. 20.1 Dislokationsformen des Unterkiefers [R467]
a) Fraktur des Unterkiefers ohne wesentliche Dislokation
b) Fraktur des Unterkiefers mit Verkürzung des Knochens („Dislocatio ad longitudinem cum contractione")
c) Stückfraktur des Unterkiefers mit Verlängerung des Knochens („Dislocatio ad longitudinem cum distractione")
d) Fraktur des Unterkiefers mit Achsabweichung („Dislocatio ad axim")
e) Fraktur des Unterkiefers mit seitlicher Dislokation („Dislocatio ad latus")
f) Luxationsfraktur des Kiefergelenks mit Rotation („Dislocatio ad peripheriam")

Tab. 20.1 Frakturzeichen

Sichere Frakturzeichen	Unsichere Frakturzeichen
Krepitation	Schwellung/Hämatom
Dislokation	Schmerzen
Pathologische Beweglichkeit	Funktionseinschränkung
Sichtbarer frakturierter Knochen („offener Bruch")	

hierbei zwischen **Frakturen** des Zahnes und **Luxationsverletzungen (Dislokationsverletzungen).** Weiterhin kann das Trauma auf umgebende Strukturen wie den Alveolarknochen sowie die umgebenden Weichteile ausgedehnt sein.

Klassifikation

Zahntraumata werden nach Frakturen und Luxationsverletzungen unterteilt.

Frakturen:

- Schmelzinfraktionen (Schmelzriss ohne Substanzverlust)
- Schmelzfraktur (begrenzt auf den Zahnschmelz)
- Schmelz-/Dentinfraktur (= unkomplizierte Kronenfraktur)
- Schmelz-/Dentinfraktur mit Pulpabeteiligung (= komplizierte Kronenfraktur)
- Kronen-/Wurzelfraktur (mit oder ohne Pulpabeteiligung)
- Wurzelfraktur mit Kommunikation zur Mundhöhle (Wurzelfraktur zieht in die Zahnkrone)
- Wurzelfraktur ohne Kommunikation zur Mundhöhle (isolierte Wurzelfraktur)
- Wurzellängsfraktur (vollständiger Längsriss des Zahnes)

Luxationsverletzungen:

- Konkussion (keine Lockerung, keine Dislokation, Perkussionsempfindlichkeit)
- Subluxation (Lockerung, keine Dislokation, Perkussionsempfindlichkeit, ggf. Blutung aus Sulcus)
- Laterale Luxation (Dislokation des Zahnes, Okklusionsstörung möglich, Fraktur der bukkalen Lamelle der Alveole)
- Extrusion (Dislokation nach inzisal/koronal)
- Intrusion (Dislokation nach apikal)
- Avulsion (vollständiger Verlust des Zahnes aus der Alveole)

Diagnostik

Besteht im Rahmen der Anamnese und klinischen Untersuchung der Verdacht auf ein Zahnrauma, sollte eine **radiologische Diagnostik** erfolgen.

Hierzu können zunächst zur Beurteilung einzelner Zähne **Zahnfilmaufnahmen** durchgeführt werden. In dieser Aufnahme lassen sich zum Teil mehrere benachbarte Zähne vollständig radiologisch erfassen. Beurteilt werden können Frakturen im Kronenbereich sowie klinisch nicht sichtbare Frakturen der Zahnwurzel. Weiterhin zeigt sich bei Luxationsverletzungen häufig ein verbreiterter Parodontalspalt, zum Teil auch mit klinisch sichtbaren Frakturlinien im Bereich des benachbarten Alveolarknochens. Limitiert ist der Zahnfilm durch die Ansicht in einer Ebene, wenn auch zusätzlich exzentrische Aufnahmen, z. B. zur besseren Darstellung der überlagerten Wurzeln im Molarenbereich, angefertigt werden können. Ergänzend kann daher eine **Aufbissaufnahme** durchgeführt werden, welche einen größeren Zahn- und Kieferbereich abbildet und auch als zweite Ebene (kaudokranial) zur Lokalisation von Fremdkörpern mit hinzugezogen werden kann. Auch können Dislokationsverletzungen in dieser Ebene mit erfasst werden.

Zur Mitbeurteilung knöcherner Verletzungen des Kiefers sowie auch zur Mitbeurteilung von Zahnfrakturen kann eine **Panoramaschichtaufnahme (PSA/OPT)** durchgeführt werden (→ Abb. 20.2). Je nach Unfallhergang können bei Zahntraumata auch knöcherne Verletzungen im Bereich des Kiefers vorliegen, sodass die im Zahnfilm nicht erfassten Anteile des Kiefers (Kiefergelenke, Kieferbasis) mit dargestellt werden können. Zur Darstellung von isolierten Zahntraumata ist das OPT insbesondere im Frontzahnbereich **limitiert** (→ Abb. 20.3). Als Ergänzung bei komplexem Verletzungsmuster kann eine dreidimensionale Aufnahme durchgeführt werden. Hier stehen bei ähnlichen niedrigen Strahlendosen zum einen das **Dental-CT** sowie auch das **DVT** zur Verfügung, wobei das DVT v. a. im niedergelassenen Bereich in der Regel eine bessere Verfügbarkeit aufweist. Diese Verfahren sind dem Standard-CT vorzuziehen.

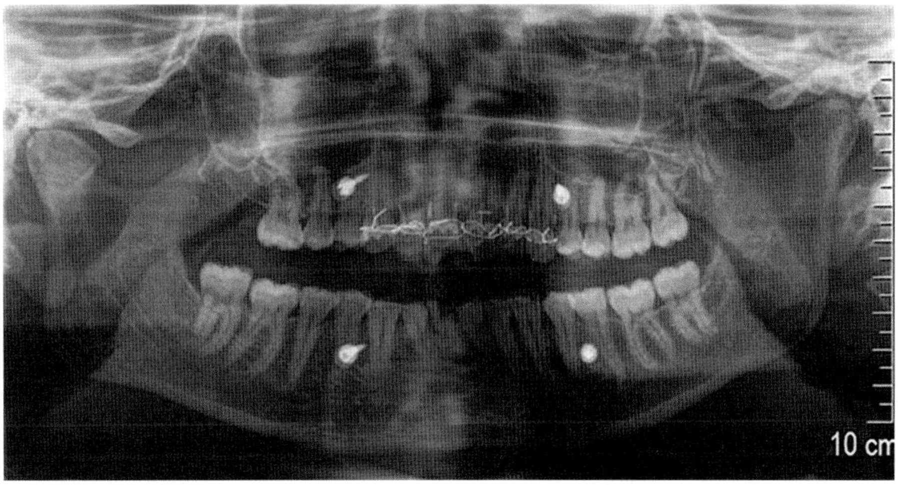

Abb. 20.2 OPT: Zahnfrakturen nach Trauma. Zu sehen sind die multiplen Zahnfrakturen an den Zähnen 12, 11, 21, 22, 32, 31, 41 und 42. Die gelockerten Oberkieferfrontzähne sind geschient. Weiterhin zeigen sich IMF-Schrauben im Ober- und Unterkiefer beidseits im Bereich der Prämolaren. Im Bereich der Unterkieferfront zeigt sich ein lingualer Retainer. [T1077]

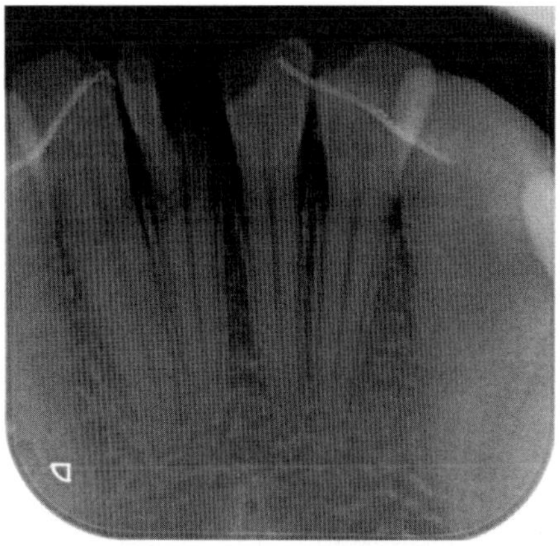

Abb. 20.3 Zahnfilm regio 33–43: Zahnfrakturen nach Trauma. Zu sehen sind unkomplizierte Kronenfrakturen an den Zähnen 32, 31 und 42. Der Zahn 41 zeigt eine komplizierte Kronenfraktur mit Pulpabeteiligung sowie eine horizontale Wurzelfraktur im koronalen Drittel. Nebenbefundlich zeigt sich ein lingualer Retainer nach KFO-Therapie. [T1272]

Komplikationen

Der langfristige Zahnerhalt kann oft erst im Verlauf beurteilt werden und beinhaltet den **Sensibilitätsverlust der Zähne** sowie ggf. **persistente Lockerungen** repositionierter Zähne. Weiterhin ist eine **Ankylose** des replantierten Zahnes möglich. Zudem werden **Wurzelresorptionen** traumatisierter Zähne beobachtet.

Die Prognose des Zahnes ist stark abhängig von der Art des Traumas sowie vom Stadium der Zahnentwicklung. Während Kronenfrakturen nach konservativer Therapie oft eine gute Prognose aufweisen, müssen insbesondere Dislokationsverletzungen im Rahmen der **engmaschigen klinischen und radiologischen Verlaufskontrollen** beurteilt werden. Die klinischen Kontrollen sollten hierbei nach 3 Wochen, 6 Wochen, 3 Monaten, 6 Monaten sowie 12 Monaten durchgeführt werden. Radiologische Kontrollen mittels **Zahnfilm** erfolgen in diesem Rahmen **befundorientiert,** um Komplikationen rechtzeitig zu erkennen.

Unterkieferfrakturen

Ätiologie

Aufgrund der exponierten Lage und Beweglichkeit zählen Frakturen des Unterkiefers zu **den häufigsten Frakturen im Gesichtsbereich** (→ Abb. 20.4). Zugrunde liegen meist äußere Krafteinwirkungen im Rahmen von Sport- und Verkehrsunfällen oder von körperlichen Auseinandersetzungen. Weiterhin treten Unterkieferfrakturen im Rahmen von **pathologischen Frakturen** bei atrophen Kiefern oder auch nach operativer Zahnentfernung auf (→ Abb. 20.5).

Klassifikation

Unterkieferfrakturen können nach anatomischen sowie nach therapeutischen Gesichtspunkten unterteilt werden. Anatomisch wird zunächst zwischen **Frakturen des horizontalen Unterkieferkörpers und des aufsteigenden Unterkieferasts** unterschieden. Therapeutisch werden diese in Frakturen im **bezahnten Kiefer, zahnlosen Kiefer** sowie im **Milch- bzw. Wechselgebiss** untergliedert. Frakturen des Gelenkfortsatzes werden weiterhin untergliedert in **Capitulumfrakturen** sowie **Gelenkfortsatzfrakturen.**

Radiologische Diagnostik von Unterkieferkörperfrakturen Standard in der Diagnostik von Unterkieferfrakturen sind die **Panoramaschichtaufnahme (PSA, OPT)** und die Schädelaufnahme nach **Clementschitsch** als zweite Ebene (→ Abb. 20.6). In dieser Kombination werden alle Abschnitte des Unterkiefers in zwei rechtwinklig aufeinander stehenden Ebenen abgebildet: der Unterkieferkörper von okklusal und frontal bzw. lateral, der aufsteigende Ast von frontal und lateral. Im Bereich der Kiefergelenke kann die Aufnahme bei schlechter Mundöffnung durch die Überlagerung mit dem Felsenbein limitiert sein. Eine weitere Schwachstelle liegt im Bereich der Unterkieferfront, wo die Beurteilung sowohl im OPT wie auch in der Aufnahme nach Clementschitsch durch Überlagerungen mit der Halswirbelsäule erschwert wird.

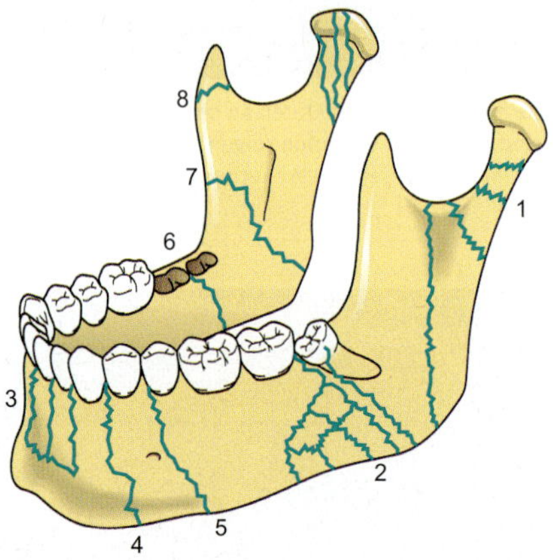

	Frakturlokalisation	Relative Häufigkeit (%)
1	Gelenkfortsatz	25–30
2	Kieferwinkel	20–25
3	Symphysenregion	15–20
4	Eckzahnregion	5–10
5	Prämolarenregion	10
6	Molarenregion	7–9
7	Unterkieferast	2–4
8	Muskelfortsatz	1

Abb. 20.4 Häufigkeit der Unterkieferfrakturen nach Lokalisation [G1169]

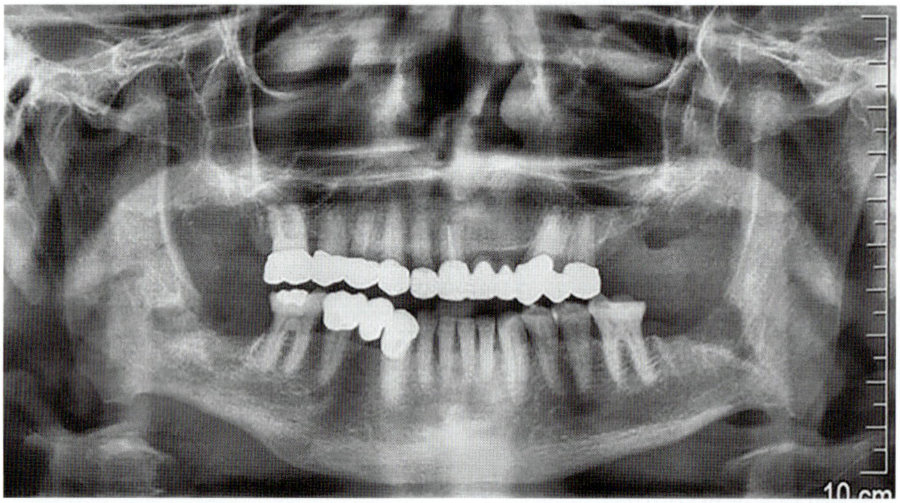

Abb. 20.5 OPT: Pathologische Unterkieferfraktur nach Weisheitszahnentfernung. Es zeigt sich im Bereich der Extraktionsalveole regio 38 eine zum Kieferwinkel links verlaufende Frakturlinie. Die Alveole auf der Gegenseite regio 48 zeigt einen regelrechten postoperativen Befund. [T1272]

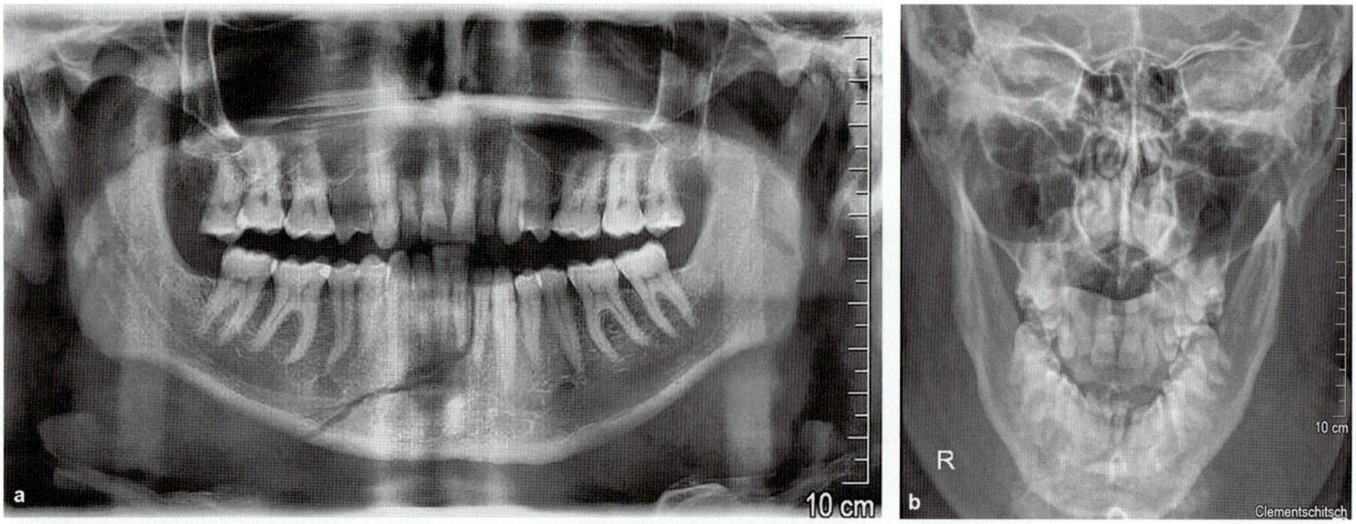

Abb. 20.6 a, b Unterkieferfraktur paramedian rechts sowie Collum links in zwei Ebenen [T1272]

a) OPT: Es zeigt sich eine schräg verlaufende paramediane Unterkieferfraktur. Die Frakturlinie zieht kaudal auf Höhe 45 nach mediokranial zwischen den Zähnen 31 und 32 durch. Das Fragment zeigt einen Höhenversatz zwischen den Zähnen 31 und 32. Zudem zeigt sich eine Fraktur im Bereich des Ramus/Übergang Collum links.

b) Unterkieferaufnahme nach Clementschitsch: Durch die zweite Ebene zeigt sich als Zusatzinformation insbesondere im Bereich des Ramus links die dislozierte Fraktur.

Ergänzend sind **Zahnfilme** bei Zahntraumata und Alveolarfortsatzfrakturen indiziert. Daneben gibt es bestimmte Indikationen, in denen eine **dreidimensionale Bildgebung (CT oder DVT)** indiziert sein kann:

- Fissuren (Haarrisse), bei denen unklar ist, ob eine vollständige Kontinuitätsunterbrechung oder lediglich eine Infraktur vorliegt
- Ausgeprägte Trümmerfrakturen, insbesondere bei Fragmentaussprengung in die Weichgewebe
- Trümmerfrakturen und Mehrfragmentfrakturen auch dann, wenn von der Konfiguration der Fragmente die Art der Versorgung abhängt (z. B. funktionsstabile versus übungsstabile Versorgung)
- Fremdkörpereinsprengungen, um Fremdkörper im Rahmen der Frakturversorgung im dreidimensionalen Kontext lokalisieren zu können
- In der Kombination mit Mittelgesichtsfrakturen, als panfaziale Frakturen, bei fehlender Referenzierung der Gesichtshöhe
- Störungen der Frakturheilung, um zwischen „delayed union" (Verzögerung der Knochenbruchheilung, unechte Pseudarthrose) und „non-union" (echte Pseudarthrose) unterscheiden zu können

Einen geringen Stellenwert haben heutzutage zusätzliche **Aufnahmen vom Schädel seitlich** oder **Unterkieferaufbissaufnahmen.**

Die verschiedenen Klassifikationssysteme (z. B. AO) haben bislang keinen Eingang in die klinische Routine gefunden. Allerdings sollte die Befundbeschreibung die wesentlichen Merkmale der Fraktur standardisiert umfassen, d. h. Frakturtyp (einfach, doppelt, mehrfach, Trümmer), die Lokalisation, Dislokationsgrad (minimal, gering, stark) und Komplexitätsgrad (geschlossen, offen, ggf. Graduierung).

Radiologische Diagnostik von Frakturen des aufsteigenden Unterkieferasts und des Gelenkfortsatzes Für Frakturen des aufsteigenden Asts sowie tiefe bis mittlere Collumfrakturen ist wie bei Unterkieferkörperfrakturen die **konventionelle Röntgendiagnostik häufig ausreichend (OPT und Clementschitsch).** Für hohe Gelenkfortsatzfrakturen und Capitulumfrakturen ist eine **dreidimensionale Diagnostik** für eine suffiziente Beurteilung unabdingbar. Dies gilt insbesondere vor geplanter operativer Versorgung, weil es den Zugang und die Art der Osteosynthese bestimmen kann.

Frakturen des Gelenkfortsatzes werden hierbei unterteilt in Capitulumfrakturen sowie Gelenkfortsatzfrakturen, welche wiederum in Gelenkhals- und Gelenkfortsatzbasisfrakturen unterteilt werden. Bei Capitulumfrakturen verläuft der Bruchspalt von kranial-lateral nach kaudal-medial. Sie werden nach AO-Klassifikation in Frakturen ohne Höhenverlust (Typ m: **m**edial to the pole zone) sowie Frakturen mit Höhenverlust (Typ p: within the **p**ole zone) unterteilt. Weiterhin können diese gemäß intraoperativem Situs sowie CT-morphologisch nach dem Frakturverlauf in Typ A, B und C untergliedert werden.

Die Gelenkfortsatzfrakturen werden unterteilt in Gelenkhals- sowie Gelenkfortsatzbasisfrakturen. Die Trennlinie verläuft hierbei in einer gedachten Linie. Hierbei wird ein rechter Winkel gebildet, dessen Linien in der Lateralansicht auf den Unterkiefer durch den tiefsten Punkt der Incisura semilunaris und in der Vertikalen auf einer Tangente des Gonions sowie dem Hinterrand des Ramus und Gelenkfortsatzes laufen. Diese Klassifikationen sind essenziell zur genauen radiologischen Beschreibung der Frakturlokalisation.

Zur weiteren Beurteilung der Dislokation, insbesondere bei Frakturen mit Gelenkbeteiligung oder auch zur Darstellung von Weichteilstrukturen, kann eine **CT** erfolgen, welche die Beurteilung aller Ebenen ermöglicht.

In manchen Fällen kann durch Metallartefakte der Zähne die knöcherne Darstellung limitiert sein, sodass ggf. eine Kombination aus CT und konventionellem Röntgen notwendig wird. Insbesondere bei Verdacht auf weitere knöcherne Verletzungen des Gesichtsbereichs sowie auch beim SHT sollte die CT als primäre radiologische Diagnostik eingesetzt werden (→ Abb. 20.7).

Als absoluter Notfall ist die **bilaterale paramediane Stückfraktur** (→ Abb. 20.8) anzusehen, in deren Rahmen es durch den Dorsalzug der ansetzenden Mundbodenmuskulatur zu einer akuten Atemwegsverlegung kommen kann. Hier muss bei klinischem Verdacht eine sofortige Bildgebung sowie Therapie durchgeführt werden.

Komplikationen

Im Rahmen des primären Traumas kann es zu **Begleitverletzungen im Bereich der Zähne** sowie des Zahnhalteapparats kommen. Häufig sind Unterkieferfrakturen durch die Beteiligung der Zähne **offene Frakturen** mit entsprechendem Infektionsrisiko des Knochens. Eine **infizierte Unterkieferfraktur** kann die Folge sein. Im Nachgang kann es zu lokalen **Abszessen** oder einer **Osteomyelitis** kommen. Nach einer **Bruchspaltinfektion** sowie auch nach **insuffizienter Ruhigstellung** oder Reposition der Fraktur kann im Verlauf eine **Pseudarthrose** auftreten (→ Abb. 20.9). Daraus resultieren insbesondere funktionelle Beschwerden durch die persistierende Beweglichkeit des Frakturfragments.

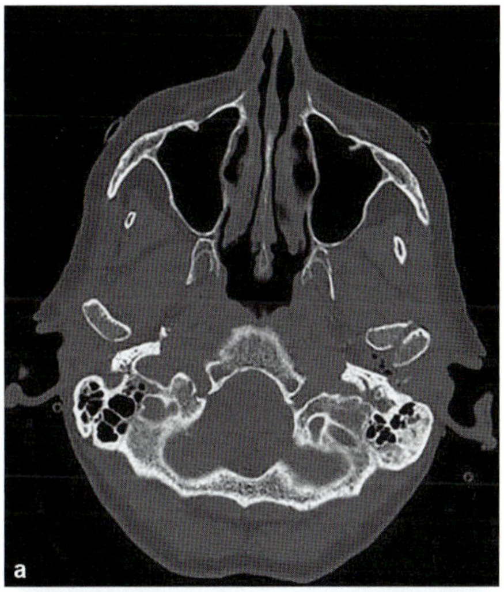

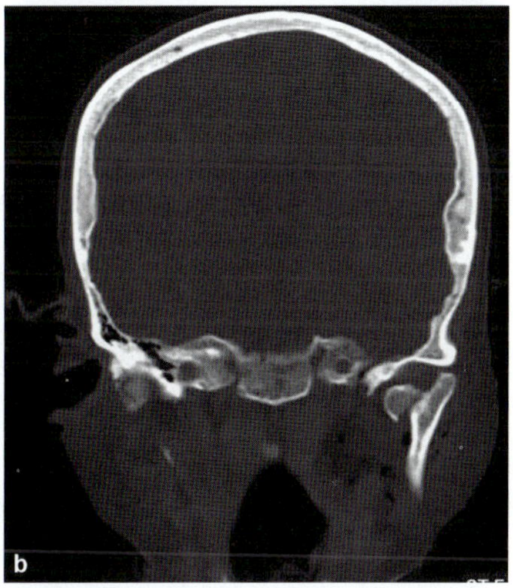

Abb. 20.7 CT: Capitulumfraktur beidseits [T1272]
a) Axiale Ebene
b) Koronale Ebene
Es zeigt sich eine Capitulumfraktur beidseits, rechts ohne Dislokation, links mit deutlicher Dislokation bei Einstauchung

Postoperativ sollte immer eine **Kontrollbildgebung** in zwei Ebenen erfolgen **(PSA und Clementschitsch).** Zur genauen Darstellung der reponierten Fragmente kann eine dreidimensionale Bildgebung **(DVT oder Dental-CT)** notwendig sein.

Mittelgesichtsfrakturen

Definition

Das Mittelgesicht bezeichnet das anatomische Gebiet, welches nach kranial durch den oberen Orbitalrand sowie die Nasenwurzel und nach kaudal durch die Oberkieferzähne begrenzt wird.

Ätiologie

Mittelgesichtsfrakturen sind **häufig assoziiert mit Frakturen des Unterkiefers.** Ursächlich sind äußere Krafteinwirkungen, welche im

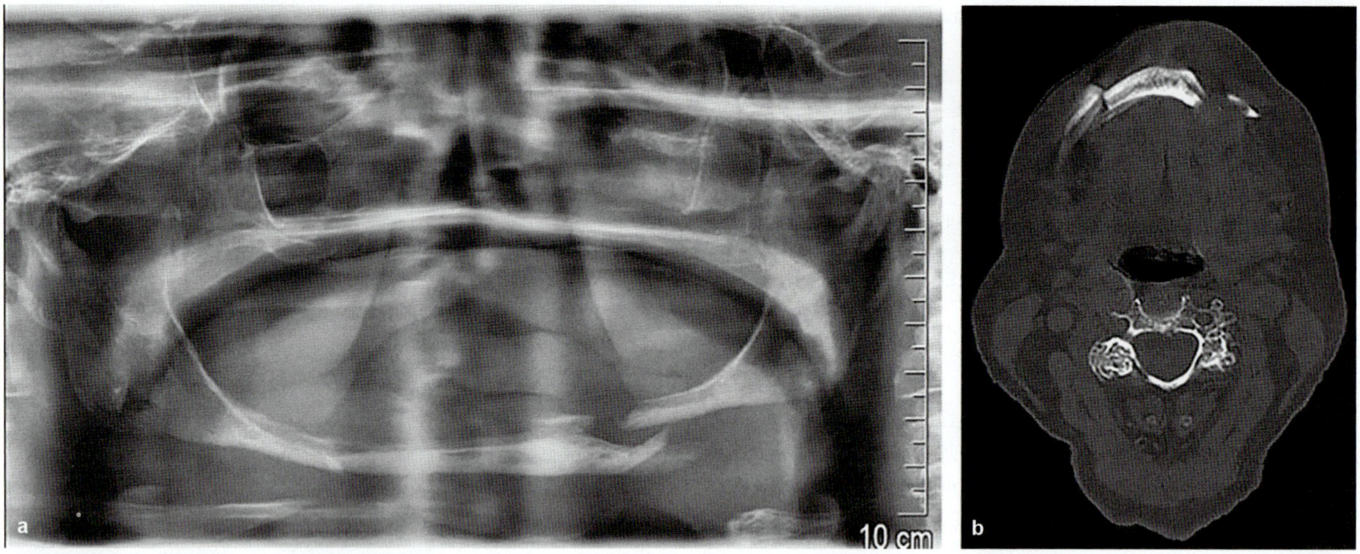

Abb. 20.8 Bilaterale paramediane Unterkieferfraktur. Fraktur bei atrophem Kiefer mit Dorsalverlagerung des Frakturfragments.
a) OPT [T1272]
b) CT, axiale Ebene [T1410]

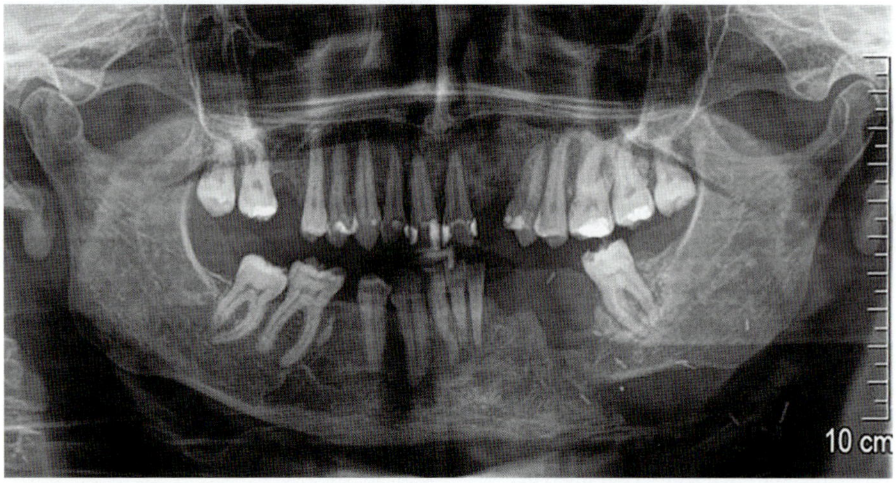

Abb. 20.9 OPT: Pathologische Unterkieferfraktur nach Tumorentfernung mit beginnender Pseudarthrose. Im Unterkiefer links zeigt sich eine dislozierte Fraktur im Bereich der Schwachstelle des resezierten Knochens. Weiterhin zeigen sich beginnende Sklerosezonen an den Frakturenden im Sinne einer beginnenden Pseudarthrose. [T1272]

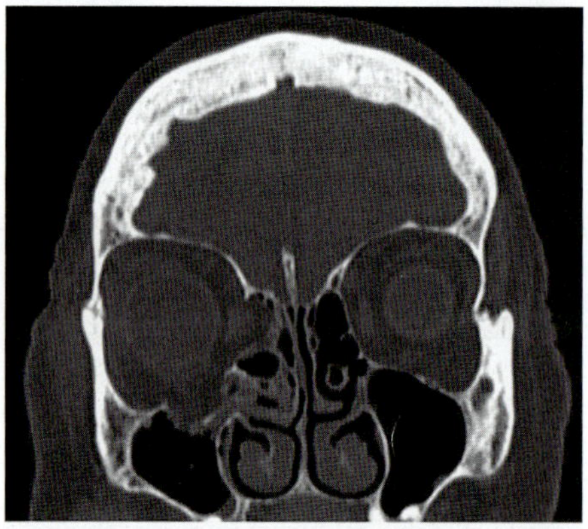

Abb. 20.10 CT: Kombinierte mediale Orbitawand- sowie Orbitabodenfraktur rechts. Dargestellt sind dislozierte Frakturen im Bereich der medialen Orbitawand rechts sowie des Orbitabodens rechts in der koronalen Ansicht. Weiterhin zeigt sich ein kleiner Hämatosinus des Sinus maxillaris rechts. Orbitales Muskel- sowie Fettgewebe ist in den Bruchspalt verlagert. [T1410]

Rahmen von Sport-/Freizeit-/Arbeits- oder Verkehrsunfällen sowie auch im Rahmen von Rohheitsdelikten auftreten können.

Klassifikation

Die Einteilung erfolgt anatomisch:

- Zentrales Mittelgesicht (Le-Fort-I/II-Fraktur, Nasenbeinfraktur)
- Laterales Mittelgesicht (Jochbeinfraktur, Jochbogenfraktur, isolierte Orbitabodenfraktur)
- Zentrolaterale Frakturen (Le-Fort-III-Fraktur)
- Frakturen der Schädelbasis (frontobasale Fraktur)

Weiterhin können diese kombiniert vorliegen. Im Folgenden werden die häufigsten Mittelgesichtsfrakturen vorgestellt.

Orbitarahmenfrakturen

Definition

Orbitarahmenfrakturen entstehen durch **Krafteinwirkungen auf den periorbitalen Knochen** sowie indirekt durch Kraftübertragungen des Bulbus auf die knöcherne Orbita („Blow-out-Fraktur"). Betroffen können alle Wände der Orbita sein (Orbitadach, Orbitawand, Orbitaboden).

Diagnostik

Zunächst erfolgen die zielgerichtete Anamnese sowie eine klinische Untersuchung. Sofern der Patient es toleriert, kann manchmal eine knöcherne Stufe oder ein federnder Widerstand im Bereich des Orbitabodens getastet werden. Häufig ist dies aufgrund der Schwellung und Schmerzen nicht möglich, sodass die radiologische Diagnostik indiziert ist. Diese erfolgt mittels **CT** (→ Abb. 20.10). Diese Bildgebung bildet bei komplexen Frakturmustern durch den vorhandenen Bilddatensatz auch die Grundlage für die spätere Therapieplanung, z. B. mit individuell angefertigten Meshs. Neben knöchernen Verletzungen ermöglicht die CT u. a. die Darstellung von Weichteilstrukturen sowie eines intraorbitalen Hämatoms oder der Augenmuskulatur. Insbesondere bei Visusveränderungen erlaubt die CT die Diagnostik oder den Ausschluss eines **Retrobulbärhämatoms.** Dieses stellt eine Notfallindikation dar, da es durch Druckschädigung des N. opticus zur Erblindung führen kann und somit sofort entlastet werden muss.

Treten postoperativ Visusveränderungen auf, ist notfallmäßig ebenfalls ein Retrobulbärhämatom mittels CT auszuschließen. Ergänzend hierzu kann bei überlegender Weichteildarstellung eine **MRT** angefertigt werden.

Jochbeinfrakturen

Definition

Jochbeinfrakturen zählen zu den lateralen Mittelgesichtsfrakturen. Aufgrund der anatomischen Mitbeteiligung an der knöchernen Orbita treten Jochbeinfrakturen **häufig kombiniert mit Frakturen des Orbitarahmens** auf.

Diagnostik

Bei klinischem Verdacht auf eine Jochbeinfraktur erfolgt die radiologische Bildgebung durch eine **CT** (→ Abb. 20.11). Prinzipiell können Jochbeinfrakturen auch mittels konventionellem Röntgenbild in mindestens zwei Ebenen diagnostiziert werden. Hierfür eignen sich eine **Nasennebenhöhlenaufnahme (NNH)** sowie ergänzend eine **Henkeltopfaufnahme.** Ergänzend kann zur Mitbeurteilung einer Orbitarahmenbeteiligung eine **Orbita-Spezialaufnahme** erfolgen.

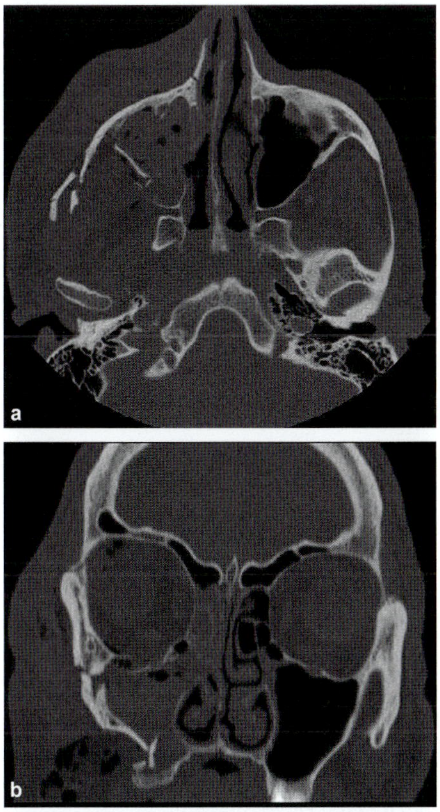

Abb. 20.11 CT: Dislozierte Jochbeinfraktur rechts. Zu sehen sind dislozierte Frakturen im Bereich der lateralen Orbitawand rechts, des Orbitabodens rechts, eine Mehrfragment-Impressionsfraktur der lateralen und medialen Kieferhöhlenwand rechts mit Verlagerung mehrerer Frakturfragmente in die Kieferhöhle. Auch zeigt sich eine Fraktur der medialen Kieferhöhlenwand rechts. Der Jochbogen rechts ist bei Mehrfachfraktur imprimiert. Weiterhin zeigt sich ein ausgeprägtes Weichteilemphysem der rechten Wange sowie intra- und periorbital. Im Bereich der Sinus maxillaris und ethmoidalis rechts zeigt sich ein Hämatosinus. [T1272]
a) Axiale Ebene
b) Koronale Ebene

Bei heutzutage gut verfügbarem CT ist die Diagnostik mittels konventionellem Verfahren in den Hintergrund gerückt. Der Nachteil von Letzterem besteht vor allem in den Überlagerungen sowie in der nicht adäquaten Beurteilbarkeit der orbitalen Weichteilstrukturen. Insbesondere das bereits erwähnte Retrobulbärhämatom kann hierbei nicht adäquat beurteilt werden. Daher sollte stets die CT als primäre Diagnostik eingesetzt werden.
Bei therapeutisch geschlossenen Operationsverfahren (isolierter Hakenzug) kann nach der Reposition einer Jochbein-/Jochbogenfraktur intraoperativ eine Lagekontrolle mittels **C-Bogen** durchgeführt werden.
Nach offener Versorgung mit Miniplattenosteosynthese reicht postoperativ eine **Kontrollbildgebung** in zwei Ebenen durch **Nasennebenhöhlen**- sowie **Henkeltopfaufnahme** aus.

Zentrale und zentrolaterale Mittelgesichtsfrakturen

Definition

In diesem Abschnitt sollen die unter die zentralen und zentrolateralen Mittelgesichtsfrakturen fallenden Le-Fort-Frakturen näher dargestellt werden.
Aufgrund der **anatomischen Schwachstellen im Pfeilersystem** des Mittelgesichts zeigen sich die nach Le Fort benannten klassischen Bruchkonstellationen, welche in 3 Grade eingeteilt werden:

- **Le-Fort-I-Fraktur:** horizontaler Abriss des Oberkiefers, kranial des Hartgaumens mit Beteiligung der Kieferhöhle
- **Le-Fort-II-Fraktur:** Bruchlinie verläuft durch die Nasenwurzel, Siebbeinzellen bds., Jochbein bds., Oberkiefer bds.
- **Le-Fort-III-Fraktur:** Abriss des Viszerokraniums von der Schädelbasis

Diagnostik

Bei klinischem Verdacht auf eine Le-Fort-Fraktur sollte die primäre Bildgebung mittels **CT** erfolgen. Als Differenzialdiagnose zu weiteren Mittelgesichtsfrakturen sollten in der CT die typischen Frakturlokalisationen beurteilt werden.
Bei der Le-Fort-I-Fraktur zieht die Frakturlinie horizontal durch die Maxilla kranial des Hartgaumens mit Verletzung der Kieferhöhlenwand. Dies ist in der CT gut in der Frontalebene diagnostizierbar.
Im Rahmen der Le-Fort-II-Fraktur zieht die Fraktur zusätzlich durch das Jochbein beidseits und nach kranial, sodass hier die mediale Orbita mitbetroffen ist. Nach medial zieht die Fraktur dann durch die Nasenwurzel sowie die Cellulae ethmoidales. Zur Erfassung des komplexen Frakturverlaufs sollten hierbei in der CT alle Ebenen betrachtet werden (→ Abb. 20.12).
Ergänzend ist bei der Le-Fort-III-Fraktur das komplette Viszerokranium von der Schädelbasis gelöst. Die Frakturlinien ziehen dann durch die Orbitae und reichen oft bis an den Sinus frontalis sowie Sinus sphenoidalis heran. Hier sollte der komplexe Frakturverlauf in allen Ebenen der CT nachverfolgt werden.
Postoperativ wird die **radiologische Bildgebung in mindestens zwei Ebenen (NNH und Henkeltopf)** oder alternativ mittels **DVT/CT** durchgeführt.

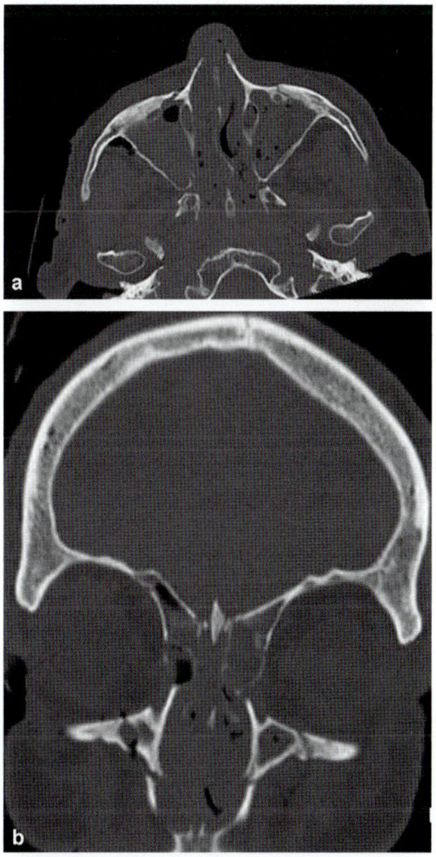

Abb. 20.12 CT: Le-Fort-II-Fraktur. Es zeigen sich Frakturen im Bereich der medialen Orbitawand beidseits, des Orbitabodens beidseits, Frakturen aller Kieferhöhlenwände beidseits sowie eine Nasenbeinfraktur beidseits. [T1272]
a) Axiale Ansicht
b) Koronale Ansicht

Nasenskelettfrakturen

Definition

Nasenskelettfrakturen zählen zu den zentralen Mittelgesichtsfrakturen und können das Nasenbein, das Nasenseptum sowie auch den nasoorbitoethmoidalen Komplex umfassen.

Diagnostik

Nasenskelettfrakturen können meist klinisch diagnostiziert werden. Zur weiteren Abklärung oder bei unklarem Befund kann eine **röntgenologische Bildgebung der Nase im seitlichen Strahlengang** erfolgen. Da hier nur eine Ebene dargestellt wird, können Frakturen nicht vollumfänglich bewertet oder gar übersehen werden, sodass als Schlussfolgerung die Nasenskelettfraktur eine klinische Diagnose bleibt. Zur zeitgleichen Abklärung komplexer Verletzungsmuster, von Begleitverletzungen des Mittelgesichts, SHT sowie Beteiligung des Nasenseptums und des nasoorbitoethmoidalen Komplexes kann eine **CT** durchgeführt werden, welche dann den nasalen Komplex vollumfänglich darstellt (→ Abb. 20.13). Bei isoliertem Verdacht auf eine Nasenskelettfraktur sollte jedoch aufgrund des Strahlenschutzes sowie des limitierten zusätzlichen Informationsgewinns primär keine dreidimensionale Bildgebung erfolgen.

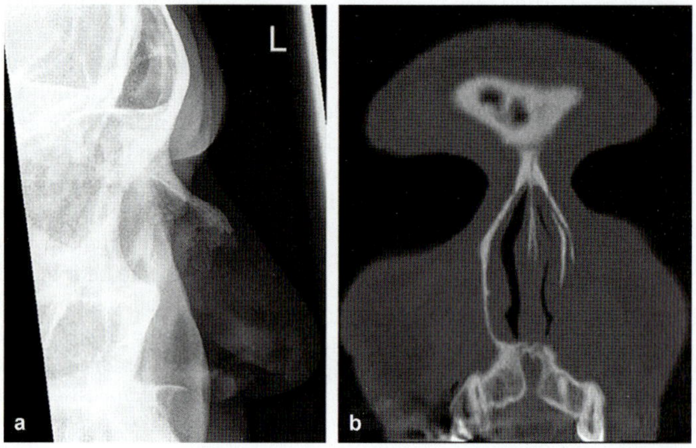

Abb. 20.13 Dislozierte Nasenbeinfraktur. In der initial durchgeführten Bildgebung mittels Röntgen Nase seitlich ist eine Fraktur nicht sicher zu erkennen. In der CT zeigt sich in der koronalen Ansicht die nach medial dislozierte Nasenbeinfraktur links. Zudem zeigt sich eine Fraktur der Nasenbeinspitze ohne wesentliche Dislokation. [T1272]
a) Röntgen Nase seitlich
b) CT Mittelgesicht, koronale Ansicht

Zusammenfassung

- Frakturen entstehen durch direkte oder indirekte Kraftübertragungen auf den Knochen. Man unterscheidet sichere von unsicheren Frakturzeichen.
- Unterkieferfrakturen zählen zu den häufigsten Frakturen im Gesichtsbereich. Bei klinischem Verdacht auf eine Unterkieferfraktur sollte eine radiologische Bildgebung in mindestens zwei Ebenen oder eine CT erfolgen.
- Im Rahmen eines Mittelgesichtstraumas sollte stets ein Zahntrauma ausgeschlossen werden. Die meisten Zahntraumata können mittels Zahnfilm sowie OPT dargestellt werden.
- Mittelgesichtsfrakturen sind häufig mit Unterkieferfrakturen assoziiert. Bei klinischem Verdacht auf eine Mittelgesichtsfraktur sollte eine CT erfolgen. Nur diese ermöglicht die genaue Differenzierung der Mittelgesichtsfrakturen.

21 Moderne dreidimensionale Bildgebung zur OP-Planung

Grundlagen

In der modernen Mund-Kiefer-Gesichts (MKG)-Chirurgie sowie der Oralchirurgie hat sich die Nutzung von patientenspezifischen Implantaten, individuellen Bohrschablonen und individuellen anatomischen Modellen (sog. Biomodelle) im klinischen Alltag etabliert. Sie alle können digital auf Basis eines 3D-Datensatzes computergestützt geplant und gefertigt werden. Fast immer handelt es sich bei dem 3D-Datensatz um ein hochauflösendes CT und ein DVT, welches je nach Anwendungsgebiet auch mit Oberflächenscans (Intraoralscan oder Facescan) kombiniert werden kann. Patientenspezifische Implantate, Bohrschablonen und Biomodelle werden unter Zuhilfenahme eines Computers geplant (engl. Computer Assisted Design, CAD). Ihre Herstellung erfolgt dann durch computergesteuerte 3D-Drucker oder Mehrachsfräsen (engl. Computer Assisted Manufacturing, CAM). Als Gesamtkonzept werden diese Planungs- und Fertigungsprozesse häufig als CAD/CAM zusammengefasst.

Indikationen

In der MKG- und Oralchirurgie werden CAD/CAM-Planungen für verschiedene Anwendungen genutzt:

- **Visualisierung und Planung:** Herstellung von Biomodellen individueller Anatomien oder Pathologien zur Visualisierung und OP-Planung, weiterhin Herstellung von Biomodellen, die ein gewünschtes OP-Ergebnis darstellen
- **Rekonstruktion:** patientenspezifische Osteosyntheseplatten für wiederherstellende Operationen z. B. nach Traumata, ausgedehnten Osteomyelitiden oder Tumoren.
- **Augmentative Prozeduren:** Insertion von Implantaten z. B. zum Aufbau von Kinn oder Jochbein
- **Implantologie:** Planung von Implantatpositionen, Insertionstiefen und Implantatvektoren sowie Herstellung von individuellen Bohrschablonen

Biomodelle

Patientenspezifische Biomodelle sind im CAD/CAM-Verfahren hergestellte Modelle von individuellen anatomischen Gegebenheiten. Häufig werden Modelle von Ist- und Soll-Situationen von knöchernen Strukturen hergestellt. Diese können zur präoperativen Visualisierung und Planung genutzt werden (→ Abb. 21.1). Darüber hinaus können Biomodelle erstellt werden, um ein operatives Zwischenergebnis zu simulieren (→ Abb. 21.2a) und z. B. Osteosynthesematerial schon präoperativ oder intraoperativ an ihnen anzubiegen (→ Abb. 21.2b).

Die Basis der Herstellung dieser Modelle ist immer eine digitale Weiterverarbeitung von Schnittbilddatensätzen wie **CT, DVT** oder auch **MRT.** Zweidimensionale Datensätze wie das OPT lassen die Erstellung anatomisch korrekter Biomodelle nicht zu.

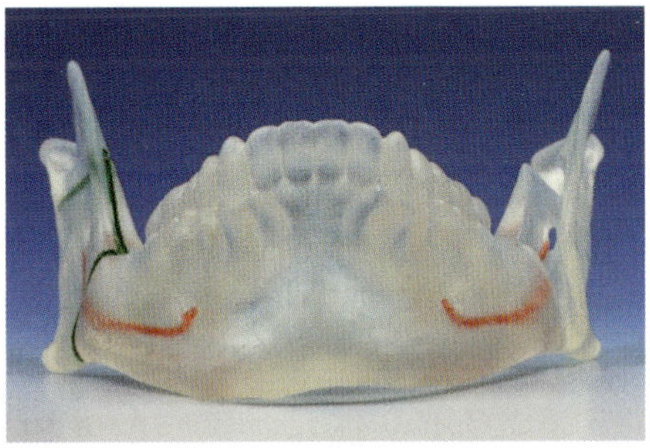

Abb. 21.1 Patientenspezifisches Biomodell eines Unterkiefers zur Darstellung einer Dysgnathieoperation. Sichtbar sind eine Osteotomielinie (patientenrechts, grün) und die durchgeführte Osteotomie (patientenlinks) sowie die beiden Nn. alveolares inferiores in Rot. [M1382]

Die Schnittbilddatensätze werden in der Regel im DICOM-Format in eine Spezialsoftware importiert. Zur Weiterverarbeitung ist es notwendig, diese in Schichten abgespeicherten Daten wieder in einem **Volumendatensatz** zurückzuführen, was in diesen modernen Planungsprogrammen automatisiert stattfindet. Aus den vorhandenen Volumendatensätzen werden dann bestimmte Strukturen, welche von Interesse für die weitere Planung sind, digital markiert und herausgelöst. Diesen Arbeitsschritt bezeichnet man als **Segmentierung.** Vereinfacht gesagt werden z. B. für die Erstellung eines Unterkiefermodells (→ Abb. 21.1) im Rahmen dieses Arbeitsschrittes alle Anteile des Unterkiefers in den jeweiligen Schnitten markiert, und hieraus wird dann ein dreidimensionales Modell errechnet. Für diesen Prozess stehen verschiedene teilweise vollautomatisierte oder auch auf künstlicher Intelligenz basierte Verfahren zur Verfügung. Aufgrund ihrer Komplexität soll nicht auf die Details eingegangen werden. Die nun segmentierten Daten können entweder als Oberflächendatensatz (meist als STL-Datei) zum 3D-Druck eines Biomodells ausgegeben oder für weitere Planungsschritte genutzt werden.

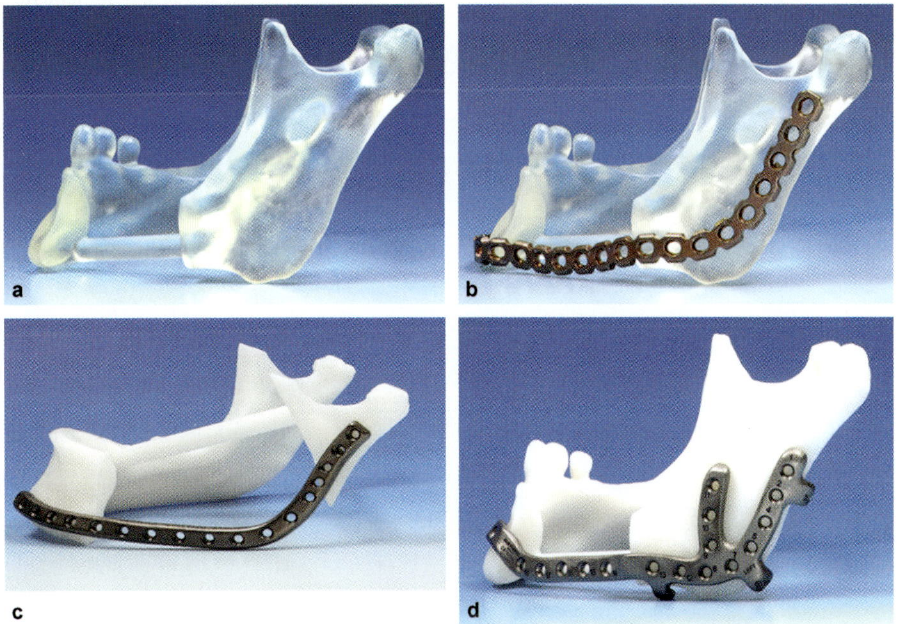

Abb. 21.2 [M1382]
a) Patientenspezifisches Biomodell
b) Nutzung des Biomodells zum intraoperativen oder präoperativem Anbiegen einer Rekonstruktionsplatte
c) Im CAD/CAM Verfahren hergestelltes patientenspezifisches Implantat
d) Wie in c), mit zusätzlichem Rotationsschutz und Positionierungshilfen

Patientenspezifische Implantate

Patientenspezifische Implantate werden vor allem in der rekonstruktiven Chirurgie nach Tumorentfernungen und nach Traumata eingesetzt. Der Einsatz von **patientenspezifischen Rekonstruktionsplatten** (→ Abb. 21.2c und d) zur Überbrückung von Unterkieferdefekten hat die Genauigkeit dieser rekonstruktiven Eingriffe deutlich verbessert. Ein weiterer Vorteil ist die bessere Bruchfestigkeit dieser Implantate im Vergleich zu konventionellen, nicht individuellen Rekonstruktionsplatten. Im Gegensatz zu konventionellen Platten müssen patientenspezifische Implantate vor der Implantation nicht durch den Operateur kaltverformt und an den Situs angepasst werden. So werden Spannungen und Brüche im Material durch reziproke Biegebewegungen vermieden. Weil patientenspezifische Implantate nicht angebogen werden müssen, können stabilere Legierungen verwendet werden als für konventionelle Rekonstruktionsplatten.

Zur **Erstellung** von patientenspezifischen Osteosyntheseplatten wird zunächst durch Segmentierung ein Oberflächenmodell erstellt. Die gewünschte Kontur des patientenspezifischen Implantates wird dann digital auf dieses Modell aufgebracht. Es wird so anmodelliert, dass bei der Operation eine körperliche Passung des Implantates am Knochen erzielt werden kann. Durch digitales Abziehen des Ausgangsmodells entsteht so ein Modell des Implantats, welches dann durch CAM gefertigt werden kann. Die körperliche Passung der Implantate (kann z. B. durch umfassende Anbauten wie in → Abb. 21.2d erreicht werden) erleichtert ein planungsgerechtes Einbringen des Materials erheblich und führt zu nachweislich präziseren Operationsergebnissen. Auch der Transfer von Informationen über gewünscht Veränderungen der Anatomie kann in diesen Implantaten kodiert werden: Zum Beispiel wird bei Platten, die im Rahmen von Umstellungsosteotomien genutzt werden, als Zwischenschritt zunächst der operative Eingriff simuliert und das Implantat am geplanten postoperativen Situs anmodelliert. Die aufgrund des verwendeten Materials sehr rigiden Platten sind dann in der Lage, die geplanten Verlagerungsstrecken zu kodieren, da sie nur beim Erreichen der Strecken sinnvoll positionierbar sind.

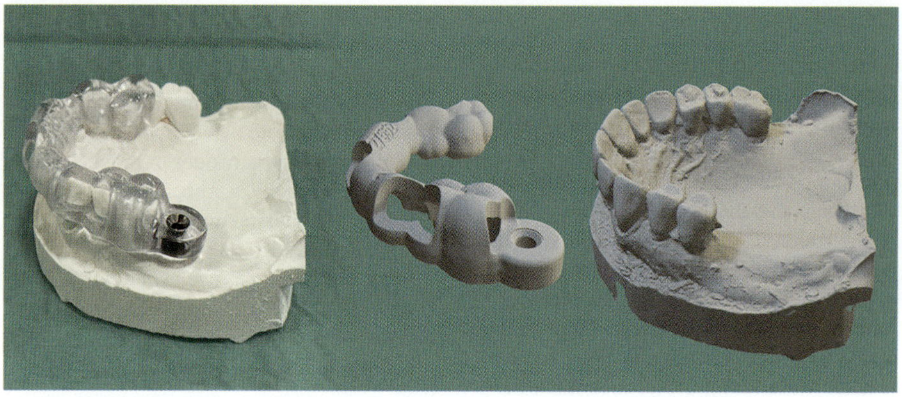

Abb. 21.3 Bohrschablone für die Pilotbohrung („semi-guided") zur Implantation 16: gefertigte Schablone auf Gipsmodell, CAD-Modell und Modellscan (v. l. n. r.) [M1382]

Auch in der **Orbitachirurgie** können patientenspezifische Implantate zum Ersatz von Teilen des Orbitabodens das Erreichen von vorhersagbare Operationsergebnissen, insbesondere in komplexen Fällen, fördern. In der **Chirurgie des Neurokraniums** werden für Kranioplastiken vermehrt patientenspezifische Implantate zum Ersatz ganzer Anteile des Hirnschädels eingesetzt. Bei der Erstellung dieser defektersetzenden Implantate erfolgt im Rahmen des CAD meist eine Spiegelung der anatomischen Strukturen von der jeweiligen Gegenseite. Diese werden dann in den Defekt eingepasst und als Basis des Implantats genutzt, sodass eine individuell-physiologische Form des Implantats erreicht werden kann.

Bohrschablonen

Bohrschablonen für die Implantologie (→ Abb. 21.3 und → Abb. 21.4) stellen in der ambulanten Mund-, Kiefer- und Gesichtschirurgie sicherlich die häufigste klinische Anwendung von CAD/CAM dar. Sie werden während eines operativen Eingriffs, meist in der dentalen Implantologie, beim Patienten eingesetzt. Je nachdem, welche Schritte bei der Implantation unter Zuhilfenahme der Schablone durchgeführt werden, wird entweder von einem **„Semi-guided"**- oder einem **„Fully-guided"-Konzept** gesprochen. Beim Semi-guided-Verfahren werden nur Teilschritte, meist nur die Pilotbohrung (erste Bohrung der Implantatbettaufbereitung, welche grob den Implantatvektor und die Position festlegt) durch die Schablone durchgeführt. Beim Fully-guided-Verfahren findet die komplette Aufbereitung des Implantatbetts und teilweise auch die Implantatinsertion durch die Schablone statt. Für beide Fälle ist nachgewiesen, dass durch die Nutzung von Schablonen die Präzision der dentalen Implantologie deutlich erhöht werden kann. Zur **Herstellung** solcher Schablonen erfolgt zunächst das Einlesen eines **DVT- oder CT-Datensatzes** in eine Spezialsoftware. Ein Oberflächenmodell (→ Abb. 21.3 rechts, Modellscan oder Intraoralscan) des aktuellen Zustandes der zu behandelnden Körperregion wird dann innerhalb dieses Datensatzes ausgerichtet. Dies geschieht bei dentalen Implantaten meist anhand von Zahnoberflächen. Dieser Prozess wird als **„Matching"** bezeichnet. Es erfolgt daraufhin eine Rückwärtsplanung. Das heißt, es wird zunächst das gewünschte Endergebnis durch digitales Hinzufügen der Prothetik simuliert. Dies kann dann ausführlich mit Kollegen und dem Patienten besprochen und ggf. angepasst werden. Die Berechnung der zum Endergebnis führenden Arbeitsschritte erfolgt dann „rückwärts". Anhand der festgelegten Kronenpositionen werden die dafür notwendigen Implantatpositionen berechnet. Sie werden im dreidimensionalen Datensatz visualisiert und je nach anatomischen Voraussetzungen angepasst. Durch den vorhandenen Oberflächenscan der Zähne ist es möglich, hierauf eine zahngetragene Bohrschablone durch CAD (→ Abb. 21.3 Mitte) zu erstellen. Dadurch, dass der Oberflächenscan der Zähne am DVT oder CT ausgerichtet ist, können die Informationen über die geplanten Implantatpositionen in die Schablone integriert werden. In der Schablone werden Bohrlöcher so positioniert, dass sie alle Informationen zu Implantatvektor und, wenn gewünscht, auch die Insertionstiefe beinhalten.

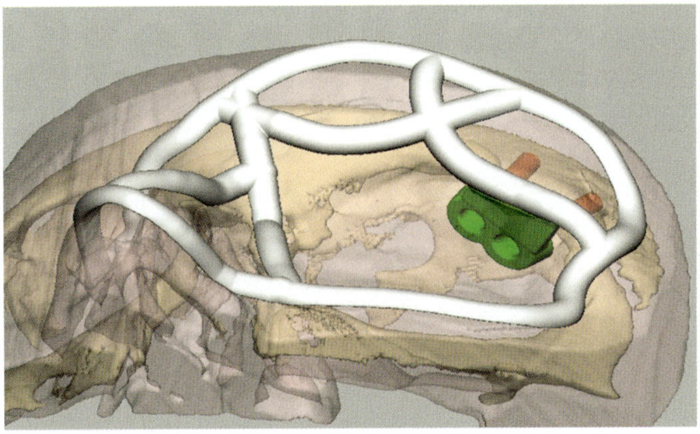

Abb. 21.4 Digitales Konstruktionsmodell einer extraoralen Bohrschablone (weiß) zur Insertion von Implantaten (rot) über eine Bohrhülse (grün) in den Supraorbitalrand (Knochen: ockerfarben) zur Aufnahme einer Epithese [M1382]

Bohrschablonen werden in den meisten Fällen in der dentalen Implantologie genutzt, sind allerdings auch für andere Indikationsbereiche anwendbar. Prinzipiell können sie auch für die Osteosynthese von Traumata genutzt oder in der Defektchirurgie (→ Abb. 21.4) oder bei Umstellungsosteotomien angewendet werden.

Zusammenfassung

- Die Anwendung von CAD/CAM-Prozessen ermöglicht es, Planungsschritte, welche sonst präzise erst intraoperativ durchführbar wären, in den Zeitraum vor der Operation zu verlagern.
- Für viele Anwendungen von patientenspezifischen Implantaten und CAD/CAM-basierten Biomodellen und Schablonen ist nachgewiesen, dass sie die Vorhersagbarkeit von Operationsergebnissen verbessern.
- Die Erstellung von patientenspezifischen Schablonen und Implantaten ist immer noch zeitaufwendig und daher mit teilweise erheblichen Mehrkosten verbunden.
- Alle CAD/CAM-Planungen können immer nur so gut sein wie der Datensatz, auf dem sie basieren. Die operative Umsetzung mit ihnen ist immer nur so gut wie die präoperative Planung: Sollten hierbei Fehler entstanden sein, insbesondere beim Matching von Modellen und DVT oder CT, sind die in der Schablone kodierten Informationen nicht mehr korrekt. Durch Vorgaukeln einer falschen Sicherheit können sich so enorme Probleme ergeben.
- Bei korrekter Planung und Nutzung lassen sich auch komplexe Eingriffe deutlich vereinfachen, Operationszeiten und Komplikationen reduzieren und OP-Ergebnisse verbessern.

Fallbeispiele

DENTICS

Bei Ihnen stellt sich in Ihrer allgemeinen Zahnarztpraxis eine Ihnen seit Jahren bekannte, inzwischen 67 Jahre alte Patientin vor, die seit mehreren Jahren nicht mehr zu Kontrolluntersuchungen und professionellen Zahnreinigungen bei Ihnen vorstellig war. Sie habe zwischenzeitlich eine Krebserkrankung gehabt, weswegen Sie keine Zeit mehr gehabt habe, zu Ihnen zu kommen. Jetzt habe sie allerdings einen komischen Geschmack im Mund festgestellt und das Gefühl, mehrere Zähne seien locker geworden. Schmerzen habe sie nicht gehabt. Zuletzt habe die Unterlippe angefangen zu kribbeln. Das dauere nun schon seit fast 4 Wochen an.
Auf Rückfrage nach der Art der Krebserkrankung berichtet sie, dass bei ihr zwischenzeitlich ein Brustkrebs festgestellt worden sei. Mitgebrachten Arztbriefen aus der Klinik können Sie als Zahnarzt entnehmen, dass die Patientin auf der rechten Seite eine Mastektomie mit rechtsseitiger Axilladissektion erhalten hat. Postoperativ bzw. adjuvant hat sie eine systemische Chemotherapie mit Antihormontherapie erhalten. Außerdem wurden das ehemalige Tumorbett und die Lymphabflusswege bestrahlt. Supportiv erhält die Patientin seit Beginn der Chemo- und Antihormontherapie das Bisphosphonat Bonviva® (Ibandronat) in regelmäßigen Abständen intravenös.
Die Frage, ob sie vor, während oder nach der operativen Therapie einem (anderen) Zahnarzt zur Kontrolle vorgestellt worden sei, verneint die Patientin. Aufgrund der Ausgedehntheit des Tumors und seiner Metastasen, die schon in den Voruntersuchungen vor Therapie festgestellt worden seien, musste alles ganz schnell gehen. Sie habe nun die Therapie erfolgreich zu Ende gebracht und ihre o. g. Beschwerden bei der letzten Nachkontrolle ihrem Onkologen geschildert. Dieser habe daher empfohlen, schnellstmöglich zum Zahnarzt zu gehen.

Beschreiben Sie die antiresorptive Wirkung der Bisphosphonate biochemisch! Was unterscheidet sie strukturell und wirktypisch von Denusomab?

Es handelt sich um Pyrophosphatanaloga, bei denen der Sauerstoff der P-O-P-Bindung durch Kohlenstoff ersetzt ist. Eine enzymatische Hydrolyse im Körper wird dadurch verhindert. Bisphosphonate binden bevorzugt an die Knochenoberfläche im Bereich von Resorptionslakunen. Dort hemmen sie Osteoklasten, die die Bisphosphonate in sich aufnehmen. Es kommt zum Einbau in das ATP der Osteoklasten, zur Hemmung von multiplen Zellprozessen in ihnen und hierdurch schließlich zur Apoptose (nicht-basisch substituierte Bisphosphonate). Bei den deutlich wirkpotenteren stickstoffhaltigen Bisphosphonaten wird hingegen die Farnesylpyrophosphatsynthase gehemmt (Mevalonatweg). So wird die Ankopplung des Farnesylrestes an G-Proteine in den Osteoklasten gehemmt. Es kommt so im Wesentlichen zur Störung des Zytoskeletts und damit ebenfalls zur Apoptose.
Denusomab ist hingegen ein monoklonaler humaner Antikörper (IgG_2). Er bindet mit hoher Affinität und Spezifität an den Receptor Activator of Nuclear Factor Kappa B Ligand (RAN-KL). Die Interaktion mit RANK wird blockiert, sodass Progenitorzellen der Osteoklasten nicht mehr zu Osteoklasten umgebaut werden können. Durch Mangel an diesen Zellen kommt dann der Knochenabbau/-umbau zum Erliegen.

Wieso ist die Mundhöhle und im Besonderen der Unterkiefer so exponiert für eine Knochennekrose?

Der Ober- und Unterkieferbereich stellt die einzigartige Verbindung her aus einem Knochen, der sich aufgrund der gewünschten Wirkung der Bisphosphonate/Denusomab langsamer umbaut und andererseits nur durch eine dünne Schleimhautbedeckung von der stark, insbesondere durch Bakterien, belasteten Mundhöhle getrennt ist. Die Schwachstelle zwischen beiden Bereichen stellen die Zähne mit ihrem Zahnhalteapparat dar. Infektionen in letzteren zwei Bereichen führen zum Übertritt von Bakterien in den Knochen

Wie kann man die Antiresorptiva-assoziierte Kiefernekrose klinisch und radiologisch einteilen?

Für die Antiresorptiva-assoziierte Kiefernekrose (AR-ONJ) lässt sich zunächst eine Einteilung der Patienten nach Risikoprofil vornehmen (nach Therapieindikation, Medikation sowie deren Dosis, Applikationsart und -dauer). Ein niedriges Risikoprofil haben Patienten, die aufgrund einer primären Osteoporose Bisphosphonate entweder oral oder niedrig dosiert intravenös erhalten. Hierzu zählen auch Patienten mit einer subkutanen Denosumabtherapie von 60 mg alle 6 Monate. Zu einem mittleren Risikoprofil zählen Patienten mit einer sekundären bzw. therapieinduzierten Osteoporose. Zudem zählen hierzu Patienten mit einer höher dosierten intravenösen Bisphosphonattherapie sowie Patienten, die zusätzlich zu ihrer oralen Therapie andere Immunmodulatoren einnehmen oder eine wundheilungs- bzw. immunmodulierende Grunderkrankung haben. Allen onkologischen Patienten wird ein hohes Risikoprofil zugerechnet. In diese Gruppe gehören auch Patienten, die Antiresorptiva in hoher Dosis intravenös oder subkutan erhalten oder zusätzlich eine Therapie mit mTOR-, VEGF- oder TK-Inhibitoren. Für den konkreten Fall der Patientin würde man sie einem hohen Risikoprofil zuordnen. Obgleich sie ihr Bisphosphonat oral erhält, wird sie dennoch als onkologische Patientin dieser Gruppe zugeordnet. Radiologisch bietet sich die Einteilung nach Ruggiero an (→ Tab. 22.1).

Welche klinischen und röntgenologischen Untersuchungen streben Sie im konkreten Fall an? Was kann radiologisch als Zeichen der Knochennekrose erwartet werden?

Klinisch sollte zunächst ausführlich untersucht werden. Hierzu gehören die Inspektion der Mundhöhle, die Palpation der Zähne, ihre Vitalitätskontrolle, weiterhin zusätzlich die Untersuchung, ob ein Vincent-Symptom vorliegt. Das klinische Bild der Patientin zeigt dies exemplarisch → Abb. 22.1. Hier findet sich ein großes, infiziertes Areal freiliegenden Knochens im rechten Unterkiefer.

Tab. 22.1 Stadieneinteilung der Antiresorptiva-assoziierten Kiefernekrosen nach Ruggiero

Stadium	Klinisch-radiologischer Befund	Präsentation
0	Keine Knochennekrose nachweisbar	Unspezifische Symptome
1	Freiliegende Knochennekrose ohne Nachweis einer Infektion	Asymptomatisch
2	Freiliegende Knochennekrose mit Nachweis einer Infektion	Symptomatisch
3	Freiliegende Knochennekrose mit Nachweis einer Infektion und mindestens einer der folgenden Komplikationen: • Pathologische Fraktur • Fistelung nach extraoral • Nachweis einer Mund-Antrum-Verbindung • Ausbreitung der Osteolyse auf benachbarte Regionen (z. B. den Unterkieferunterrand oder den Sinus maxillaris)	Symptomatisch

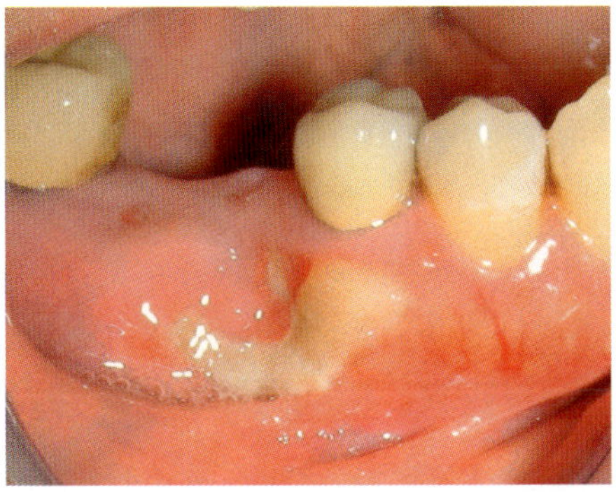

Abb. 22.1 Os liber lingualer rechter Unterkiefer [T1406]

Analoges zeigt der linke Unterkiefer. Die benachbarten Zähne zeigen sich gelockert. Auf näheres Nachfragen und Untersuchen lässt sich ein Vincent-Symptom mit Kribbelparästhesien auf beiden Seiten als Hinweis einer Affektion beider Nn. alveolares inferiores detektieren.
Radiologisch sollte zunächst ein OPT erfolgen als Suchbild. Als konventionelles Bild zeigt ein OPT anfängliche Veränderungen der Knochenqualität erst ab einer Veränderung von ca. 30 %. Im konkreten Fall der Patientin entscheiden Sie sich deshalb umgehend für die Durchführung einer DVT (→ Abb. 22.2). Es zeigen sich hier deutliche Hypodensitäten, die Wurzeln der distalen Zähne umgebend als Hinweis für Osteolysen in beiden distalen Unterkieferbereichen. Jeweils distal davon zeigen sich opake, milchglasartige Hyperdensitäten, die als Hinweis einer chronischen Osteomyelitis zu werten sind.

Welche weiterführenden bildgebenden Verfahren könnten im Rahmen der Diagnostik einer Antiresorptiva-assoziierten Kiefernekrose sinnvoll sein? Bewerten Sie deren Vor- und Nachteile!
Bezüglich konventioneller Aufnahmen (Schädelaufnahmen, Zahnfilme) lassen sich keine Vorteile im Vergleich zum OPT oder darüber hinaus ableiten: Zahnfilmen fehlt die räumliche Übersicht, die konventionellen Schädelaufnahmen wiederum stellen die Kiefer nicht überlagerungsfrei dar und die Summation der Überlagerung irrelevanter Strukturen (deutlich ausgeprägter als im OPT) macht sie dem OPT bei dieser Fragestellung unterlegen. Eine CT im Vergleich zur DVT bietet gleiche Vorteile bezüglich der Darstellung der knöchernen Struktur. Gleichzeitig ermöglicht sie suffizienter (insbesondere bei Gabe eines jodhaltigen Kontrastmittels) eine gleichzeitige, definierte und aussagekräftige Weichteilstrukturdarstellung (von Vorteil z. B. bei der Darstellung eines flankierenden Weichteilabszesses). Eine MRT wiederum ist in der Lage, frühe Stadien entzündlicher Prozesse zu entdecken (z. B. Hyperintensitäten in der T2-Sequenz als Hinweis eines frühen Knochenmarködems). In Anbetracht der klinischen Fortgeschrittenheit des Entzündungsprozesses und der Unterlegenheit der knöchernen Ortsauflösung im Vergleich zur durchgeführten DVT ist die MRT im konkreten Fall nicht geboten. Eine Szintigrafie kann im Vergleich zur durchgeführten DVT zuverlässiger auch kleine Entzündungsareale darstellen – allerdings zu Ungunsten der dreidimensionalen Ortsauflösung. Diese wiederum gewährt eine PET-CT, die jedoch einen diagnostischen Overload darstellt und deutlich mehr Strahlung ohne relevanten diagnostischen Mehrwert bedeutet.

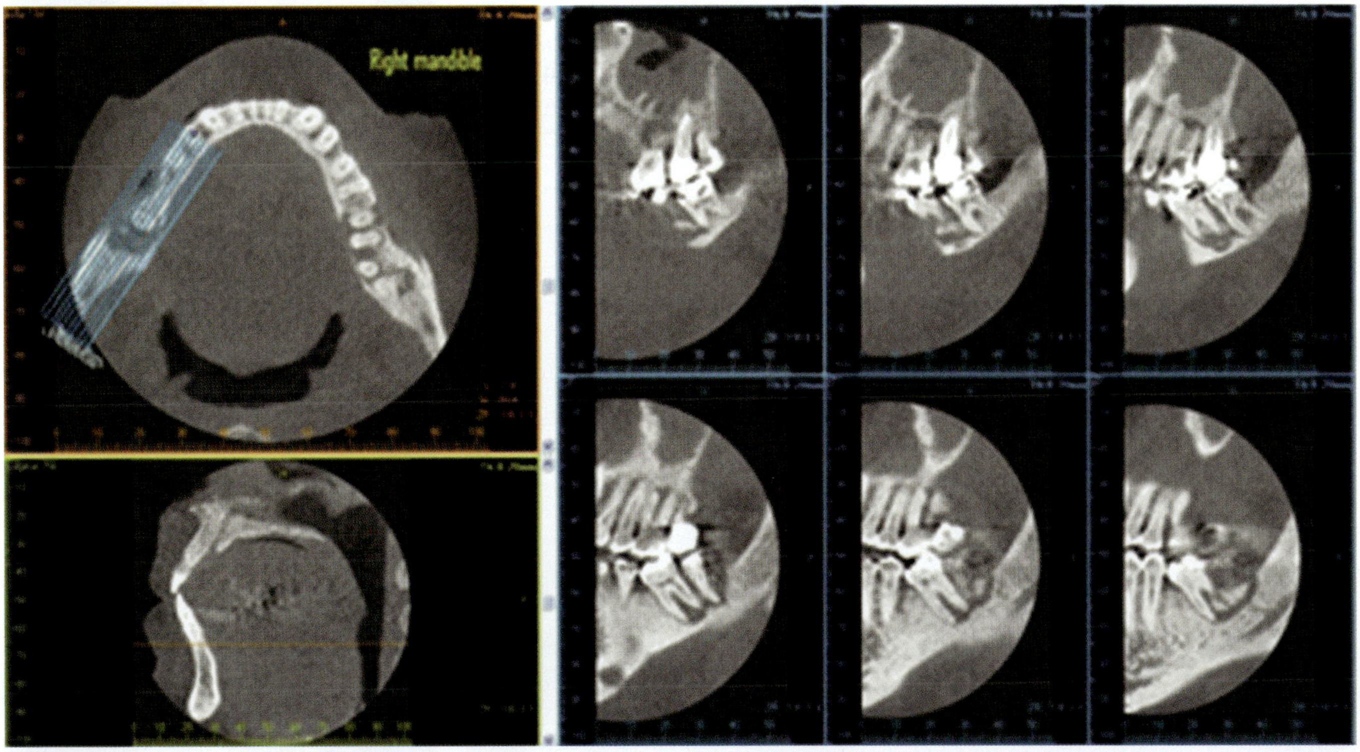

Abb. 22.2 DVT der Patientin mit Darstellung des Unterkiefers. Axiales Übersichtsbild (links oben), sagittales Bild (links unten), hemisagittale (an den Verlauf des Unterkiefers angepasste) Feinschichtaufnahmen des rechten Unterkiefers [T1407]

23 Fall 2: Doppelte Unterkieferfraktur

Ein 36-jähriger Patient stellt sich in Ihrer Praxis vor. Er sei vor 4 Tagen im Ausland alkoholisiert in eine Schlägerei geraten. Dabei sei er auch ins Gesicht getreten worden. An den genauen Verlauf erinnere er sich nicht, er sei erst im Krankenwagen wieder zu sich gekommen. Er sei dann im Krankenhaus im Ausland initial versorgt worden. Dort habe er eine „Spange" im Unterkiefer erhalten mit dem Hinweis, sich nach seiner Rückkehr in Deutschland bei Ihnen vorzustellen. Er habe eine Wunde am rechten Auge, Schmerzen beim Essen und Schmerzen über dem linken Rippenbogen. Sie untersuchen den Patienten.

Welche bildgebende Diagnostik würden Sie anfertigen lassen?

Es kann mit einer zweidimensionalen Bildgebung begonnen werden. Zur Beurteilung der 3. Ebene müssen zwei Aufnahmen angefertigt werden. In diesem Fall empfehlen sich ein OPT (→ Abb. 23.1) und eine Clementschitsch-Aufnahme (→ Abb. 23.2).

Welche Auffälligkeiten erkennen Sie in den beiden Aufnahmen?

Der Draht der Ernst'schen Ligatur stellt sich als metalldichte Aufhellung zirkulär von Zahn 35 bis 45 dar. Reduzierter Zahnstatus (16, 26, 47 und alle Weisheitszähne fehlen). Zudem zeigt sich eine aufgehellte Linie mit Unterbrechung der Kortikalis von regio 31/41 nach lateral bis an den basalen Unterkieferrand in regio 44/45 ziehend. Außerdem zeigen sich zwei weitere aufgehellte Linien mit Unterbrechung der Kortikalis, eine von der linken Incisura semilunaris und eine vom aufsteigenden Unterkieferast links bis zum linken Kieferwinkel ziehend. Es zeigen sich Verschattungen im Sinne von Füllungen okklusal an den Zähnen 36 und 37 sowie disookklusal an Zahn 24 und mesiookklusal an Zahn 25.

Was ist Ihre Verdachtsdiagnose?

Es besteht der V. a. eine doppelte Unterkieferfraktur. Diese scheint paramedian rechts und am Kieferwinkel sowie am tiefen Kollum links lokalisiert. Deshalb überweisen Sie an eine Klinik für Mund-, Kiefer- und Plastische Gesichtschirurgie. Dort wird zur präoperativen Beurteilung ein CT angefertigt (→ Abb. 23.3, → Abb. 23.4, → Abb. 23.5, → Abb. 23.6).

Die Kollegen der Mund-, Kiefer- und Plastischen Gesichtschirurgie nehmen den Patienten stationär auf und versorgen die Frakturen durch eine offene Reposition und Osteosynthese. Nach erfolgreicher Behandlung wird der Patient entlassen und kommt erneut zu Ihnen zur Nachsorge.

Er hat postoperative Aufnahmen aus der Klinik dabei und möchte von Ihnen wissen, was darauf zu erkennen ist (→ Abb. 23.7, → Abb. 23.8).

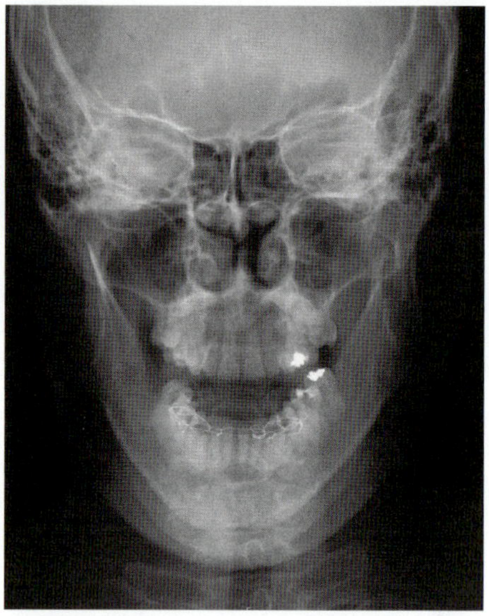

Abb. 23.2 Clementschitsch-Aufnahme [T1077]

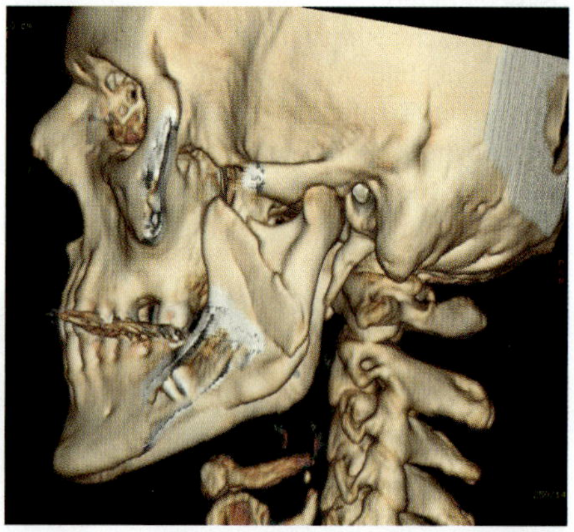

Abb. 23.3 3D-Rekonstruktion der tiefen Kollum- und der Kieferwinkelfraktur (aus DVT) [T1077]

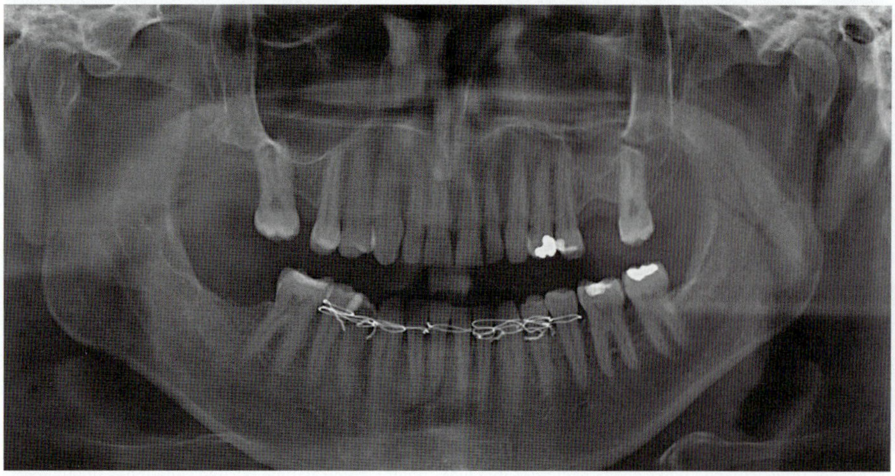

Abb. 23.1 OPT [T1077]

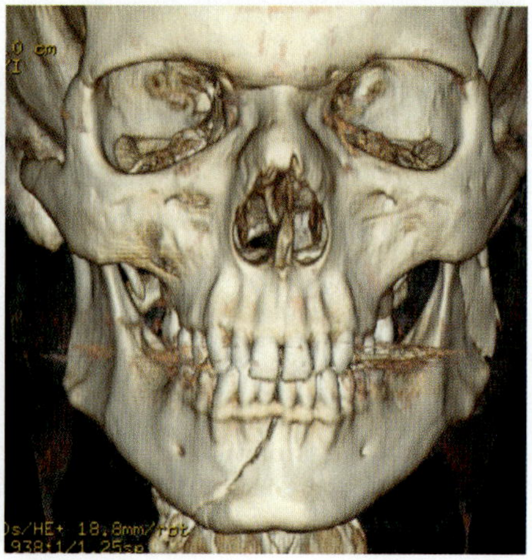

Abb. 23.4 3D-Rekonstruktion der paramedianen Unterkieferfraktur (aus DVT) [T1077]

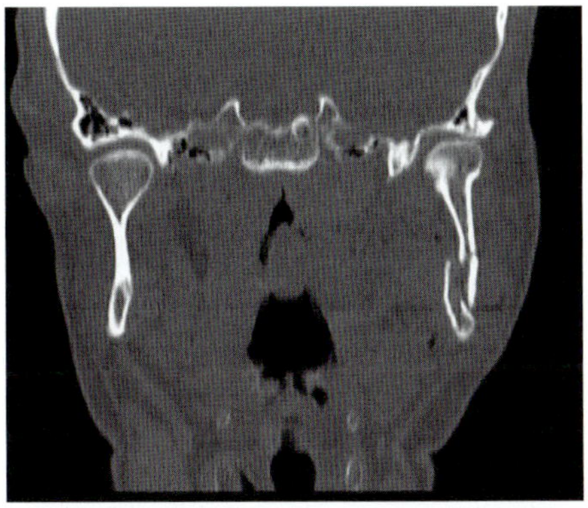

Abb. 23.5 Darstellung der paramedianen Unterkieferfraktur rechts in der axialen Ebene (DVT) [T1077]

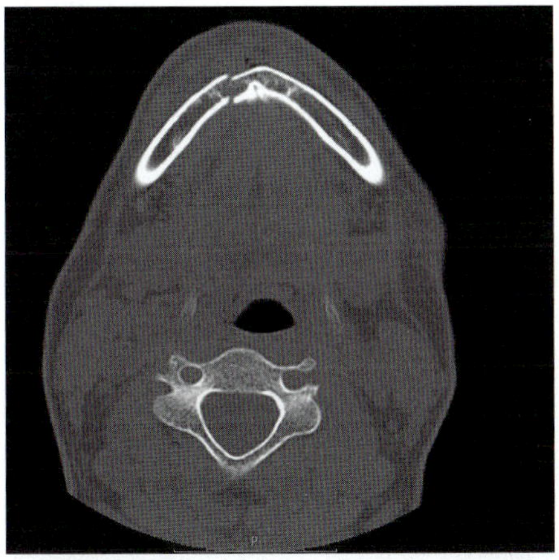

Abb. 23.6 Darstellung der Kieferwinkel-/Kollumfraktur links in der frontalen Ebene (DVT) [T1077]

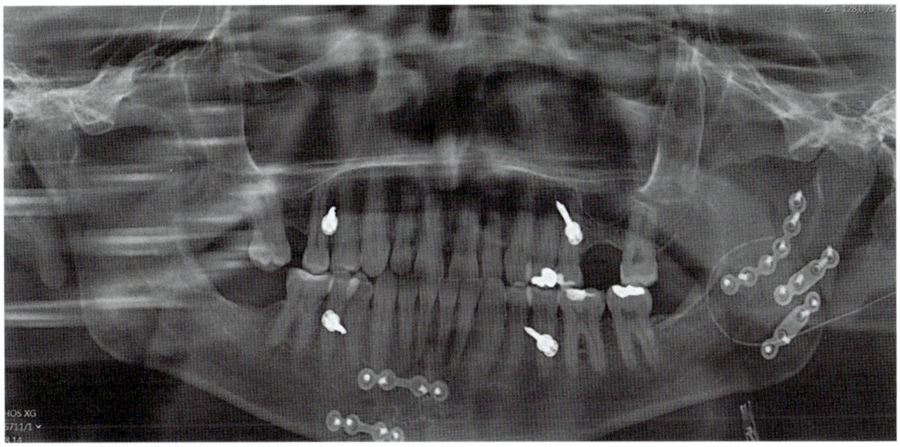

Abb. 23.7 Postoperatives OPT [T1077]

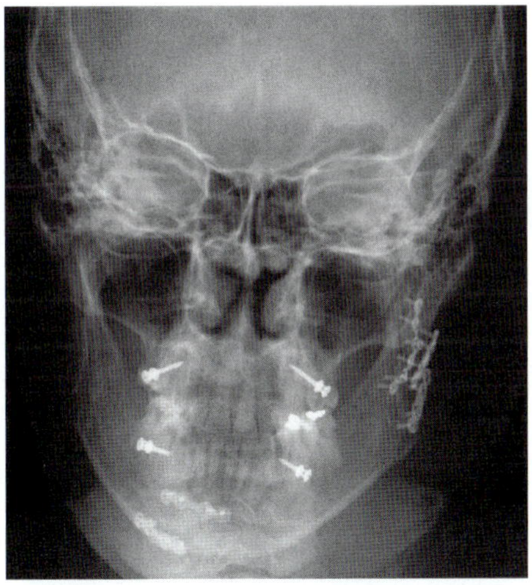

Abb. 23.8 Postoperative SPA-15°-Aufnahme [T1077]

Was zeigt sich auf den postoperativen Aufnahmen, insbesondere im Vergleich zu den Voraufnahmen?

Bei den Röntgenaufnahmen handelt es sich um ein OPT und eine SPA 15° Aufnahme. Es zeigt sich eine Reposition der Frakturen. Diese sind jedoch immer noch als die Kortikalis unterbrechende, den Knochen durchziehende Linien darstellbar. Darüber sind metalldichte Verschattungen zu sehen. Hierbei handelt es sich um Osteosyntheseplatten. Im Bereich des linken aufsteigenden Unterkieferastes sind die Frakturenden mit einer kranialen 6-Loch Osteosyntheseplatte und kaudal mit zwei weiteren 4-Loch-Osteosyntheseplatten stabilisiert worden. Paramedian rechts sind zwei 4-Loch-Osteosyntheseplatten sichtbar, welche die paramediane Fraktur stabilisieren. Alle Löcher der Osteosyntheseplatten sind mit Schrauben besetzt. Zwischen den Wurzeln der Zähne 14/15, 24/25, 34/35 und 44/45 lassen sich ebenfalls metalldichte Verschattungen darstellen. Hierbei handelt es sich um IMF-Schrauben. Diese werden intraoperativ und postoperativ zur intermaxillären Fixation genutzt. Zusätzlich zeigt sich im Hintergrund des linken aufsteigenden Unterkieferastes eine bogenförmige, metalldichte Verschattung. Hierbei handelt es sich um ein Drainageröhrchen, welches zur postoperativen Drainage eingelegt wurde. Schließlich zeigt sich im unteren linken Rand des OPTs noch eine weitere metalldichte Verschattung. Hierbei handelt es sich um den röntgendichten Markierungsstreifen einer Kompresse, die während der Aufnahme im Verband auf der Haut lag.

Ein 50-jähriger Patient stellt sich in Ihrer Praxis vor. Er habe seit 5 Tagen Schmerzen und eine Schwellung im rechten Unterkiefer bemerkt. Darüber hinaus beklagt der Patient eine Sensibilitätsstörung im Bereich der rechten Unterlippe. Die Schmerzen seien in der letzten Nacht so stark gewesen, dass Ihr Patient den zahnärztlichen Notdienst aufgesucht habe, welcher eine Wurzelkanalbehandlung an Zahn 45 einleitete.
Vor etwa 4 Jahren wurde der Zahn 45 mit einer Füllung versorgt. Nach dieser Behandlung habe der Patient starke Schmerzen verspürt, welche unter Einnahme von Analgetika nach 2 Wochen sistiert hätten. Der Zahn 44 sei bereits im Jugendalter aufgrund einer großen kariösen Läsion extrahiert worden.

Wie würden Sie den Patienten untersuchen?

Zunächst sollte der Allgemeinzustand des Patienten beurteilt werden und dann eine intra- sowie extraorale Befundaufnahme mit Palpation, Inspektion sowie eine grob orientierende Untersuchung der Hirnnerven erfolgen. Es folgt die intraorale Befundaufnahme mit Kontrolle der Mundöffnung, Inspektion der Mundschleimhaut, Palpation des intraoralen Hart- und Weichgewebes, Untersuchung der Zähne (insbesondere Lockerungsgrad und Vitalität) und Kontrolle der Okklusion.
Der Patient präsentiert sich in einem guten Allgemeinzustand. Extraoral zeigen sich keine fortgeleiteten Entzündungszeichen. Eine Parästhesie des Nervus mentalis rechts liegt vor. Ansonsten lassen sich keine pathologischen Befunde der Hirnnerven erheben. Intraoral zeigt sich im 4. Quadranten eine harte Auftreibung des Unterkiefers regio 44–46 ohne Fluktuation, Fistelung oder Pusaustritt. Alle Zähne des 4. Quadranten sind fest. Zudem zeigt sich ein konservierend-prothetisch versorgtes Gebiss. An Zahn 45 erkennen Sie eine große Composite-Füllung. Bis auf den Zahn 45 sind alle Zähne im 4. Quadranten vital und nicht perkussionsempfindlich. Hingegen ist der Zahn 45 leicht perkussionsempfindlich.

Welche bildgebende Diagnostik würden Sie anfertigen lassen?

Zunächst sollte eine Zahnfilmaufnahme vorgenommen werden. Zur besseren Übersicht der knöchernen Strukturen veranlassen Sie darüber hinaus ein Halbseiten-Orthopantomogramm.

Welche Auffälligkeiten erkennen Sie in den beiden Aufnahmen?

In der Zahnfilm-Aufnahme (→ Abb. 24.1) zeigt sich eine nicht vollständig abgebildete rundliche Aufhellung in der apikalen Region des Zahnes 44 bis 45. Zudem zeigen sich metalldichte Verschattungen im Sinne einer Kronenversorgung an Zahn 46 sowie kunststoffdichte/metalldichte Verschattungen im Sinne von Füllungen okklusal an Zahn 47 sowie okklusal-distal an Zahn 45. Weiterhin erscheint der Parodontalspalt der mesialen Wurzel des Zahnes 46 etwas verbreitert.
Im ergänzenden Halbseiten-Orthopantomogramm (→ Abb. 24.2) lässt sich eine gut abgrenzbare Aufhellung apikal regio 44 bis 45 erkennen. Im Oberkiefer zeigen sich ebenso metalldichte Verschattungen an den Zähnen 14, 15, 16 im Sinne von Kronen und Füllungen. Die Zähne 17 und 18 weisen kunststoffdichte Verschattungen im Sinne von Composite-Füllungen auf. Der Zahn 15 ist mit einem Stiftaufbau versehen. An Zahn 16 erfolgte bereits eine endodontische Therapie sowie eine Wurzelspitzenresektion mit retrogradem Verschluss.

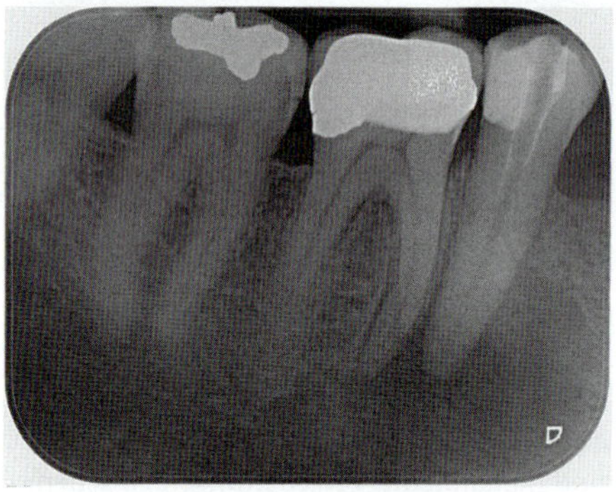

Abb. 24.1 Zahnfilm 45/46/47 [T1387]

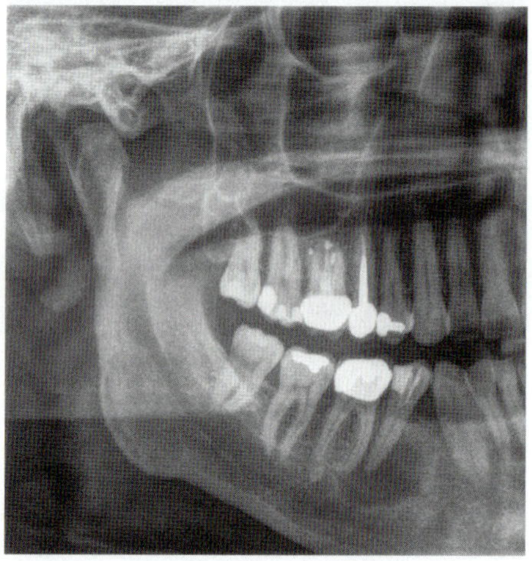

Abb. 24.2 Halbseiten-OPT rechts [T1387]

Was ist Ihre Verdachtsdiagnose?

Es handelt sich am ehesten um eine radikuäre Zyste ausgehend von Zahn 45. Der Zahn 46 stellt bei positiver Vitalität eher keinen Fokus dar. Sie überweisen den Patienten an eine Klinik für Mund, -Kiefer- und Gesichtschirurgie. Dort werden zur präoperativen Beurteilung eine digitale Volumentomographie (DVT) (→ Abb. 24.3, → Abb. 24.4) sowie eine Probeentnahme mit Nachweis einer radikulären Zyste durchgeführt. Eine Residualzyste ausgehend von dem bereits entfernten Zahn 44 oder sonstige osteolytische Kieferläsionen kommen differenzialdiagnostisch in Betracht.

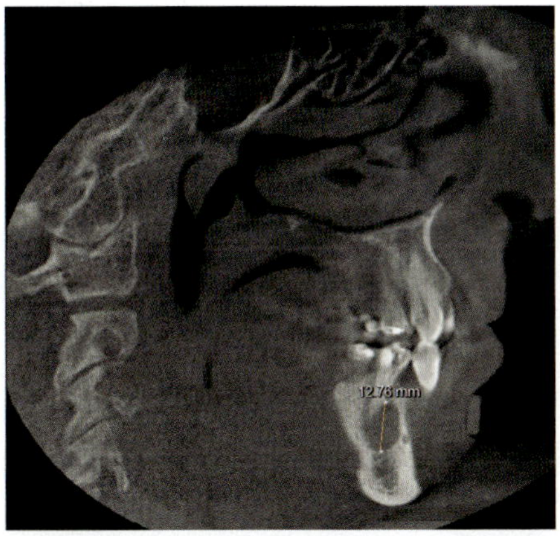

Abb. 24.3 DVT in vertikaler Schichtung. Die Markierung zeigt den Längsachsendurchmesser. [T1387]

Die Kollegen der Mund-, Kiefer- und Gesichtschirurgie nehmen den Patienten stationär auf und versorgen die radikuläre Zyste mittels Zystektomie, Wurzelspitzelresektion mit ortho- und retrograder Wurzelkanalfüllung an Zahn 45 sowie einer Osteoplastik mittels autologem Spongiosa-Transplantat vom Beckenkamm. Nach erfolgreicher Behandlung wird der Patient entlassen und kommt erneut zu Ihnen in die ambulante Nachsorge. Er hat eine postoperative Aufnahme aus der Klinik dabei und möchte von Ihnen wissen, was darauf zu erkennen ist (→ Abb. 24.5).

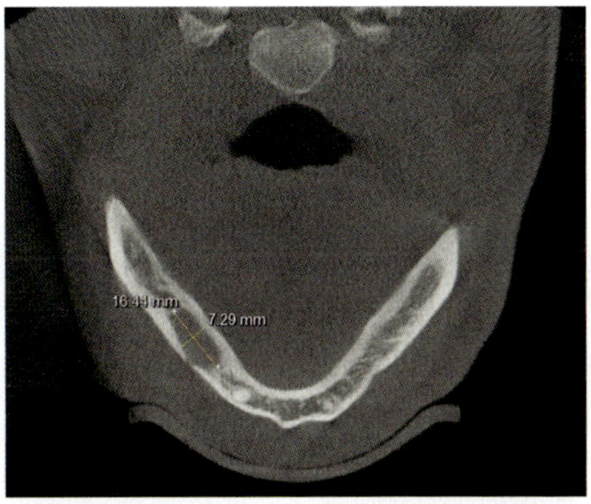

Abb. 24.4 DVT in axialer Schichtung. Darstellung der zystischen Läsion mit einem Quermaß von ca. 16 × 7 mm [T1387]

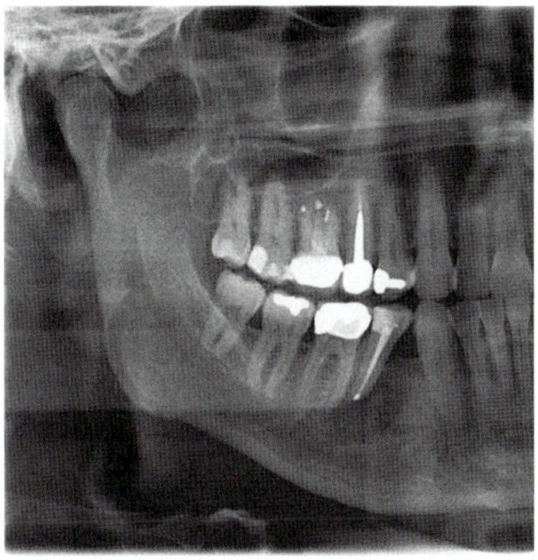

Abb. 24.5 Postoperatives Halbseiten-OPT [T1387]

Was zeigt sich auf den postoperativen Aufnahmen, insbesondere im Vergleich zu den Voraufnahmen?

Im Vergleich zur präoperativen Röntgendiagnostik zeigt das postoperative Halbseiten-OPT eine suffiziente Wurzelkanalfüllung inklusive retrogradem Verschluss an Zahn 45. Das apikale Wurzeldrittel ist im Rahmen des Eingriffs reseziert worden. Im Inneren des Knochendefektes 45/46 zeigt sich nun ein Bereich mit höherer Röntgenopazität, welcher der eingebrachten Knochenspongiosa entspricht. Die Grenzen der Osteolysezone sind nur noch schwach erkennbar.

Anhang

DENTICS

25 Zitierte und weiterführende Literatur

Baumhoer D. Differenzialdiagnose expansiver Osteolysen im Kiefer. MKG-Chirurg. 2021; 14: 87–95. doi: https://doi.org/https://doi.org/10.1007/s12285-021-00293-7.

Boeddinghaus R, Whyte A. Current concepts in maxillofacial imaging. Eur J Radiol. 2008; 66(3): 396–418. Epub 2007/12/18. doi: https://doi.org/10.1016/j.ejrad.2007.11.019. PubMed PMID: 18082349

Brierley J, Gospodarowicz MK, Wittekind C. TNM classification of malignant tumours. Wiley 2017

De Lange J, Norbruis OF. A mandibular swelling – case report. Ned Tijdschr Tandheelkd. 2005 Aug; 112(8): 298–301.

Düker J. Röntgendiagnostik mit der Panoramaschichtaufnahme. Thieme, 2. Auflage 2000

Freyschmidt J, Ostertag H, Jundt G. Knochentumoren mit Kiefertumoren. Springer, 3. Auflage 2010.

Fuhrmann A. Zahnärztliche Radiologie. Thieme, 1. Auflage 2013.

Höller S, Rupp N. Das Spektrum odontogener Zysten – ein Update. MKG-Chirurg. 2021; 14: 96–102 doi: https://doi.org/https: //doi.org/10.1007/s12285-021-00295-5.

Indikationen zur Schnittbilddiagnostik in der Mund-, Kiefer- und Gesichtschirurgie (CT/DVT). MKG-Chirurg 2008; 1: 148–151. doi: https://doi.org/https: //doi.org/10.1007/s12285-008-0051-4.

Jäaskeleäinen K, Jee KJ, Leivo I et al. Cell proliferation and chromosomal changes in human ameloblastoma. Cancer Genet Cytogenet. 2002; 103(1): 31–37.

Jasnau S. Craniofacial osteosarcoma Experience of the cooperative German-Austrian-Swiss osteosarcoma study group. Oral Oncol. 2008; 44(3): 286–294.

Lisle DA, Monsour PA, Maskiell CD. Imaging of craniofacial fibrous dysplasia. J Med Imaging Radiat Oncol. 2008; 52(4):325–332.

Pasler F. Zahnärztliche Radiologie. Thieme, 7. Auflage 2021.

Robbins KT, Shaha AR, Medina JE et al. Consensus statement on the classification and terminology of neck dissection. Arch Otolaryngol Head Neck Surg. 2008; 134(5):536–538.

Schön H, Sagheb K, Schiegnitz E. Neue WHO-Klassification 2017 „odontogene und maxillofaziale Knochentumoren". Wissen kompakt 2019.

Schriber M, Suter VGA, Bornstein MM. Riesenzellgranulome im Kiefer und im parodontalen Gewebe. Teil 1: Das zentrale Riesenzellgranulom. Quintessence 67, 2016.

Schulze, R. Lehrbuch Zahnärztliches Röntgen. Grundlagen, Technik, Anwendung – Hintergrundinformationen. Johannes Gutenberg-Universität Mainz, 1. Auflage 2019. http://doi.org/10.25358/openscience-186

Schwenzer N, Ehrenfeld M. Zahnärztliche Chirurgie. Thieme 2009

Solomon A. Calcifying epithelial odontogenic (Pindborg) tumor-associated amyloid consists of a novel human protein. J Lab Clin Med. 2003; 142(5):348–355.

Vered M, Wright JM. Update from the 5th Edition of the World Health Organization Classification of Head and Neck Tumors: Odontogenic and Maxillofacial Bone Tumours. Head Neck Patholog. 2022; 16(1):63–75.

WHO Classification of Tumours Editorial Board. Head and neck tumours. Lyon (France). International Agency for Research on Cancer; 2022. (WHO classification of tumours series, 5th ed.; vol. 9).